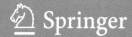

Complications in Maxillofacial Cosmetic Surgery:
Strategies for Prevention and Management

面部美容手术

常见并发症及防治策略

〔美〕埃里·费尔内里尼
〔美〕查尔斯·卡斯蒂格朗 | 编著
〔美〕穆罕默德·班吉

王晓军　龙　笑 | 主译

北京科学技术出版社

First published in English under the title
Complications in Maxillofacial Cosmetic Surgery: Strategies for Prevention and Management edited by Elie M. Ferneini, Charles L. Castiglione and Mohammad Banki, edition: 1
Copyright © Springer International Publishing AG, 2018 *
This edition has been translated and published under licence from SPRINGER International Publishing AG, part of Springer Nature.
Springer International Publishing AG, part of Springer Nature takes no responsibility and shall not be made liable for the accuracy of the translation.

著作权合同登记号　图字：01-2018-5015

图书在版编目（CIP）数据

面部美容手术常见并发症及防治策略 /（美）埃里·费尔内里尼（Elie Ferneini），（美）查尔斯·卡斯蒂格朗（Charles Castiglione），（美）穆罕默德·班吉（Mohammad Banki）编著；王晓军，龙笑主译. —北京：北京科学技术出版社，2020.1

书名原文：Complications in Maxillofacial Cosmetic Surgery:Strategies for Prevention and Management
ISBN 978-7-5714-0463-5

Ⅰ.①面… Ⅱ.①埃…②查…③穆…④王…⑤龙… Ⅲ.①面–整形外科手术–并发症–防治 Ⅳ.①R622

中国版本图书馆CIP数据核字（2019）第183438号

面部美容手术常见并发症及防治策略

作　　者：〔美〕埃里·费尔内里尼
　　　　　〔美〕查尔斯·卡斯蒂格朗
　　　　　〔美〕穆罕默德·班吉
主　　译：王晓军　龙　笑
责任编辑：马丽平
责任校对：贾　荣
责任印制：吕　越
图文制作：北京永诚天地艺术设计有限公司
出 版 人：曾庆宇
出版发行：北京科学技术出版社
社　　址：北京西直门南大街16号
邮政编码：100035
电话传真：0086-10-66135495（总编室）
　　　　　0086-10-66113227（发行部）
　　　　　0086-10-66161952（发行部传真）

电子信箱：bjkj@bjkjpress.com
网　　址：www.bkydw.cn
经　　销：新华书店
印　　刷：北京捷迅佳彩印刷有限公司
开　　本：787mm×1092mm　1/16
字　　数：300千字
印　　张：15.75
版　　次：2020年1月第1版
印　　次：2020年1月第1次印刷
ISBN 978-7-5714-0463-5/R·2664

定　　价：168.00元

译者名单

主　译

王晓军　龙　笑

副主译

黄久佐　丁文蕴　俞楠泽　余泮熹

译　者

丁文蕴　王文倩　王晓军　王晨羽　龙　笑　杜奉舟　李云竹

余泮熹　张文超　张明子　陈　波　孟　湉　俞楠泽　秦　锋

黄久佐　常国婧　阎昱丞

序言

在从事美容手术工作的 20 年里，我感受到对并发症的预防和管理的挑战和压力。由于缺乏有关这个重要话题的坦诚和直率的讨论，开展探讨并发症的讲座和发表的相关文章总是很受欢迎。作者愿意接受这项挑战，编写了这本详尽阐述面部美容手术并发症的书，我认为这是值得赞扬的。

作者用严谨而易于理解的方式，清楚地介绍了面部美容手术中的常见并发症。本书内容丰富，而且充分体现了作者的专业性。读者通过阅读各细分专业作者提出的防治策略，将有很大收获。相比之下，许多书籍将内容局限在某一个较小的专业领域，不一定涉及这些防治策略。整形和重建外科医生、口腔和颌面外科医生、耳鼻咽喉科医生、皮肤科医生及做其他面部美容手术的外科医生都会希望在图书馆里找到这本书。坦率地说，即使那些只做面部微创美容手术的医生也会从本书中获益。

本书的章节划分非常清晰实用，是第一本涵盖了在通常涉及并发症的文章中经常错过的精彩话题的书籍。本书上篇包括美容手术相关法律问题和疼痛管理的有趣章节，这些将使本书成为一个优质的资源。此外，本书还涉及麻醉问题、感染预防和治疗标准，以及有关伤口治疗和愈合的最新疗法的精彩讨论。

本书的下篇详细阐述了一些面部美容手术并发症的管理方法，并且是适用于常见手术的最新、最理想的方法。本书的内容非常全面，令人印象深刻，包括面部假体植入术、面部提升术、鼻成形术、正颌手术、磨皮手术、非手术注射术等并发症的处理方法。来自多个细分专业的作者清晰而简洁地记录了每一个操作及其潜在的并发症。虽然作者来自不同专业、人数多，本书仍具有良好的连贯性和一致性，这体现了作者们认真负责的精神。

编写一本涵盖面部常见美容手术并发症的书籍是非常具有挑战

性的。这本书在阐述如何处理面部手术相关问题时，既能细致入微，又能面面俱到，令人惊叹。其诚实度和涉及领域之广前所未有。我不仅要向面部美容手术的初学者，也要向此领域的专家强烈推荐本书。

Angelo Cuzalina

医学博士

口腔外科博士

作者

Chakib Ayoub, M.D., M.B.A. Department of Anesthesiology, Duke University School of Medicine, Durham, NC, USA

Samar Bahjah, M.D. Department of Anesthesiology, American University of Beirut Medical Center, Beirut, Lebanon

Ali Banki, D.O., F.A.A.D., F.A.O.C.D. , Glastonbury, CT, USA
University of New England College of Osteopathic Medicine, Biddeford, ME, USA
Department of Dermatology, University of Connecticut, Farmington, CT, USA
Saint Francis Hospital and Medical Center, Hartford, CT, USA

Mohammad Banki, M.D., D.M.D., F.A.C.S. Artistic Contours and MSL Surgery, Warwick, RI, USA
Clinical Faculty, Department of Surgery, Warren Alpert Medical School of Brown University, Providence, RI, USA
Clinical Faculty, Division of Oral and Maxillofacial Surgery, School of Dental Medicine, University of Connecticut, Farmington, CT, USA

Jeffrey Bennett, D.M.D. , Indianapolis, IN, USA

Paul Bucking, D.M.D., M.D. Division of Oral and Maxillofacial Surgery, School of Dental Medicine, University of Connecticut, Farmington, CT, USA

Cortland Caldemeyer, D.D.S. , Cookeville, TN, USA

Charles L. Castiglione, M.D., M.B.A., F.A.C.S. Plastic Surgery, Connecticut Children's Medical Center, University of Connecticut School of Medicine, Hartford Hospital, Hartford, CT, USA

Angelo Cuzalina, M.D., D.D.S. Oklahoma Cosmetic Surgery Center, Tulsa Surgical Arts, Tulsa, OK, USA

Christy Durant, J.D. Quinlan & Durant, Providence, RI, USA

Annibal Faddoul, M.D. Department of Anesthesiology, American University of Beirut Medical Center, Beirut, Lebanon

Farzin S. Farshidi, D.D.S., M.D. Orange County Maxillofacial Surgery Center, Tustin, CA, USA

Antoine M. Ferneini, M.D., F.A.C.S. Division of Vascular Surgery, Yale-New Haven Hospital/St. Raphael Campus, New Haven, CT, USA

Connecticut Vascular Center, PC, North Haven, CT, USA

Elie M. Ferneini, M.D., D.M.D., M.H.S., F.A.C.S. Beau Visage Med Spa, Greater Waterbury OMS, Cheshire, CT, USA
Division of Oral and Maxillofacial Surgery, University of Connecticut, Farmington, CT, USA

Moniek V. Ferneini, M.S.N. Beau Visage Med Spa, Cheshire, CT, USA

Whitney Florin, M.D., D.D.S. Inland Cosmetic Surgery, Rancho Cucamonga, CA, USA

Carlo E. Guevara, M.D., D.D.S. Department of Oral and Maxillofacial Surgery, University of Florida, Gainesville, FL, USA

Jacob Haiavy, M.D., D.D.S., F.A.C.S. Inland Cosmetic Surgery, Rancho Cucamonga, CA, USA

Peter W. Hashim, M.D., M.H.S. Department of Dermatology, Icahn School of Medicine at Mount Sinai, New York, NY, USA

James Hupp, D.M.D., M.D., F.A.C.S. Journal of Oral Maxillofacial Surgery, Fairfield Glade, TN, USA
School of Dental Medicine, East Carolina University, Greenville, NC, USA

Douglas L. Johnson, D.M.D. Oral and Facial Surgical Center, Saint Augustine, FL, USA
University of Florida, Shands Jacksonville, FL, USA

Scott S. Kim, D.M.D., M.D. Division of Oral and Maxillofacial Surgery, School of Dental Medicine, University of Connecticut, Farmington, CT, USA

Luke L'Heureux, D.M.D., M.D. Northeast Surgical Specialists, Queensbury, NY, USA

Maurice Y. Mommaerts, M.D., D.M.D., Ph.D., F.A.A.C.S. University Hospitals Brussels, VUB, European Face Centre, Brussels, Belgium

Erik J. Nuveen, M.D., D.M.D., F.A.A.C.S. Department of Oral and Facial Surgery, University of Oklahoma College of Dentistry, University of Oklahoma Health Science Center, Cosmetic Surgery Affiliates, Oklahoma City, OK, USA

J. Alexander Palesty, M.D., F.A.C.S. Stanley J. Dudrick Department of Surgery, Saint Mary's Hospital, Waterbury, CT, USA

Frank Paletta, M.D., D.M.D., F.A.C.S. MSL Facial and Oral Surgery, Warwick, RI, USA
Department of Sugery, Warren Alpert Medical School of Brown University, Providence, RI, USA
Division of Oral and Maxillofacial Surgery, Clinical Faculty, Department of Craniofacial Sciences, University of Connecticut, Farmington, CT, USA

Virginia Parker, M.D. Stanley J. Dudrick Department of Surgery, Saint Mary's Hospital, Waterbury, CT, USA

LisaMarie Di Pasquale, D.D.S., M.D. Division of Oral and Maxillofacial Surgery,

School of Dental Medicine, University of Connecticut, Farmington, CT, USA

Jane A. Petro, M.D., F.A.C.S., F.A.A.C.S. New York Medical College, Valhalla, NY, USA

Marwan S. Rizk, M.D. Department of Anesthesiology, American University of Beirut Medical Center, Beirut, Lebanon

Andrew Sohn, D.M.D., M.D. North Texas Center for Oral and Maxillofacial Surgery, Trophy Club, TX, USA

Amit Sood, D.M.D., M.D. Division of Oral and Maxillofacial Surgery, School of Dental Medicine, University of Connecticut, Farmington, CT, USA

Prasad Sureddi, M.D. Aesthetique Cosmetic and Laser Surgery Center, Southbury, CT, USA

Sami Tarabishy, M.D. Integrated Plastic Surgery Program, University of South Carolina School of Medicine, Columbia, SC, USA

Youssef Tfaili, M.D. Department of Anesthesiology, American University of Beirut Medical Center, Beirut, Lebanon

Daniella Vega, M.D. Division of General Surgery, University of Connecticut School of Medicine, Farmington, CT, USA

Andre Ward, M.S. School of Medical School, American University of the Caribbean, Cupecoy, St. Maarten

Henry Ward, M.D., F.A.C.C., F.A.C.P. Yale University School of Medicine, New Haven, CT, USA
University of Connecticut School of Medicine, Farmington, CT, USA
Quinnipiac Frank Netter School of Medicine, Southington, CT, USA

Jacob Wood, M.D. Division of General Surgery, University of Connecticut School of Medicine, Farmington, CT, USA

Annie Wu, B.S. Warren Alpert Medical School of Brown University, Providence, RI, USA

Connie Wu, B.S. Warren Alpert Medical School of Brown University, Providence, RI, USA

Tian Ran Zhu, M.D. Warren Alpert Medical School of Brown University, Providence, RI, USA

目　录

上篇　总论

1 ▶面部提升术的历史：最初的 30 年 ························· 3
1.1　引言··································· 3
1.2　19 世纪前的美容手术 ···················· 4
1.3　面部年轻化的先行者和早期成果 ············· 4
1.4　最早的美容外科医生····················· 4
1.5　面部美容手术形成初期··················· 8
1.6　美容手术与美容医学···················· 11

2 ▶患者的评估与评价 ····················· 15
2.1　病史和麻醉史························· 15
2.2　气道评估···························· 16
2.3　术前心脏评估与评价···················· 17
2.4　术前肺部评估与评价···················· 18
2.5　术前禁食指南························· 20
2.6　应该推迟手术的情况···················· 23

3 ▶美容患者的评估 ······················ 25
3.1　简介····························· 25
3.2　面部解剖标志························· 26
3.3　面部比例···························· 27
3.4　额部····························· 29
3.5　眉部····························· 30
3.6　眼睛····························· 31
3.7　鼻部····························· 32

3.8　耳部 ·· 33

3.9　唇部 ·· 34

3.10　颏部 ··· 35

3.11　颈部 ··· 35

4 ▶ 创面愈合 ·· 39

4.1　引言 ·· 39

4.2　基础解剖学概念 ·································· 39

4.3　创面愈合的阶段 ·································· 39

4.4　影响创面愈合的因素 ····························· 41

4.5　急性创面和慢性创面 ····························· 42

4.6　一期愈合、二期愈合和三期愈合 ··············· 43

4.7　明显的瘢痕 ······································ 43

4.8　利于创面愈合的药物 ····························· 43

5 ▶ 颌面部美容手术中的疼痛管理 ····················· 47

5.1　引言 ·· 47

5.2　术后疼痛的神经生理学 ··························· 47

5.3　急性术后疼痛管理 ································ 49

5.4　慢性术后疼痛管理 ································ 51

6 ▶ 颌面部美容手术的并发症 ························· 59

6.1　引言 ·· 59

6.2　术后疼痛 ··· 59

6.3　术后发热 ··· 61

6.4　恶心呕吐 ··· 61

6.5　心血管并发症 ···································· 62

6.6　术后心律失常 ···································· 64

6.7　经静脉起搏器和植入式心脏复律除颤器 ········· 65

6.8　心绞痛 ··· 65

6.9　心肌梗死 ··· 66

6.10　充血性心力衰竭 ································· 66

6.11　静脉血栓栓塞 ···································· 67

6.12　糖尿病患者的围手术期处理 ····················· 67

6.13　神经系统并发症 ································· 67

6.14　呼吸系统并发症 ································· 68

7 ▶ **麻醉并发症的处理和预防** ··· 73

    7.1　引言 ··· 73

    7.2　围手术期麻醉管理 ································· 73

    7.3　并发症 ··· 75

    7.4　美容手术相关的麻醉安全性问题 ········· 85

8 ▶ **术后感染** ··· 91

    8.1　引言 ··· 91

    8.2　换肤术 ··· 92

    8.3　软组织填充剂 ··· 93

    8.4　鼻成形术 ··· 95

    8.5　面部除皱和额部提升 ···························· 97

    8.6　睑成形术 ··· 97

    8.7　耳成形术 ··· 98

    8.8　面部植入物 ··· 99

    8.9　毛发移植 ··· 99

9 ▶ **面部美容手术相关法律问题的处理** ················· 105

    9.1　建立医患关系 ··· 106

    9.2　知情同意 ··· 109

    9.3　病历 ··· 112

    9.4　意外的结果 ··· 114

    9.5　医疗过失及应对策略 ···························· 115

    9.6　10 条建议 ··· 117

下篇　各类美容手术的临床并发症

10 ▶ **面部换肤术并发症** ································· 123

    10.1　引言 ··· 123

    10.2　色素性并发症 ····································· 123

    10.3　感染性并发症 ····································· 124

    10.4　瘢痕性并发症 ····································· 125

    10.5　炎症性并发症 ····································· 125

    10.6　系统性并发症 ····································· 126

10.7 痤疮和粟丘疹 ·· 127

10.8 患者的满意度 ·· 127

11 ▶ 激光治疗 ·· 129

11.1 引言 ·· 129

11.2 历史 ·· 129

11.3 激光治疗的原则 ·· 130

11.4 头颈部的载色体 [5] ·· 130

11.5 局灶性光热作用理论 ·· 131

11.6 头颈部美容激光治疗的并发症 ·· 131

11.7 原发性真皮并发症 ·· 133

11.8 其他并发症 ·· 134

11.9 装饰性文身颜色加深 ·· 134

11.10 激光治疗后金质沉着病 ·· 134

11.11 文身经激光治疗后的变态反应 ·· 134

11.12 术后红斑 ·· 134

11.13 横纹肌溶解 ·· 135

11.14 特定美容激光操作后并发症的预防 ·· 135

12 ▶ A 型肉毒毒素在美容应用中的并发症 ·· 139

12.1 引言 ·· 139

12.2 患者的选择与宣教 ·· 140

12.3 安全性 ·· 141

12.4 上面部注射技术 ·· 141

12.5 兔纹 ·· 144

12.6 口周注射技术 ·· 144

12.7 颈部注射技术 ·· 146

13 ▶ 面部软组织填充并发症 ·· 149

13.1 引言 ·· 149

13.2 填充物类型 ·· 149

13.3 轻度并发症 ·· 150

13.4 中度和重度并发症 ·· 153

14 ▶ 正颌外科手术并发症 ·· 157

14.1 引言 ·· 157

14.2 术前阶段 ·· 157

14.3 下颌手术 ·· 158

14.4 经口下颌升支垂直截骨术 ·· 159

14.5 颏成形术 ·· 161

14.6 截骨整形颏成形术并发症 ·· 161

14.7 下颌手术后并发症 ·· 162

14.8 上颌手术 ·· 167

14.9 术后阶段 ·· 168

15 ▶睑成形术并发症 ·· **179**

15.1 引言 ··· 179

15.2 眼解剖 ··· 179

15.3 患者检查 ·· 181

15.4 经结膜切口睑成形术 ·· 181

15.5 肌皮瓣睑成形术 ··· 182

15.6 并发症 ··· 182

15.7 眼睑皮肤 ·· 186

15.8 肌肉 ··· 190

15.9 脂肪过度切除和凹陷 ·· 190

16 ▶除皱术（面部提升术）相关并发症 ······························ **193**

16.1 引言 ··· 193

16.2 术前评估 ·· 193

16.3 术中的关键点 ·· 195

16.4 术后并发症 ·· 195

17 ▶颈部提升术并发症 ·· **201**

17.1 引言 ··· 201

17.2 颏下及颈部脂肪切除术 ·· 202

17.3 隆颏术 ··· 203

17.4 单纯颈前部提升 ··· 203

17.5 全颈部提升 ·· 204

17.6 预防策略 ·· 204

17.7 血肿 ··· 204

17.8 感染 ··· 205

17.9 面神经损伤 ·· 206

17.10 血清肿 ·· 207

17.11 表皮松解症 ·· 207

17.12　皮肤轮廓畸形 ………………………………………… 208

17.13　涎腺囊肿 ……………………………………………… 208

18 ▸ 鼻成形术 ………………………………………………… 211

18.1　引言 ……………………………………………………… 211

18.2　出血性并发症 …………………………………………… 211

18.3　感染性并发症 …………………………………………… 212

18.4　术中外伤性并发症 ……………………………………… 213

18.5　功能性并发症 …………………………………………… 213

18.6　外观并发症 ……………………………………………… 214

19 ▸ 颏成形术并发症 ………………………………………… 219

19.1　引言 ……………………………………………………… 219

19.2　血肿 ……………………………………………………… 220

19.3　感染 ……………………………………………………… 220

19.4　感觉神经受损 …………………………………………… 221

19.5　颏下垂 …………………………………………………… 222

19.6　骨并发症 ………………………………………………… 222

20 ▸ 面部假体植入并发症 …………………………………… 225

20.1　引言 ……………………………………………………… 225

20.2　并发症 …………………………………………………… 225

20.3　慢性疼痛 ………………………………………………… 226

20.4　感觉改变和神经损伤 …………………………………… 226

20.5　持续性水肿 ……………………………………………… 226

20.6　血肿和血清肿 …………………………………………… 227

20.7　感染和炎症 ……………………………………………… 227

20.8　错位和外形不美观 ……………………………………… 228

20.9　骨吸收 …………………………………………………… 229

20.10　患者评估 ……………………………………………… 229

20.11　部位特异性并发症 …………………………………… 229

上　篇

总　论

1 面部提升术的历史：最初的 30 年

Jane A. Petro

摘要

临床上，一些"新"的手术方法实际上并非原创，它们曾被使用，又被摒弃，现在又被当作新方法重新应用。回顾美容手术的历史会发现，几乎所有的面部年轻化方法在 20 世纪初就有人介绍过了。本章将总结那个时代的关键发现。后来的方法注重精细化和对解剖学的不同理解，并使用了更好的材料，但未必如术者所说的是原创方法。建议准备撰写关于面部提升术文章的人都读一下 CC Miller，AG Bettman，Suzanne Noël，Jacques Joseph，JulienBourguet 等人的著作。

1.1 引言

历史就是用历史学家发现的相关事实来讲述一个故事。我们查阅了同时期的文献，包括第一人称叙述、报纸报道以及正式出版的书籍和发表的文章。编写历史曾经意味着访问图书馆，在任何可能的地方查找文档和信息，也可能需要通过旅行来寻找进行历史研究的必要资源。进入 21 世纪后，这些方式发生了很大变化。谷歌图书已经将很多世界上最大的图书馆馆藏资源数字化。在线翻译服务使得我们接触到即使是历史学家可能也不会说的语言。利用搜索引擎，如 PubMed、谷歌学者、Scopus 等，已经能够更详细地搜索已发表的文献，包括书籍、科学期刊、报纸和世界各地的引文、专利和政府文件。

学术研究已经变得更加容易和更具说服力。与此同时，对历史的尊重也在减少。每隔 5 年，就会出现一些所谓"新"的东西，其实它们在过去已经出现过。因此，讲述面部提升术的历史需要仔细考量这些自称有优先性、原创性和发现性的观点。本章将会说明，面部年轻化手术的起源，包括面部提升术、换肤法、填充术和神经毒素，已早于"现代"很久便出现了，大部分出现在1930年之前。

1.2 19世纪前的美容手术

1900年以前的有关"美容"外科的零星报道，包括轶闻报道和不太精确的简单病例陈述，在没有麻醉和无菌技术的情况下，如果唯一的目标是美容，那么大多数这样的手术都不太可能成功或令人满意。美容治疗最早出现在埃伯斯和史密斯莎草纸上，并保存到今天，但并不涉及真正的外科途径。

11世纪波斯的Avicenna（Ibn Sina）、西班牙的Albucasis（Abual-Qasim Khala fibn al-Abbas Al-Zahrawi）和12世纪摩洛哥的Averroes（Ibn Roshd）都对睑外翻、睑内翻、睑裂闭合不全和眼睑下垂的手术进行了报道，严格来说这些不算美容手术，但经常被作为美容手术历史来引用。

1.3 面部年轻化的先行者和早期成果

作为一种抗衰老手段，据奥地利外科医生Robert Gersuny和美国神经科医生J. Leonard Corning的介绍，填充术在19世纪90年代开始出现。那时他们都推荐使用石蜡，后来这一治疗方法逐渐发展，使用了石蜡、凡士林、橄榄油等多种"自然"填充物。按照媒体的说法，这种治疗方式广泛流行。1911年在Fredrick Strange Kolle的教科

书《整形和美容外科学》中[1]，有一章是关于碳氢化合物假体的，其篇幅长达129页。相比之下，"整形外科学原理"只有18页，"眼睑成形术"只有17页，"唇裂修复术"只有47页。他关于碳氢化合物注射术的长论文有以下几个关键特征。

（1）详细说明了在注射过程中可能发生和要避免的多种并发症，尤其是头颈部静脉和动脉的解剖情况（图1.1）。

（2）所用材料的制备方法。

（3）推荐所需的仪器。

（4）对许多畸形情况可以使用的描述。

这本教科书现在在网上有多种版本，回顾了当代抗感染、麻醉、电流治疗的应用，当然还有石蜡注射术，具有重要的历史意义。书中关于颊成形术（脸颊手术）的章节中有许多皮瓣的插图，这些皮瓣可以用来修复缺损，但没有提到消除松弛或皱纹的技术。

1.4 最早的美容外科医生

Charles Conrad Miller于1907年出版了《美容外科：面部缺陷的矫正》[2]。这是第一本专门介绍面部美容手术的教科书。这本书反映了Miller对学术实践的认真尝试。他感谢了多家医学期刊，包括《威斯康星病历》《美国皮肤病学杂志》《美国临床医学杂志》等，在其中他发表过与这本书的内容相关的文章，这些期刊都可作为他学习之路的证据。在引言里，他的论述在许多方面都表现出了预见性。例如以下论述。

"目前许多专业人士对矫正那些非畸形的特征性缺陷的择期手术漠不关心，但是这

图 1.1 Kolle 的教科书《整形和美容外科学》中的插图，展示了当注射石蜡或其他物质作为填充物时，需要避开的头颈部动、静脉

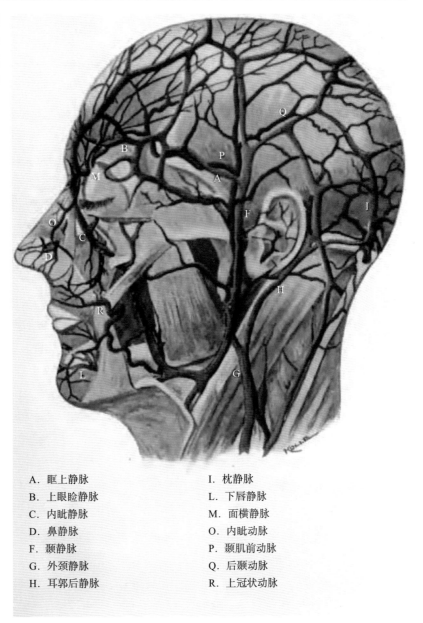

A. 眶上静脉

B. 上眼睑静脉

C. 内眦静脉

D. 鼻静脉

F. 颞静脉

G. 外颈静脉

H. 耳郭后静脉

I. 枕静脉

L. 下唇静脉

M. 面横静脉

O. 内眦动脉

P. 颞肌前动脉

Q. 后颞动脉

R. 上冠状动脉

种漠不关心不能阻止这个专业的发展，因为公众对能矫正特征性缺陷的外科医生的需求太大。我觉得这本小书仅仅是一部先驱作品，就像任何特殊事物一样有优越感。"

在这本书中，有关于"眼睛周围的皮肤褶皱、眼袋和皱纹""鼻唇沟的根除"和"双下巴"的特别章节。而且，在第一版中推广了面部的手术方法，包括睑成形术，以及基本的美容外科原理。他在描述下眼睑和上眼睑皮肤切除时，要求完全止血，下眼睑切口选在睫毛之下，以留下足够的缝合边缘，并使用精细缝线松弛地打结以便拆线，该内容可以被收录进任何一本当代指南。

他的书吸引了相当多人的关注，在《加利福尼亚州医学杂志》有回顾性综述[3]。综述指出，由于面部美容手术"主要取决于"美容专家以及这个领域的其他成员，但"该领域的发展受到了限制，部分归结于医疗行业原因"。综述还指出，Miller 和其他人"起初受到质疑，仍致力于发展该领域的实践本领，在真诚努力的基础上，赢得了声誉"。在高产时期，Miller 发表了 30 多篇关于纠正特征性缺陷的各种手术的论文，数量惊人。

他的第二本教科书名为《美容外科》，于 1924 年出版。在这本书中，Miller 展示了多个示意图，这些图显示的切口与如今面部提升术中使用的切口类型相同，如图 1.2[4]。这本书的内容覆盖面有了非常大的扩展，不仅讨论了局部麻醉，还讨论了神经阻滞麻醉。他在书中详细展示了眼睑手术和面部提升手术。接下来，他又用几章介绍了侵入性较小的根除面部皱纹和褶皱的方法，他称为皮下切片术。这听起来像切开术，可惜书中没有很好地说明。值得注意的是，和第一本书不同，在这本书中，Miller 没有建议或提及石蜡或凡士林注射术。

Miller 医生仍然认为美容外科领域被边缘化，他认为这不公平。在 1924 年版的书中，他指出：

自 1907 年以来，所有医疗中心的顶级外科医生做了大量的美容手术。但是，即使编写这方面的医学新闻，也很少有医生愿意。这是因为这些外科医生不想引来同行的批评。像所有的新专业一样，美容外科也受到了批评。

Miller 能够取得引人瞩目的职业成就，不仅因为他为美容手术所做的有力辩护，还因为他能够迅速接纳新思想的能力。但那些他在 1907 年的书中首先描述，后又在 1924 年的第二本书中完善的手术，却很少有外科医生做。

在当时，公众对美容手术的兴趣可能难以衡量，但报纸上的众多广告及"美容专栏"的设立都表明这种兴趣是存在的。19 世纪时，对美容手术的引用通常是负面的。例如，在 1870 年，发表于《英国医学杂志》的一则报道讲述了用美容手术消除定罪士兵的烙铁瘢痕。虽然被认为是虚构的，该报

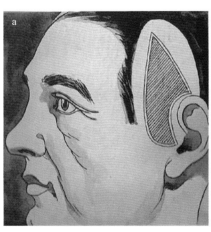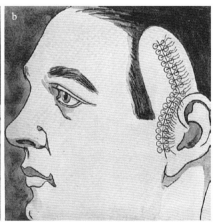

图 1.2 Miller《美容外科》中的插图。（a）为采用颞部 / 耳前切口来矫正鼻唇沟；（b）伤口缝合以及鼻唇沟的矫正效果

道中说这种操作会对美容和实用外科产生影响。1896 年的《英国医学杂志》发表了 Roderick Maclaren 医生关于"预防性手术"的讨论，其中包括对美容外科手术的评价。Maclaren 承认某些手术，包括那些所谓的美容手术，没有出现异常的死亡率。接着，他指出，如果预防性手术得以广泛应用，那么临床上需要遵守某些规则[5]。他没有列出这些规则。他还指出，抗感染措施和麻醉不能使这些预防性手术万无一失。"预防性手术在愈合阶段也应该是没有生命危险的，但是无论看上去多么微不足道，谨慎的外科医生能否在术前预测风险呢？"[6]讽刺的是，在 1899 年，《英国医学杂志》报道了一名年轻男子在美容手术后发生败血症的病例。这个病例成为病理学家关于血液检验讨论的一部分。该报道描述到，这名年轻人在美容手术后 5 天出现了严重的流感样症状，红细胞和白细胞计数很低。外科医生诊断为败血症，但是打开伤口后，却什么也没发现。尽管接受了抗链球菌血清注射，患者仍然在术后第 9 天死亡[7]。

CC Miller 不是唯一一位在美国推广面部整形手术的执业医生。Arthur Span，自称是维也纳的著名医生，于 1906 年和 1907 年在匹兹堡和芝加哥的报纸上刊登广告，免费提供咨询和一本书籍。他还自称能矫正歪鼻，治疗皮肤瑕疵、秃顶和去除皱纹。1906 年 7 月 1 日，《匹兹堡新闻》在社会版上发表了一整版担保书，其中包括 Span 医生手术过程中和术前、术后的照片。这些可能是最早的美容手术照片（图 1.3）。他的事业似乎昙花一现。1908 年，匹兹堡报纸报道说，他因"不按照英联邦法律办理注册手续而行医"被罚款 300 美元[8]。随后，在审判中，因为有证词表明是 Thomas H. Wallace 医生完成了 Span 诊所里的所有手术，所以 Span 没有因为无证行医而获罪[9]。此后，他打出的广告都是关于消除粉刺、红鼻子和面部油腻的低价促销活动，在 1908 年后他的

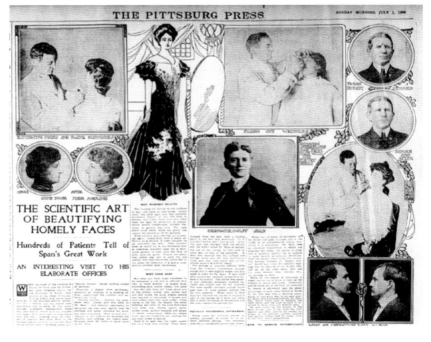

图 1.3 《匹兹堡新闻》推广 Span 医生［匹兹堡新闻（匹兹堡，宾夕法尼亚州），1906 年 7 月 1 日星期日，第 38 页］

广告就完全停止了。

Arthur Span 事件仅仅是面部美容手术发展中的小插曲，而 CC Miller 才是第一位真正的美容外科医生。John Milliken 的一篇传记记录了 Miller 以班级名列前茅的成绩毕业于所就读的医学院，以及他在 1 年后发表的关于如何筹备和管理门诊手术室的操作指南[10]。接下来的一年，他在芝加哥哈维医学院担任外科教授。哈维医学院是一所短期的男女同校的医学夜校。Miller 开始发表一系列出色的文章，Milliken 引用了其中 37 篇。论文的主题包括唇部缩小、电针、改善瘢痕的文身、人造酒窝，以及消除皱纹、眼袋的手术和鼻成形术等。他早期的文章建议用小切口来收紧皮肤，用切割面部肌肉的方法来减少皱纹。他发表了一篇专著，内容为用石蜡注射术治疗 10 例"破裂"（疝气）。他的第一本书里收集了他早期出版的"面部整形"作品，包括 1907 年的插图和照片。1913 年，他被指控在没有处方的情况下销售麻醉品，但是负面消息似乎并没有断送他的行医生涯。他的"面部整形"行医行为一直持续到 20 世纪 20 年代。他设计了一个注射器，将从腹部收集的脂肪注射到面部，以填充轮廓畸形[11]，由于感到不满意，他又尝试了古塔胶、橡胶、象牙以及许多其他物质，不过因为不满意，也都放弃了使用。在 1929 年经济崩溃后，Miller 重新开始做普外科手术，继续出版关于甲状腺手术、痔疮和扁桃体切除术等内容的书。

1.5 面部美容手术形成初期

其他接受过外科培训的医生也开始进行面部整形手术。例如 Frederick Strange Kolle 在 1911 年出版了《整形和美容外科学》[1]。他对面部提升的主要贡献是使用石蜡注射术来矫正眉间纹和鼻唇沟。另一个早期的开拓者是 Friedrich Hollander，他在 Max Joseph 1912 年出版的《化妆品手册》一书中撰写了"美容手术"一章[12]。在简短的两段叙述中，Hollander 描述了用头皮上的小切口来矫正面颊部的老化，并警告不要将切口开得过大。在 1932 年，Hollander 声称自己之前利用一个完全位于耳前的切口，完成了更广泛的面部提升术。他描述到，小切口手术的效果不佳，因此他发明了更广泛适用的手术方式。他告诫，即使切除了 5cm 的耳前条状皮肤，也不要游离皮下组织。他是第一位描述往上和往两侧拉动皮肤的人。他描述了用切除脂肪来消除双下巴，并且该操作还可以作为面部提升术的一部分。他还认为，如果患者在术后前 3 天抱怨切口有张力，那么手术效果将是最好的[13]。

1921 年，另一位外科医生 Erich Lexer 声称自己在 1906 年为一名女演员做过面部提升术。在文章中，他描述到给她使用了一个有弹性的外部装置来拉紧皮肤，并称当时的手术很成功[14]。Lexer 使用了一个从颞部到耳前又延伸至耳后的"S"形切口。他也是第一个描述锚定缝合的人，将皮肤固定到颞筋膜上。和他的同事一样，他也认为过小的切口难以取得成功的效果。

除了 Lexer 为女演员做手术的故事之外，Hollander 声称在一名波兰贵族身上完成了他的第一例面部提升术。Lexer 和 Hollander 故事的内容和第一个公认的由 Suzanne Noël 完成的女性美容手术相关的故事类似。Suzanne Noël 最初是一名妇产科实习医生。在第一次世界大战期间，Noël 医生与她已完成耳鼻喉科训练的丈夫 Henri Pertat 一起工作，逐渐熟悉了一些小手术的操作。后来她成为皮肤科医生。Noël 讲述到，在 1912 年，伟大的女演员 Sarah Bernhardt 在巴黎拜访了她，给她展示了一位来自芝加哥的外科医生所做的切口。这些切口大大改善了她的容貌。《整形与重建外科》一书的编者 Kathryn Stephenson 医生以及在 1942~1950 年与 Noël 共事的加拿大美容外科医生 Paula Regnault 在他们向 Noël 医生致敬的传记中提到那位来自芝加哥的外科医生可能是 CC Miller[15]。

Noël 医生对这些结果很感兴趣。在利用兔子实验观察了小切口对皮肤紧致度的影响之后，她开始做美容手术。为了获得更好的效果，她逐渐扩大了切口，改进了技术。但她总是将手术分阶段来完成，她将之命名为"小巧"美容术。她利用局部麻醉在家中诊室进行手术。她的患者都能掩饰手术的痕迹，即使术后当天也能正常工作，这一点让她感到很自豪。Noël 医生的兔子实验似乎是美容外科的第一次真正的研究。

在 1926 年，Noël 出版了《奇妙美学的社会角色》一书[16]。除了介绍她自己独特的面部提升方法外，Noël 还详细阐述了美容手术对个人和社会的益处，这也是首次使用病例报道方法进行的详细介绍。迄今为止，在所有关于面部提升手术的书中，Noël 医生的书是唯一一本有许多术前和术后照片的。Stephenson 和 Regnault 坚定地认为，Noël 在早期美容外科的殿堂里有一席之地。女权主义学者 Kathy Davis 最近的一篇论文将对 Noël 作品的讨论拓展到女性主义身体理论的新兴领域，也拓展到了 Noël 在选举权和巴黎社会中承担的其他角色[17]。

Noël 意识到女性老龄化对患者经济生活的负面作用。正如 Davis 所指出的，Noël 并没有强调外貌的美学价值，而是通过讲述患者对手术的渴望以及手术对患者生活所产生的影响来证明她的美容操作是正当的。因此，她坚定地认为自己的医疗实践是社会必需品，为患者提供谋生的手段，并延长他们的职业生涯。她自己所面临的种种限制当然强化了她的女权主义态度。因为女性没有在医院行医的权利，所以 Noël 大部分时间都是在家里工作的。

Noël 医生在一个由多名美容外科医生组成的团队里工作，他们在第一次世界大战中都很积极。他们互相交换意见，互相观察，经过足够长的时间后才将所取得的成果发表出来。据悉，Noël 与 Thierry Martel 医生、Hyppolyte Morestin 医生和 Jacques Joseph 医生（可能是 Max？）在美国合作过。Raymond Passot 在 1919 年关于消除面颊皱纹的文章中提到了自己的老师 Pozzi、Morestin 和 Mlle Pertat[18]。在 1917 年出版的一本战时法国回忆录中说到 Mlle Pertat 是巴黎仅有的 25 位女医生之一[19]。Gertrude Atherton 是一位多产的记者和作家，她记录了去拜访 Pertat 夫人的经过。她说，Pertat 夫人是巴黎最成功的医生之一。那次拜访发生在第一次世界大战后不久，Pertat 告诉 Atherton，她现在的目标是能把工作重点放在治疗皮肤病和面部瑕疵上。根据 Passot 的描述，Pertat 在 1919 年实现了她的目标。Pertat 夫人在 Atherton 的书和 Passot 的文章中都出现过。Suzanne Noël 的第一任丈夫 Henri Pertat 也是一名医生。她当时随夫姓，姓氏也是 Pertat。所以，Passot 提到的 Pertat 实际是 Suzanne Noël。她在 1919 年和 Andre Noël 开始第二次婚姻后才为大家熟知。

第一次世界大战结束后，欧洲接受过面部重建技术训练的外科医生，如 Passot、Morestin 和 Julien Bourguet，将自己的技能应用于各种外科手术，用于除皱和抗老化。英国的 Harold Gilles 爵士及许多和他一起工作的美国外科医生在这段时间里避免做美容手术。这些美容手术先行者在局部麻醉条件下，详细地对皮肤切口进行了术前评估。他们多使用各种皮肤夹子来估计要切除多少皮肤和确定切口的理想位置，避免造成明显的瘢痕。Passot[18] 和 Bourguet[20] 在 1919 年发表的论文里介绍了他们的方法。外科医生 Adalbert Bettman 是美国西部第一位发表关于面部提升术文章的外科医生。在 1920 年，Bettman 医生在巴尔的摩向 Staige Davis 医生（他与 William Halsted 一起受训），在圣路易斯向 Vilray Blair 医生（在战争期间与 Harold Gilles 爵士一起工作）观摩学习之后，成为第一位描述自己的手术技巧以及为手术切口和患者术前、术后照片留下专业影像记录的美国外科医生[21]。这也是第一次关于耳前和耳后连续切口的介绍。他的切口技术逐渐被广泛用于全面部提升术。Bettman 建议使用盐酸普鲁卡因和肾上腺素进行局部麻醉，Noël 和那一时期的其他许多人也给出了这个建议。在 1925 年，Julien Bourguet 成为第一位将部分耳前切口隐藏在耳屏后方的外科医生[22]。他还拓展了技术，第一次描述了通过结膜入路消除下睑疝出的脂肪。为确保面部提升术获得令人满意的效果，他的建议在当今同样适用。

比想象中稍微拉得更紧一些，因为会有一些"弹性"。最重要的是，要让两边看上去一样。虽然事实上，面部两边并不完全相同，但注意不要强调这一点。

第二年，Bourguet 发表了一篇内容更全面的论文[23]。他首次描述到，如果用面部提升术无法消除皱纹，可以将脂肪转移到鼻唇沟。Bourguet 还描述了肌肉神经支配与皱纹的关系，并建议用面神经额支注射来消除额部皱纹。他指出，通过麻痹支配额肌的神经可以消除额纹。他建议用 80% 乙醇注射面神经的分支，效果大约会持续 8 个月，或直接切断神经以永久性消除皱纹。他通过缩短发际线内的纤维、肌肉与皮肤来治疗眉下垂，这实质上就是深部提眉术。

之前，所有外科医生都强调在不游离的情况下直接切除皮肤。在 1927 年，O. H. Bames 首先描述了单纯皮肤切除的局限性。他不仅推广了游离皮下的价值，还推广了将面部磨削作为除皱的辅助手段。他还提倡将皮肤缝合到筋膜上，称相比于将皮肤直接缝合到皮肤上，筋膜弹性更小[24]。

Blair Rogers 把欧洲与美国美容手术的进展进行了对比，指出 Conrad Miller、Kolle 和 Bettman 都倾向于详细地描述他们所做的手术，而欧洲的医生，如 Hollander、Passot、Bourguet 及 Joseph 在他们的论文中都避免谈到这些细节。然而，面部提升术在各洲之间几乎是平行发展的[25]。这些先驱者把美容手术当作一门学科来发展。当他们分享想法并发表论文时，这一学科有了一种能教导他人、学习知识和不断改进技术的作用。

美容手术吸引了大量外科医生。上面提到的是主流医生的代表，他们接受了美容手术并为之辩护。他们常使用微创技术和局部麻醉，并且精心地策划手术，避免了并发症所造成的负面问题。他们还分别探索了医学的其他领域：Kolle 是 X 线应用方面的先驱者，是电疗法的导师，甚至写过几部小说；Hollander 是一位艺术历史学家，他在成为外科医生之前，出版了《古典绘画中的医学》；Lexer 在决定从医之前，是一名艺术系学生，同时也是一位成就卓著的雕塑家；Noël 是一位女权主义者和活动家，为妇女的工作权和选举权发声，同时也是欧洲女权主义组织的创始人之一。然而，在早期的先驱者中，有许多"江湖郎中"如今已被遗忘，比如 Arthur Span。

美国早期的美容外科教科书之一是 H. Lyons Hunt 的《头面颈部美容手术》[26]。在书中，他描述了面部提升术、提眉术和双下巴矫正术。在假体的章节他控诉了注射石蜡这一操作。他说，尽管从未注射过石蜡，但他已经切除了 100 多个石蜡瘤，并详细列出了使用石蜡可能引起的 16 种具体并发症。就像他的许多同事编写美容手术书籍一样，他仅用少量篇幅讲述美容手术，其中 4 页是关于颊部美容术的。书中配图显示，大部分的面部提升术是通过多个耳前或颞部切口叠加实现的。在另一篇评论中，他建议通过头皮切口来做眉毛提升术，并用垂直切除根除眉间纹。

1.6 美容手术与美容医学

在 20 世纪 20 年代，不仅面部美容外科手术得到发展，而且人们普遍对利用激素来恢复面部年轻化感兴趣。Brown-Séquard 是 19 世纪杰出的医学家，他在生理学和神经病理学方面做出了重大贡献。他在 1850 年

和 1851 年发表的论文中，描述了控制运动和感觉功能的脊髓轨迹。1856 年，他发现了第一种激素——皮质醇，这使他成为内分泌学的奠基人。但后来他才确定睾丸提取物的作用，这一工作对美容手术非常重要。72 岁时，Brown-Séquard 在自己身上做实验，表明睾丸提取物非常有益[27]。他使用了狗和豚鼠的睾丸、睾丸血液和精液的提取物，发现在 3 周内他的注意力、耐力、前臂力量和排尿流量得到了改善。这项研究结果的发展引发了今天看来似乎是一种狂热的追求年轻的欲望。Kahn 回顾了激素替代疗法治疗衰老的历史，并指出，在接下来的几十年中，超过 12000 名医生被认为使用了"Brown-Séquard 灵药"做治疗[28]。这种被宣传为能恢复面部年轻化的灵药，并不一定能取得他们所声称的作用。其他医生为患者提供睾丸移植而不是依靠药物。在 H. Lyons Hunt 的书出版后，他放弃了自己大部分的手术操作，也开始使用激素替代治疗。Hunt 发表了一篇论文，描述了睾丸或卵巢移植在医学上对男性和女性的有效性[29]，并随后回顾了 500 例同类病例[30]。

那个时代最著名的睾丸移植外科医生 John Brinkley 实际上并不是医生，更不能算是外科医生了。但是他将山羊睾丸移植到男性体内，成了 20 世纪初最富有的医生之一。他通过邮件和广播推销他的疗法。在 20 世纪 20 年代初，Brinkley 的自我推销引起了美国医学协会（AMA）的注意，*JAMA* 的编辑 Morris Fishbein 开始了反对医疗诈骗的运动。尤其是 John Brinkley，他在 *JAMA* 上发表了一系列文章，随后在 1925 年出版了《医学中的愚蠢》[31]。美国医学协会（AMA）与那些他们认为是江湖郎中的人之

间争斗的历史既久远又丰富多彩,这对于美国食品药品监督管理局(FDA)的成立有着重要作用。

因此,在 20 世纪 20 年代,包括 Hunt 在内的正在做面部提升手术的外科医生,也开始尝试用非手术的方法来实现面部年轻化。在引入美容外科后的几十年里,美容医学与外科的结合,以及这种医学操作对江湖游医和严肃的行医者所具有的吸引力,使得美容外科一直在医疗机构中处于边缘地位。

结语

欧洲和美国的外科医生同时发展了面部美容手术,他们看到了恢复面部年轻化对患者的好处。直到现在,在改善外貌的同时将手术操作的痕迹最小化的挑战都还是存在的。该专业的早期创始者借助"我这么做"的方法来展示自己的临床工作。以 Passot 和 Hollander 为例,他们同时发展了微小和扩大面部提升术、填充术和肉毒毒素注射、皮下切除、磨削和手术来消除皱纹。面部提升术创始人的信息见表 1.1。

表 1.1 来自欧洲和美国的面部提升术的创始人的信息

名字	出生和死亡年份	专科	出生国家	行医国家
Charles Conrad Miller	1881~1950	无	美国	美国
Frederick S. Kolle	1871~1929	影像科	德国	美国
Eugen Hollander	1867~1932	外科	德国	德国
Erich Lexer	1867~1937	外科	德国	德国
Raymond Passot	1886~1964	外科		
Adalbert G Bettman	1883~1964	外科	美国	美国
Julien Bourget	1876~1952	头颈外科	法国	法国
Jacques Joseph	1865~1934	骨科	德国	德国
H. Lyons Hunt	1882~1954		美国	美国
Suzanne Noël	1878~1954	产科,皮肤科	法国	法国

(李云竹 译,余泮熹 审校)

参考文献

1. Kolle FS. Plastic and cosmetic surgery. New York: D. Appleton and Company; 1911.
2. Miller CC. Cosmetic surgery: correction of featural imperfections. Chicago: Self Published; 1907.
3. Cosmetic surgery. The correction of featural imperfections. Cal State J Med. 1908;6 (7): 244–5.
4. Miller CC. Cosmetic surgery. The correction of featural imperfections. Philadelphia: FA Davis Company; 1924.
5. Unknown author. Cosmetic surgery. BMJ. 1870;1:636.
6. Reports and analysis and descriptions of new inventions, in medicine, surgery, dietetics and the allied sciences. The address is surgery. BMJ. 1896;2:281–2.
7. Cheyne WW, Juler HE, Doran A, Tuke JF, et al. Reports of societies. BMJ. 1899;2:1357–64.
8. Pittsburg Press, 1 July 1906. p. 38. https://www.newspapers.com/image/142166108/
9. Pittsburg Post-Gazette, 13 Dec 1907. p. 15. https:// www. newspapers.com/image/85424193/?terms=%22Arthur% 2Bspan%22
10. Mulliken JR. Biographical sketch of Charles Conrad Miller, "Featural Surgeon". Plast Recons Surg. 1977;59:175–84.
11. Miller CC. Cannula implants and review of implantation techniques in esthetic surgery. Chicago: Oak Printing Company; 1923.
12. Hollander E. Cosmetic surgery. In: Joseph M, editor. Handbuch Der Kosmetic. Leipzig: Verlag von Veit & Comp; 1912.
13. Hollander E. Plastiche Operation: Kritische Darstellun ihres Gegenwartigen Stande. In: Klemperer G, Klemperer F, editors. Nueue Deutsche Klinik. Berlin: Urban und Schwarsenberg; 1932.
14. Lexer E. Die Gesamte Wiederherstellungschirurgie. Leipzig: Johann Ambrosius Barth Publishers; 1931.
15. Regnault P, Stephenson KL. Dr. Suzanne Noël: the first woman to do esthetic surgery. Plast Reconstr Surg. 1971;48:133–9.
16. Noël S. La Chiruegie Esthetique, Son Role Social. Paris: Masson & Cie; 1926.
17. Davis K. Cosmetic surgery in a different voice: the case of Madame Noël. AJCS. 2007;24:53–65.
18. Passot R. La chirurgie esthetique des rides du visage. Presse Med. 1919;27:258.
19. Atherton B. The living present: French women in wartime (Chapter 5) . In: The women's opportunity. New York: Frederick A Stokes Company; 1917.
20. Bourget J. La disparition chirugicale des rides et plis du visage. Bull Acad Med. 1919;82:183.
21. Bettman AG. Plastic and cosmetic surgery of the face. Northwest Med. 1920;19:205.
22. Bourget J. Chirugie esthetique de la face: les nex concaves, les rides, et les "pooches" sous les yeux. Arch Prov Chir. 1925;28:293.
23. Bourguet J. La chirugie esthetique de la fae: Les Rides. Monde Med. 1928;38:41.
24. Bames OH. Truth and Fallacies of face peeling and face lifting. Med J Rec. 1927;126:86.
25. Rogers BO. A chronological history of cosmetic surgery. Bul N Y Acad Med. 1971;47:265–302.
26. Hunt HL. Plastic surgery of the head face and neck. Philadelphia: Lea & Febiger; 1926.
27. Brown-Séquard CE. The effects produced on man by subcutaneous injection of a liquid obtained from the testicles of animals. Lancet. 1889;137:105–7.
28. Kahn A. Regaining lost youth: the controversial and colorful beginnings of hormone replacement therapy in aging. J Gerontol Biol Sci. 2005;60A:142–7.
29. Hunt HL. New theory of the function of the prostate deduced from gland transplantation in physicians. Endocrinology. 1925;9:479.
30. Hunt HL. The technic of gland transplantation. Endocrinology. 1928;12 (4) :491–5.
31. Fishbein M. Medical Follies. New York: Boni and Liverright; 1925.

2 患者的评估与评价

Y. Tfaili, A. Faddoul, C.M. Ayoub

摘要

术前访视是患者术前评估中最重要的一个方面，其价值无法估量。医生问诊时应该尽量多地收集患者的疾病史和手术史。体格检查应该全面充分并有所侧重。需要时，应该给患者做适当的术前检查。本章将讨论颌面美容手术患者的术前处理。

2.1 病史和麻醉史

与其他外科一样，在给颌面手术患者制订适当的麻醉方案时，详细的病史采集至关重要。

病史问诊应包括患者目前所患慢性疾病、过敏史、家庭用药史和近期感染史。个人史应包括吸烟史和饮酒史。患者维持在禁食状态是评估的一个非常重要的因素。麻醉史应包括以前所有的麻醉经历、困难插管史以及围手术期并发症（即术后恶心和呕吐）。

查阅以前的麻醉记录和进行喉镜检查对于围手术期管理是至关重要的。最后，还应评估包括体重、阻塞性睡眠呼吸暂停病史和活动耐量在内的信息。

术前评估报告还应包括与当前问题相关的影像学检查和实验室检查结果。显然，报告还应包括相关的家族史和麻醉史。对于女性来说，报告还应该包括产科史和当前是否妊娠。

通过评估可以确定哪些患者需要进行特殊麻醉。例如，有困难插管史的患者需要应用先进的喉镜技术，如可视喉镜或纤维喉镜。有阻塞性睡眠呼吸暂停病史的患者在手术前可能需要进一步进行肺部检查。

接受颌面部美容手术的患者通常比较健康，尽管如此，病史陈述不完整仍有可能引起医生漏诊及影响麻醉管理。

下一步是根据美国麻醉医师协会（American Society of Anesthesiologists，ASA）分级系统对患者进行分类，确定他们是否适合外科手术。适当的病史采集有益于麻醉医生初步评估手术的麻醉风险。评估后，麻醉医生可告知患者暂时的麻醉计划，以及术中出现意外情况时可使用的替代技术。

在对患者的总体健康状况和可能风险有了清晰的了解之后，麻醉医生将要求进一步的影像学检查和实验室检查。为了在术前改善患者的健康状况，麻醉医生还将对治疗计划提出改进要求。这将最大限度地减少手术和麻醉的致死和致病风险。

此外，详尽询问病史有助于缩短患者的住院时间、避免不必要的检查和会诊，减少对病情的延误以及额外的花费。

2.2 气道评估

颌面外科择期手术患者要接受全面的身体检查，包括心血管系统、呼吸系统和神经系统，需要特别注意的是气道情况。

需要注意的是，有些困难气道是无法提前知晓的，因此医生对于任何困难的情况都应当提前做好准备。

全面的气道评估从全面了解病史和查体开始。

1. 病史

需要注意任何先天或后天的疾病史、手术史和涉及气道的麻醉史。

2. 查体

查体应包括如下内容。

（1）上切牙的长度。

（2）正常咬合过程中上颌与下颌的关系。

（3）主动前伸下颌过程中上颌与下颌的关系。

（4）上下切牙间距。

（5）悬雍垂可见度。

（6）腭部形态。

（7）下颌间隙顺应性。

（8）甲颏间距。

（9）颈部长度。

（10）颈部厚度。

（11）头颈活动度。

3. 特殊检查

上下切牙间距、甲颏间距和马兰帕蒂（Mallampati）评分。

目前已有多种检查方法可用于气道评估，但没有一种检查方法具有足够特异性和敏感性，能单独准确预测困难气道。因此，气道评估必须依靠多种可用方法的组合。

临床工作中常选择在 1983 年提出、目前仍广泛使用的 Mallampati 评分来预测困难气道[1]。术前评估时需要患者呈直立坐位，伸出舌，不发出声音，再检查患者的软腭、悬雍垂和咽腭弓。较高的 Mallampati 评分提示喉镜检查结果异常。最初的评分版本里只描述了 3 个级别；Samsoon 和 Young 后来又增加了第 4 个级别；当张口伸舌时，如果连会厌都能显露，这就是 0 级。具体分级如下。

- Ⅰ级：可见软腭、咽喉、悬雍垂和咽腭弓。
- Ⅱ级：可见软腭、咽喉、悬雍垂。
- Ⅲ级：可见软腭和悬雍垂根部。
- Ⅳ级：软腭完全不可见。

困难面罩通气的预测因素如下。

（1）梗阻症状。

（2）牙列不良。

（3）面部毛发。

（4）Mallampati 评分Ⅲ级或Ⅳ级。

（5）BMI[①] $> 30kg/m^2$。

（6）局限性下颌前突。

不可能进行面罩通气的预测因素如下。

（1）面部毛发。

（2）男性。

---

① Body Mass Index，身体质量指数。

（3）需要治疗的阻塞性睡眠呼吸暂停。

（4）Mallampati 评分Ⅲ级或Ⅳ级。

（5）有颈部放疗史。

有些病例可能管理起来非常具有挑战性，例如存在可能有各种危及气道安全的面部异常情况。美国麻醉医师协会发布的困难气道管理流程[2]包括了当面对困难插管或困难通气时，麻醉医生可以选用的适当方法。

麻醉医生应最先评估基本的气道管理问题。这些问题应包括患者在知情/合作中的问题，评估过程中发现的通气、喉镜检查和插管的困难。此时，医生应该考虑能够在其麻醉过程中增加给氧量的方法。

下一步是考虑可选方式和它们的可行性。

（1）清醒插管对比常规诱导再插管。

（2）直视下/可视喉镜对比侵入性/气道切开。

（3）肌肉松弛药对比保留自主呼吸。

医生应当始终有备用计划以确保初次尝试失败后气道仍是安全的。因为喉痉挛可发生在直接或清醒纤维喉镜检查期间的任何时候，特别是气道高反应性的患者。

2.3 术前心脏评估与评价

美国麻醉医师协会发布了术前心脏评估指南，用于评估择期和急诊的非心脏手术患者的围手术期心脏风险。指南还帮助确定需要进一步行心脏检查或心脏干预的患者，以优化他们的术前心脏情况。

据估计，非心脏手术后死亡的患者有25%~50%是由心血管并发症引起的，而心脏手术期间发生围手术期心肌梗死患者的死亡率仅为15%~25%[3]。在术前评估的过程中，经常会有患者被诊断出心血管疾病，如高血

压、缺血性心脏病或瓣膜性心脏病。为了能够进一步评估患者的情况，可能会延迟非心脏手术。

为了更好地了解患者的心脏情况，这些建议清楚地说明了哪些患者接受额外术前评估是具有敏感性和特异性的。例如，一位60岁、拟行颌面手术的患者，如果出现颈静脉扩张，应该调查他（她）是否有心力衰竭。另一方面，没有心脏病家族史或危险因素的年轻患者可以直接进行手术，而不需要任何进一步的检查。

在评估心脏风险时，应考虑以下因素。

- 患者相关因素：年龄、身体状态（肥胖）、慢性病（糖尿病、高血压等）、机体功能状态、药物治疗史（应用 β 受体阻滞剂、抗凝剂、抗心律失常药等）、应用植入式器械以及既往手术史。

- 手术相关因素：手术类型、手术紧迫性、手术时间、出血可能性和体液丢失。

- 检查相关因素：检查的特异性和敏感性及其对手术管理的影响。

颌面外科手术的心脏风险属于中等水平（1%~5%），但当心脏症状和体征被忽略时，心脏并发症会影响患者。这些迹象可能只表现为患者的功能耐量和日常活动（比如爬几段楼梯或绕着住所散步）的耐量下降。

美国心脏病学会与美国心脏协会（ACC/AHA）指南

为防止非心脏手术中的并发症，ACC/AHA 指南就术前诊断的特定心血管状况提出了建议，具体如下。

- 步骤 1：急诊手术，手术前需要降低医疗风险并进行围手术期监测。

- 步骤 2：活动性心脏病（不稳定的冠脉综合征、失代偿性心力衰竭、明显的心律失常、严重的瓣膜病），推迟手术直到病情稳定或已被纠正。
- 步骤 3：低风险手术，可直接手术。
- 步骤 4：功能耐量，如果功能耐量不错，可以直接手术。
- 步骤 5：临床预测因素（缺血性心脏病、代偿性或既往有心力衰竭、脑血管疾病、糖尿病、肾功能不全）确定，在心力衰竭被控制的情况下可以手术，或者使用某些非侵入性检查可改变患者管理状态，就可以考虑手术（特别是中度风险手术，如颌面手术）。

2.4 术前肺部评估与评价

与其他系统评估一样，术前肺部评估的重点是减少术后肺部不良事件的发生率。根据国家外科质量改进计划，相比于心脏疾病、血栓栓塞和传染性并发症，主要肺部并发症造成的花费和住院时间的增加是最多的[4]。因此，在进行常规术前访视时，必须识别相关的危险因素。

美国医师协会（ACP）发布的导致发病率增加的主要肺部不良事件包括[5]如下。

- 肺不张。
- 肺炎。
- 慢性肺疾病急性加重期。
- 呼吸衰竭。

进行深度问诊和查体是肺部评估的核心，具有预测作用，其目的是发现已知的危险因素。

2.4.1 识别危险因素

大多数资料将术后肺部并发症的危险因素分为两组：患者相关危险因素和手术相关危险因素。

1. 患者相关危险因素

（1）年龄：设 60 岁以下患者的年龄危险因素为 1，则 60~70 岁患者的比值比约为 2，大于 70 岁的患者为 3[6]。应该记住，这些发现与心脏病学指南是相悖的。指南中年龄并不是独立的危险因素。然而，在这里要强调的是，高龄患者即使身体健康，也是有更高风险的。

（2）慢性肺病：研究中最常见的慢性肺病是慢性阻塞性肺病，这是众所周知的危险因素。根据美国医师协会的研究结果，慢性阻塞性肺病的比值比为 1.79。这是一个与术后肺炎、再插管及未能脱离呼吸机相关的独立危险因素。

（3）吸烟：混合数据表明，当前吸烟患者术后不良事件的发生率在增加。戒烟能起到改善的效果，戒烟越早，效果越好。尽快解决这一问题，并为愿意戒烟的患者提供帮助和支持是很重要的。

（4）充血性心力衰竭：美国医师协会宣布慢性心力衰竭是术后肺部并发症一个很强的独立预测因素，其比值比为 2.93[5]。

（5）功能依赖：功能完全依赖（不能完成任何日常生活活动）与肺部并发症的相关性比值比为 2.51。而部分依赖者（需要设备或帮助来完成某些活动）的比值比为 1.65。

（6）美国麻醉医师协会（ASA）分级：虽然制定这个分级是用于预测围手术期死亡率的，但是它被证明与肺部和心血管事件的风险相关，并且级别越高，风险越高。与

ASA Ⅰ级相比，ASA Ⅱ级及更高的级别与肺部并发症相关性的比值比为 4.87[6]。

（7）肥胖：考虑到与肥胖相关的生理变化，肥胖患者在手术时有更高的肺部风险。然而，数据显示肥胖患者的肺部并发症发生率并没有明显升高。因此，有研究者认为肥胖不是一个危险因素[7]。

（8）哮喘：近期研究表明，只要哮喘控制良好，患者术后并发症发生率不高。因此，如果患者有症状，一定要在术前 1~2 周优化医疗护理方案。

（9）阻塞性睡眠呼吸暂停：有数据表明，有阻塞性睡眠呼吸暂停的患者发生低氧血症、高碳酸血症和再插管的概率较高，但该结束尚未纳入美国医师协会（ACP）指南[8]。许多患者有尚未确诊的阻塞性睡眠呼吸暂停。因此，问诊和评估时要有针对性，以确保遏制住术后并发症的发生。

2. 手术相关危险因素

（1）手术部位：和呼吸肌的功能相关，对膈肌附近区域（即上腹部、胸部）进行手术，肺部并发症的发生率更高[9]。此外，大血管手术、头颈手术和神经外科手术也是导致术后并发症的原因[10]。

（2）手术持续时间：已明确 3~4 小时的较长的手术时间与恢复阶段肺部并发症发生率的升高独立相关。所以，建议缩短高危患者的手术时间[11]。

（3）麻醉技术

- 尽管这仍是一个有争议的话题，但很多研究表明，全身麻醉（全麻）会导致更多的肺部并发症。对患有慢性阻塞性肺病的患者使用全麻时，并发症更为明显[12]。
- 目前，关于残余的神经肌肉阻滞

剂以及其与肺部并发症的关系获得了广泛研究。最近的建议为，术后残药作用仍然会导致术后误吸和肺炎的发病率升高，4 个成串刺激比值小于 0.9。因此，在拔管前，应确保神经肌肉阻滞剂的作用完全消失[13]。

（4）急诊手术：根据 ACP[5] 指南，急诊手术为术后肺部并发症的显著预测因素，其比值比为 2.21[CI（置信区间），1.57~3.11]。

2.4.2　术前肺部检查

在过去几年里，关于围手术期要进行的检查趋于严格，而且不同的患者或疾病需要定制不同的检查方案。因此，常规的检查已经不再是标准了，因为这些检查可能低效且昂贵，并可能导致评估不明确或假阳性结果，这反过来又会导致不必要的手术推迟、花费增加和潜在的患者风险。

1. 肺活量测定

根据 ACP[5] 指南，肺活量测定仅在肺切除手术前和疑似慢性阻塞性肺病（COPD）未确诊或基线症状恶化的患者中才有用。阳性结果将有助于识别可能受益于更积极的术前管理的患者。

2. 胸部 X 线检查

虽然在术前评估时患者常被要求做胸部 X 线检查，但这项检查很少提供改变术前管理的意外信息。一些证据表明，对 50 岁以上、患有已知心肺疾病，进行上腹部、胸部或腹主动脉瘤手术的患者，这个检查是有帮助的。

3. 脉搏血氧饱和度

作为 ARISCAT（Assess Respiratory Risk in Surgical Patients in Catalonia）指数的一部分，基线动脉血氧饱和度（SpO_2）的测量是

进行患者风险分层的有用工具。

4. 血清白蛋白

ACP 指南建议，对提示有低白蛋白血症临床体征的患者以及具有一个或多个肺部并发症危险因素的患者，进行血清白蛋白检测。研究发现，低白蛋白血症（<35g/L）是术后肺部并发症发生的重要危险因素[6]。

项目	β 回归系数	评分 *
年龄（岁）		
≤ 50	0	0
51~80	0.331	3
> 80	1.619	16
术前 SpO₂		
≥ 96%	0	0
91%~95%	0.802	8
≤ 90%	2.375	24
发生在上个月内的呼吸系统感染		
有	0	0
无	1.698	17
术前贫血（Hb ≤ 10g/dl）		
无	0	0
有	1.105	11
手术切除		
外周	0	0
上腹部	1.480	15
胸内	2.431	24
手术持续时间（h）		
< 2	0	0
2~3	1.593	16
> 3	2.268	23
急诊操作		
否	0	0
是	0.768	8

* 有 3 个风险等级：<26 分，低风险；26~44 分，中等风险；≥ 45 分，高风险。
ARISCAT 为外科手术患者呼吸风险评估；Hb 为血红蛋白；SpO₂ 为动脉血氧饱和度

2.4.3 风险预测

有 4 个不同的指数可进行定量风险估计，它们分别是 ARISCAT 风险指数、两种 Gupta 计算器（一个用于术后呼吸衰竭，另一个用于术后肺炎）和 Aozullah 呼吸衰竭指数。风险指数可用于指导护理人员确定那些最有可能从降低风险干预中获益的患者，还可以在术前为患者提供建议时作为参考。上述 4 个指标中有 3 个未经优化，故很少应用于临床或手动计算，剩下的 1 个是使用最普遍的。

ARISCAT 风险指数[14]将加权点得分配给 7 个独立的风险因素（图 2.1）。

（1）高龄。

（2）术前氧饱和度低。

（3）过去 1 个月内有呼吸道感染。

（4）术前有贫血。

（5）上腹部或胸部手术。

（6）手术持续 2 小时以上。

（7）急诊手术。

该测试快速且易于在床旁进行。它允许医生将患者术后肺部并发症的风险分为低、中和高三级，发病风险分别对应 1.6%、13.3% 和 42.2%。

医生应在术前访视期间识别风险因素，以便能够针对不同患者制订更适合的手术计划。对高风险组患者采用更保守的方法，这将允许医生在手术前优化可变的风险因素。

2.5 术前禁食指南

虽然肺误吸胃内容物是一种罕见的情况，但是它的致残率和死亡率不容忽视。因此，美国麻醉医师协会（ASA）制订了一系

项目	多因素分析 n=1624*OR（95%CI）	β 系数	风险评分
年龄（岁）			
≤ 50	1		
51~80	1.4（0.6~3.3）	0.331	3
> 80	5.1（1.9~13.3）	1.619	16
术前 SpO₂（%）			
≥ 96	1		
91~95	2.2（1.2~4.2）	0.802	8
≤ 90	10.7（4.1~28.1）	2.375	24
发生在上个月内的呼吸系统感染	5.5（2.6~11.5）	1.698	17
术前贫血（Hb ≤ 10g/dl）	3.0（1.4~6.5）	1.105	11
手术切除			
外周	1		
上腹部	4.4（2.3~8.5）	1.480	15
胸内	11.4（4.9~26.0）	2.431	24
手术持续时间（h）			
≤ 2	1		
2~3	4.9（2.4~10.1）	1.593	16
> 3	9.7（4.7~19.9）	2.268	23
急诊操作	2.2（1.0~4.5）	0.768	8

* 由于缺失了一些变量值，排除了 3 名患者。用发展子样本构建 Logistic 回归模型，c- 指数 =0.90，Hosmer-Lemeshow 卡方检验 =7.862，P=0.447。简化的风险评分是每个 Logistic 回归系数乘以 10 的总和，取其四舍五入后的值。

CI：置信区间；OR：比值比；SpO₂：患者在仰卧位，呼吸空气时通过脉搏血氧饱和度测定法测得的血氧饱和度

图 2.1　ARISCAT 风险指数 [14]

列的指导方针，以减少误吸的发生率（上一次指南修订是在 2011 年）。用于制订指南的数据围绕着减少术前胃容积，而胃容积是误吸的替代性终点。由于颗粒物、胃容积的增大和胃酸度升高将导致更坏的结果，因此指南建议需同时减少这三者。值得注意的是，在这一领域缺乏有说服力的研究，很多证据

仍然是模棱两可的 [15]。

2.5.1　ASA 对术前禁食的建议

以下建议适用于所有年龄段接受择期手术的健康患者。当患者准备接受全身或局部麻醉，以及监测性麻醉护理时，都要对其进行跟踪。其基本原理是，任何镇静麻醉剂都

可能减少或完全阻断保护性气道反射，从而增加胃内容物反流及随之而来的误吸风险。

1．清除液体

（1）如水、咖啡或不含牛奶的茶，不含果肉的果汁和碳酸饮料（不含蛋白质和脂肪）。

（2）不应在麻醉诱导前 2 小时内摄入。

（3）如果清澈的液体从胃中迅速排出，无论胃容量大小、饮料是否含糖，90 分钟后胃容量都会恢复到基线水平[16]。

2．母乳

（1）该建议针对健康的新生儿和婴儿。

（2）不应在麻醉诱导前 4 小时内吃母乳。

3．非人乳、婴儿配方奶粉和轻食

（1）轻食的定义是烤面包或麦片及清液饮料。

（2）因可能凝结成为固体，配方奶被认为与非人乳不同。它是美国麻醉医师协会（ASA）推荐的唯一可考虑体积摄入的乳类。

（3）不应在术前 6 小时内摄入。

4．固体食物、脂肪餐和肉类

（1）脂肪和蛋白质在从胃排空前需要相当长的时间。

（2）指南此项内容适用于所有患者群体。

（3）应观察 8 小时或禁食更长的时间。

（4）对儿童患者的特殊考虑：禁食超过 8 小时会增加低血糖风险。考虑替代或监控。

（5）胃管喂养物富含脂肪和蛋白质，应按固体处理，并在术前 8 小时停止喂养，特别是对气管插管或气管切开的患者[17]。

在降低胃酸度或加速胃排空的药物疗法方面，人们提出了多种药物（甲氧氯普胺、枸橼酸钠等）。但 ASA 不建议常规服用这些药物中的任何一种。且因这方面的证据仍不足，ASA 建议医生依靠临床经验进行个性化的治疗。

2.5.2　特殊考虑

在医院经常遇到的一个错误做法就是患者为了坚持术前禁食而忽略了重要的口服药物。这些药物应该一直服用到手术当天，在清晨喝几口水服下药物，如 β 受体阻滞剂[18]和抗癫痫药物等，若突然停药可能导致疾病发作。

2.5.3　特殊患者群体

如上所述，关于术前禁食禁水状态的指南是为健康的成人和儿童患者所制定的。但对于消化和胃排空功能受疾病影响的患者，该指南仍是有价值的。

1．有胃瘫的糖尿病患者

（1）胃瘫是一种综合征，一些研究发现，在长期的 1 型和 2 型糖尿病患者中，胃瘫发生率高达 50%。

（2）在没有远端梗阻的情况下，胃瘫的定义是胃排空延迟[19]。

（3）症状包括早期饱腹感、恶心、呕吐、腹胀和腹痛。

（4）没有真正的关于术前禁食的建议。但应注意，从长期来看，按照这一指南来执行，这些患者也有获益的可能。

（5）重要的是在临床上仔细评估和治疗每一位患者。

2．妊娠患者

（1）没有相关的共识指出孕龄大于多少个月应当视为饱腹。

（2）这里有两个问题：第一，子宫压迫所有邻近的腹内结构，增加胃食管反流和尿频症状。这正好是造成胃内容物反流和潜在误吸的机械原因。第二，女性性激素分泌增加可能是整个妊娠期食管下括约肌张力下降的原因。

（3）妊娠女性胃排空的能力已被证明是与非妊娠患者相当的[20]。

3. 肥胖患者

没有发现肥胖患者误吸的发生率有明显上升，他们可能存在胃排空变慢[21]。

2.6　应该推迟手术的情况

值得注意的是，我们目前所谈的话题中，没有临床病例可以被标准化以获得精确的结果。患者对麻醉药和外科手术的反应有差别。医生的临床经验将一如既往地重要。

临床上没有明确取消手术的指征，因为需要考虑太多的因素，如患者的年龄、手术的类型、是否是紧急情况、患者合并症。

为找到一个共同特征，我们应该记住，在所有情况中有几点一直有效。

- 推迟手术的决定应出于对患者安全的考虑。
- 多数合并症管理的关键点在于医疗优化。临床医生应该自问，患者是否接受了最好的治疗？合并疾病是否影响患者的日常生活？患者会从更积极的检查和治疗方法中获益吗？
- 如果手术被认为能快速挽救生命，则必须进行手术。
- 如果存在自限性疾病，并且可能影响术中和术后并发症的发生率，则手术应推迟至患者好转。

结语

术前访视仍然是术前正确评估患者的关键，其价值难以衡量。医生问诊时应尽量收集患者的病史信息，查体应集中和彻底，且两者都应能指导医生是否进行进一步的检查。在过去的几十年里，总的趋势是逐渐调整治疗方式，给患者个性化的治疗。以便他们从我们的干预措施中，在经济方面和在风险调控方面都能受益最大。

（李云竹 译，余泮熹 审校）

参考文献

1. Mallampati S. Clinical sign to predict difficult tracheal intubation. Can Anaesth Soc J. 1983;32 (4) : 429–34.
2. Apfelbaum J. Practice guidelines for management of the difficult airway: an updated report from the American Society of Anesthesiologists Task force on Management of the Difficult Airway. Anesthesiology. 2013.
3. Devereaux P, et al. Association between postoperative troponin levels and 30-day mortality among patients undergoing noncardiac surgery. JAMA. 2012;307 (21) : 2295–304.
4. Dimick JB, Chen S, et al. Hospital costs associated with surgical complications: a report from the private-sector National Surgical Quality Improvement Program. J Am Coll Surg. 2004;199 (4) :531.
5. Qaseem A, Snow V, Fitterman N, Hornbake ER, Lawrence VA, Smetana GW, et al. Risk assessment for and strategies to reduce perioperative pulmonary complications for patients undergoing noncardiothoracic surgery: a guideline from the American College of Physicians. Ann Intern Med. 2006;144 (8) :575–80. https://doi. org/10.7326/0003-4819-144-8-200604180-00008.
6. Smetana GW, Lawrence V, et al. Preoperative pulmonary risk stratification for noncardio-thoracic surgery: systematic review for the American College of Physicians. Ann Intern Med. 2006;144 (8) :581.
7. Sood A, Abdollah F, et al. The effect of body mass index on perioperative outcomes after major surgery: results from the National Surgical Quality Improvement Program (ACS-NSQIP) 2005-2011. World J Surg. 2015;39 (10) :2376–85.
8. Memtsoudis S, Liu S, et al. Perioperative pulmonary outcomes in patients with sleep apnea after noncardiac surgery. Anesth Analg. 2011;112 (1) :113–21.
9. Brooks-Brunn J. Predictors of postoperative pulmonary complications following abdominal surgery. Chest. 1997;111 (3) :564.
10. Arozullah AM, Khuri S, et al. Development and validation of a multifactorial risk index for predicting postoperative pneumonia after major noncardiac surgery. Ann Intern Med. 2001;135 (10) :847.
11. Møller AM, Maaløe R, et al. Postoperative intensive care admittance: the role of tobacco smoking. Acta

Anaesthesiol Scand. 2001;45 (3) :345.

12. Hausman MS Jr, Jewell E, et al. Regional versus general anesthesia in surgical patients with chronic obstructive pulmonary disease: does avoiding general anesthesia reduce the risk of postoperative complications? Anesth Analg. 2015;120 (6) :1405.

13. Murphy GS, Brull SJ. Residual neuromuscular block: lessons unlearned. Part I: definitions, incidence, and adverse physiologic effects of residual neuromuscular block. Anesth Analg. 2010;111 (1) :120–8.

14. Canet J, Gallart L, et al. Prediction of postoperative pulmonary complications in a population-based surgical cohort. Anesthesiology. 2010;113 (6) : 1338–50.

15. American Society of Anesthesiologists. Practice guidelines for preoperative fasting and the use of pharmacologic agents to reduce the risk of pulmonary aspiration: application to healthy patients undergoing elective procedures. Anesthesiology. 2011;114 (3) : 495–511.

16. Nygren J, Thorell A, et al. Preoperative gastric emptying.

Effects of anxiety and oral carbohydrate administration. Ann Surg. 1995;222 (6) :728–34.

17. Nespoli L, Coppola S. The role of the enteral route and the composition of feeds in the nutritional support of malnourished surgical patients. Forum Nutr. 2012;4 (9) : 1230–6.

18. POISE Study Group. Effects of extended-release metoprolol succinate in patients undergoing non-cardiac surgery (POISE trial) : a randomised controlled trial. Lancet. 2008;371 (9627) :1839–47.

19. Jones KL, Russo A, et al. Predictors of delayed gastric emptying in diabetes. Diabetes Care. 2001;24 (7) : 1264.

20. Wong CA, McCarthy R, et al. Gastric emptying of water in obese pregnant women at term. Anesth Analg. 2007;105 (3) :751.

21. Brady MC, Kinn S, et al. Preoperative fasting for adults to prevent perioperative complications. Cochrane Database Syst Rev. 2003; (4) .

3 美容患者的评估

Tian Ran Zhu, Ali Banki, Mohammad Banki

摘要

面部美容外科医生必须对面部解剖及与其相关的骨骼和软组织有深入的了解，必须能够判断和分析面部的美学元素及衰老迹象。术前客观地评估面部特征以正确指出需要关注的区域，并为每位患者制订合适的诊疗计划是至关重要的。本章将阐述如何正确地进行面部的美学评估。

面部美容手术的方法日新月异。面部美容年轻化也不仅局限于填充皱纹或提升下垂的眼睑。为了获得美学上令患者满意的效果，必须综合考虑所有因素再确定手术方法，包括患者的个人美容目标、对手术的担忧和疑问、既往史、手术史以及身体和心理状态等。正如 Greer 在 1984 年所阐述的那样，"为了获得令人满意的长期效果，理解美容者的动机、期望和愿望与术者的手术能力一样重要"[1]。因此，在沟通初期，建立信任的医患关系将有利于双方高效沟通。

患者可以向医生详细描述其所期望的外貌，并了解清楚手术过程和术后恢复期。同时，外科医生也应向患者阐明手术可以达到的预期效果及局限性。此外，外科医生应该确定患者完全了解手术的性质，包括手术的益处、风险和并发症，以及非手术的替代疗法[2]。如此，外科医生作为患者在医学美容领域的领航者，可以获得更高的患者满意度并最终获得良好的手术效果。

3.1 简介

历史悠久的面部美容手术源于古代埃及人对面部美学比例的艺术理想化，以及希腊哲学家将美学作为一门学科正式研究。正如希腊哲学家柏拉图（Plato）和亚里士多德（Aristotle）所推崇的、文艺复兴时期的艺术家达·芬奇（da Vinci）和维萨里（Vesalius）所提炼的、当代 Farkas、Powell 和

25

Humphreys 重新审视的"人体测量学",是对人体及其比例的研究[3]。这些经典已经建立了美学参数规范的基础,以指导外科医生评估人类面部比例和识别其偏离标准的范围。这些规范原则不仅仅是一种范例,它们经受住了时间的考验,在当代和古代发挥着同样重要的作用。尽管古今在美的概念上存在差异,但面部结构轮廓上的对称性、比例协调和平衡感通常都被认为更具有美学吸引力[4]。

也许没有哪一代比 21 世纪的人类更注重身体和面部的形象。当今,大量的社交媒体为人们提供了一种直接接触和展示自己身体魅力的方式。这种对一个人美学特征的微观解读,宣传了具有吸引力的美学特征,但是也可能会产生嫉妒、尴尬和自尊心受挫等负面影响。事实上,正如 Neligan 和 Warren 所描述的那样,有吸引力的个体表现出更积极的社会属性,拥有更多的就业机会,更有可能晋升,并且对成功的期望更高[2,5]。相反,外表不那么有吸引力的个体更有可能在社交、工作机会或晋升中被抛弃,即使他们与那些外表更具吸引力的同龄人有相似的资历和特质。此外,儿科研究表明,颅面畸形会对儿童的自我形象、学习、行为和参与社会活动产生不利影响。除了可以增强自尊外,有吸引力的外表还能带来许多其他潜在益处,因此越来越多的人接受美容手术并不足为奇,也有越来越多的媒体开始报道这些手术[2]。

因此,目前消费者对美容手术需求增加的趋势证实了这种手术可以使患者更加年轻貌美,并改善其偏离的人体测量学标准,以达到矫正面部畸形的目的[2,6,7]。因此,美容标准的研究为美容外科医生提供了不可或缺的工具,可以按标准的比例识别出畸变,并

采用手术和非手术方式帮助患者恢复青春、美丽和和谐的外观。当然,美容手术前的评估项目还必须包括患者的身体结构、皮肤量过多或不足、固有的面部解剖和软组织情况等,因为这些身体特征可用于实现美学上令人赏心悦目的效果[3-5]。

3.2 面部解剖标志

面部评估相关术语

1. 法兰克福水平线

从外耳道上缘通过眶下缘绘制的假想线(图 3.1)。

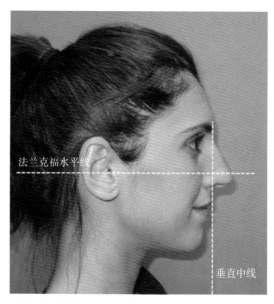

图 3.1 右侧面视图:法兰克福水平线穿过耳屏并将与上唇唇红边界相切的垂直中线一分为二

2. 眉间

眉毛上方和眉毛之间前额的光滑突起(图 3.2)。

3. 颏顶点

在正中矢状面下颏前缘的最低点。

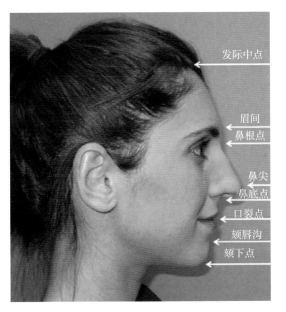

图 3.2 右侧面视图显示的解剖学标志。发际中点：发际线。眉间：前额最突出的部分，两侧是眶上缘。鼻根点：额骨和鼻骨的交叉点。鼻尖：鼻背部最远隆起点。鼻底点：鼻中隔和上唇在正中矢状面相交的点。口裂点：上唇和下唇间口裂的中点。颏唇沟：下唇唇红缘和下颏之间的水平凹槽。颏下点：下颌骨的最远的隆起点

4. 下颌角点

下颌角的中点。

5. 上唇中点

上唇的唇红边界。

6. 颏下点

颏部最低的软组织点。

7. 鼻尖

鼻子轮廓上最靠前的投影点。

8. 鼻根点

鼻梁上方的凹陷处，对着额骨和两侧鼻骨。

9. 眶点

眶下缘的最低点。

10. 颏点

颏部前表面最突出的点。

11. 鼻根

对应于鼻额缝的鼻根部凹陷。鼻根位置对鼻部轮廓的整体平衡有显著的影响。它会影响鼻部的轮廓、长度、角度和高度。鼻根是鼻背的起点，直接影响鼻部的长度。鼻根位置靠近头侧有延长鼻背的效果，而偏向尾侧则缩短了鼻部长度[8,9]。

12. 鼻缝点

鼻骨缝末端的前尖点。

13. 鼻梁点

鼻背部的骨和软骨联合处。

14. 口裂点

唇间隙的中央部分，上唇与下唇之间的前接触点。

15. 鼻底点

鼻小柱与上唇的连接处。鼻中隔在正中矢状面与上唇相交的点。

16. 发际中点

额部发际线前方的中点。

3.3 面部比例

外科医生对患者面部的评估从比例和对称性开始。法兰克福水平线是一条有助于描述颅骨水平面的线条，能帮助更准确地测量其他面部参数（图 3.1）。法兰克福水平线是一条从外耳道开口到眶下缘的假想线，有助于标准化侧面部轮廓的框架，以便记录测量结果[4,6,10]。人脸是三维结构的，但可以在二维视觉平面上划分出美学亚单位。面部分析的主要美学亚单位包括额部、眉毛、眼睛、鼻、耳朵、嘴唇、颏部和颈部。这些美学亚单位基于经典的黄金分割比例，这种神圣比例的特征是 PhiΦ=1.618[2]。虽然"美丽在观者眼中"这句话是真理，并且美的概念因种

族、文化和所处时代而异，但是对于身体美的认知存在着普遍的共性。当某些面部特征更接近黄金分割比例时，面部亚单位的整体外观看起来会和谐且具有吸引力。相反，先天畸形、创伤、损伤和衰老所导致的黄金比例的偏差将改变面部的对称性，并导致令人不愉快的面部美学外观。因此，美容手术中精确的设计需要对符合和偏离既定标准的面部亚单位进行细致的分析，以改善缺陷获得平衡和和谐，从而在美学上获得令人满意的效果。

在正面图中，二维的人脸图像可以垂直地框定在三个连续的区域内，由在发际线中点、鼻底点和颏下点平面的三条假想的水平线划分（图3.3）。第一个三等分是从发际线中点到眉间，第二个三等分从眉间到鼻底点，最后一个三等分从鼻底点到颏下点。在检查下三等分区域时，将其细分为三份：从鼻底点到口裂点的距离是1/3，从口裂点到颏下点的距离是2/3（图3.4）。这些测量中提到了两个关键的注意点。第一，随着年龄的增长，发际线后移使得面部上1/3更加突出，从而改变了面部的垂直比例[7,11,12]。第二，女性面部的上半部分通常要大于下半部分，而男性由于下颌骨更突出，面部的下半部分更大。此外，由于个体差异、种族不同和发型改变，面部比例会有很大变化，这些变化会造成脸的上1/3更大或更小的错觉[13]。另一种评估面部高度的方法是排除了面部的上1/3，因为发际线位置会导致面部比例的

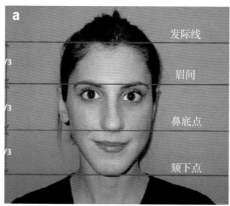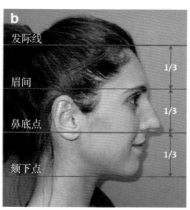

图3.3 （a）正面图：穿过发际线中点、眉间、鼻底点和颏下点的水平线将面部三等分。（b）右侧面图：穿过发际线中点、眉间、鼻底点和颏下点的水平线将面部三等分

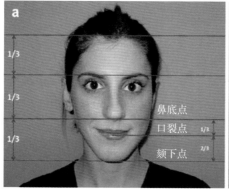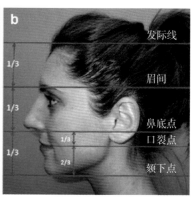

图3.4 （a）正面图：在上唇和下唇的连接处穿过口裂点的水平线将下面的三等分区域分为上1/3和下2/3。（b）左侧面图：穿过口裂点的水平线将下面的三等分区域分为上1/3和下2/3

不同。所以，测量是从鼻根点到鼻底点，以及从鼻底点到颏下点。

面部的宽度是通过将面部分成五等份来评估的（图3.5）。一只眼睛的宽度等于面部总宽度的1/5，同时与内眦间距或鼻根点宽度相等。通过每只眼睛角膜内侧缘的垂直线应该与口角的外侧缘相交（图3.6）。面部轮廓的吸引力源于这对称五等份的和谐一致，当人们发现某些面部比例偏离这个标准时，就可以更好地理解这种吸引力[2,4]。例如，源于神经外胚层嵴发育不良的先天性畸形会导致眼间距过窄或过宽，从而扭曲外观并破坏外观的对称性[14,15]。虽然较宽或较窄的眼间距可能会使幼儿表现出"可爱"的特征，但成年人的这种扭曲会产生不自然的外观并引起对个体认知的怀疑。改善扭曲宽度的矫形手术有助于恢复对称性和平衡，从而达到美学上令人愉悦的效果。

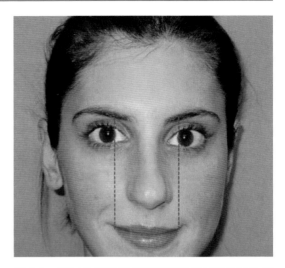

图 3.6　通过角膜内侧缘的垂直线应与口角最外侧缘相交

3.4　额部

前额是面部的重要标志，因为前额柔和的曲线轮廓创造了面部的美学特征。额部的边界从发际线中点到眉间，包括面部的上1/3。在侧面图上，鼻额角由平行于眉间的线条和鼻背的切线相交而成，理想美学值在115°~135°之间（图3.7）。前额眶上脊突起的微小变化可以显著影响鼻部长度和突度，并改变比例。正如Nahai所描述的那样，衰老导致发际线后移和结缔组织基质、胶原蛋白和弹性蛋白丧失，而原本这些结构可以赋予面部轮廓青春和活力[4]。这些皱纹垂直于对应肌纤维长轴形成。例如，额肌的垂直肌纤维与额部水平的皱纹相关，口轮匝肌的圆形肌纤维与垂直辐射的皱纹或唇纹相关（图3.8）。这些现象改变了额部的比例并且破坏了曾经的活力和吸引力。为了解决这个问题，除皱术和非手术方式如肉毒毒素注射可用于改善皱纹，使皮肤年轻化，恢复青春和美丽。

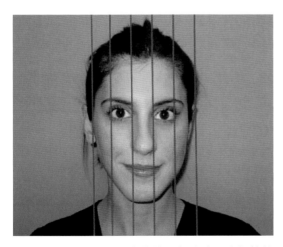

图 3.5　正面图：用垂直线将面部分成五个相等的区域，每个测量区域都是睑裂的宽度。从耳轮到外眦、从外眦到内眦，以及两个内眦之间的距离都是相等的

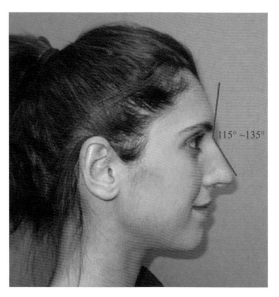

图 3.7　鼻额角由两条相交的线组成，一条平行于眉间 – 鼻根平面，与鼻背平行的第二条线相交

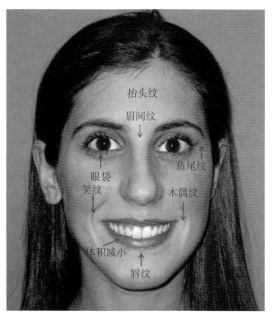

图 3.8　衰老面部的皱纹位置

3.5　眉部

人们对于"美丽的眉毛"的认知差异很大，面部美容外科医生必须了解眉毛外形微妙的基础结构，这有助于面部的整体平衡和

和谐[16]。通过化妆，眉部的美学改变不仅增强了眉毛的内在美感和力量，还增强了眼睛和面部的内在美感和力量。面部美容外科医生可以通过手术创造类似于化妆的微妙变化。通过多种先进的眉部和额部提升技术，可以实现对眉毛内侧、中央和外侧的明显抬高或降低。实质上，眉毛的理想形状、长度和位置必须进行适当的调整以适应不同的脸型。因此，通过手术构建理想的眉毛位置时，面部美容外科医生应该评估眉部的个体特征及其与眼睛和面部的关系，以确定最具美感的眉部外观。

理想的眉尖美学线应是沿着眶上缘的平滑而柔和的弧形延伸线（图 3.9）。眉毛应该从内侧开始并逐渐向外侧变细。通过外眦到鼻翼外侧缘的斜线应与眉毛的外侧缘相交（图 3.10）。眉毛的内侧和外侧末端大致位于相同的高度，以实现平衡和和谐。女性眉毛应位于眶上缘上方 2~4 mm 处，眉弓顶点刚好位于角膜外侧缘和外眦的中点的上方（图 3.11）。女性期望提升眉部外侧以获得英气且优雅的外观[2,4]。相反，男性眉部的弧度更小且位于眶上缘的水平，以获得正直且威严的外观[2,4]。然而，男性和女性理想的眉部位置可以随着流行趋势而变化，并且眉毛的最高点实际上可以位于从角膜外侧缘到外眦中间的任何位置。

值得注意的是眉部美学的常见陷阱。正如 Yalcinkaya 建议的那样，手术过度抬高眉部和眉峰的内侧会产生不自然的"惊讶"外表。这种夸张的眉峰可以使男性外表女性化，形成一种不受欢迎的过于弯曲的眉毛[16]。此外，内侧较低且眉峰较高的眉毛会形成一种沮丧的"愤怒"外观。过低的眉毛则表现出一种不典型的"疲劳"外表。同

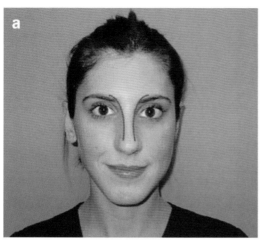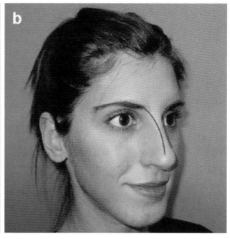

图 3.9 （a）眉尖美学线由上眶缘的内侧边缘形成，其向内侧弯曲并沿着鼻骨缩小，然后沿着鼻尖向外弯曲。（b）斜视图：眉尖美学线应沿着平滑的曲线轨迹构成眉部，然后变直形成鼻背的轮廓

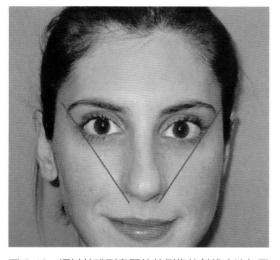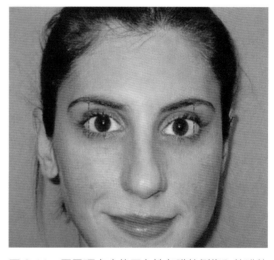

图 3.10 通过外眦到鼻翼的外侧缘的斜线应该与眉毛的外侧缘相交

图 3.11 眉弓顶点应位于女性角膜外侧缘和外眦的中点上方

样，衰老会导致眉毛的下垂、向眶上区聚集，并通过放大面部中 1/3 而造成面部三等份比例不协调。因此，虽然不可能确定适合于每个面部的理想眉毛，但面部美容外科医生必须理解眉部美学亚单位的本质，并在做眉部手术时适应当今风格、患者喜好、性别差异和眶周特征的细微差别。

3.6 眼睛

也许没有什么面部特征比眼睛更能产生令人深刻的第一印象了。眼睛的大小、形状、颜色、睫毛、眼睑和眶周结构都赋予了眼睛和面部整体外观重要的美学特征。眼睛内侧到外侧的宽度应该是等距的并且是面部宽度的 1/5。此外，通过内眦、角膜内侧缘、角膜外侧缘和外眦绘制的垂直线可以把眼睛分成匀称的三等份（图3.12）。眼距过宽和眼距过窄会导致面部比例失衡，降低面部的对称性。眼角的斜度至关重要，因为它是衰老的重要指标[2,4]。下眼睑沿着外眦轻微向上倾斜所表现出来的一种上扬的眼角倾斜，会散发出青春、健康和活力。相反，下垂的眼角会表现出衰老、悲伤和疲倦。同样地，年轻的眶周区域应该看起来饱满且丰腴；任何凹陷都会给人一种病态或者衰老的感觉。

正如 Papel 所述，上眼睑应该是杏仁形的，内侧有一个锐利的上眼睑角，外侧有一个平缓的角度[7,17]。上眼睑应该覆盖 1~2mm 的角膜上缘，而下眼睑应位于角膜下缘水平。眼睑皮肤皱褶不完整的眼睛，会给人单睑的错觉。因此，眼睛看起来很小并且在皱褶线的区域上肿胀。拥有双眼皮的眼睛看起来有吸引力也更加精致，因为其通过放大的眼睛和匹配的睫毛散发出一种活力感。通常，这是亚洲人眼睑成形术的常见效果，亚

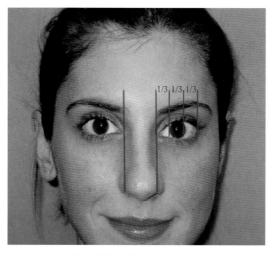

图 3.12　通过鼻尖外侧缘绘制的垂直线可以穿过内眦。通过内眦、角膜内侧缘、角膜外侧缘和外眦绘制的垂直线将眼睛分为三个相等的垂直区域

洲人需要更突出的上眼睑以减少眼睑下垂的表现，并获得更像西方人的外观[18-20]。

日光损害和老化都会导致眼睛外形的疲劳感。继发于上眼睑的睑板肌和（或）上睑提肌肌无力的睑下垂也会导致疲乏的外观。对于下垂的上眼睑，眼睑成形术可以去除多余的皮肤，恢复上眼睑的皱褶，从而使眼睛看起来更大、更敏锐、更年轻。同样，对于导致泪沟形成的下眼睑水肿，通过脂肪移植融合下眼睑和脸颊的交界处来纠正泪沟，使其不那么明显，并获得更流畅自然的美学外观[7,17]。

3.7　鼻部

鼻子是面部的核心亚单位，在面部美学中起着不可或缺的作用。最小的鼻部偏差都可以立即被发现，而且会破坏面部的对称性和平衡性。在侧面轮廓图中，鼻根是鼻子的最低部分，与瞳孔相垂直，将鼻部与前额分开。鼻根划分了从眉间到鼻背的过渡点。鼻背从鼻根延伸到鼻尖，通常口语称为鼻梁，因为其将鼻起点与鼻尖相连（图3.13）。鼻背对鼻部和整个面部美学有相当大的影响。从正面看，鼻背应形成从眉部内侧缘到鼻尖的优雅的美学曲线（图3.9）。这些线条应该非常流畅，这些线条中任何部位的中断或位置不对称都将导致鼻部看起来不规则和不成比例[2,4]。类似地，在侧面轮廓图中，鼻背应呈现从眉间延伸到鼻尖的优美曲线。虽然没有绝对理想的鼻背美学曲线形状，但其平行穿过鼻梁并且在鼻尖附近水平逐渐变窄以实现和谐的美学外观是至关重要的。

做鼻成形术的一个常见原因是矫正驼峰鼻，这是一种由偏大的鼻骨、偏大的鼻中隔

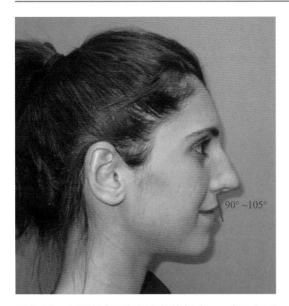

图 3.13 鼻唇角由两条相交的线组成，一条平行于鼻底点 – 上唇中点平面，与鼻小柱平行的第二条线相交

或经常二者兼而有之所引起的缺陷[21-23]。驼峰鼻通常由筛骨的垂直板、犁骨棘和鼻中隔软骨的下方扩大引起。矫正驼峰鼻包括将上述骨骼和软骨缩小至所需的高度，以重建优美的鼻背美学曲线[24,25]。去除组织太少不能解决问题。同样，去除组织太多会引起鼻凹陷或鞍鼻畸形。鼻部作为人脸中心的器官，赋予人们重要的美学特征，以达到充满力量、有主张、有威信、端庄和优雅的外观。例如，男性可能更喜欢带有一点背驼的鼻子，这会散发出力量、有能力和稳定性。相反，女性可能需要直的鼻背，或者常见的是轻微凹陷的鼻背。轻微的凹陷会使鼻子产生一定的女性美，而挺直的鼻背轮廓会形成更加精致的外观。当然，其他有形和无形因素，包括种族、社会公认的理想鼻部、年龄、面部比例和个人偏好都会影响决策过程，以达到个性化设计的美学效果。

在仰视图中，鼻小柱形成了鼻尖的中央

支柱[2,26]（图 3.14）。鼻小柱两侧的鼻翼形成了鼻底部的圆形弯曲软骨褶皱。鼻小柱和鼻翼的下方有内侧脚软骨和外侧脚软骨，这些软骨在鼻成形术和鼻中隔成形术中经常被用来分别矫正鼻尖和鼻中隔偏曲。另一个常见的初次门诊咨询问题是加宽鼻梁。当遇到内眦间距较大的患者时，面部美容外科医生应慎重进行加宽鼻梁的治疗。然而，宽一些的鼻梁会给内眦间距较小的患者带来益处，因为通过鼻梁更宽的错觉，进一步延伸了两侧内眦之间的距离。

3.8 耳部

比例均衡的耳部可以表现出融洽的平衡感，很好地修饰脸的侧面。理想的耳朵应该从眉毛上方到鼻尖或下方的鼻小柱底部（图 3.15）。耳屏的基部大约在与眶外侧缘相邻的单个耳长度处开始。耳朵的宽度应为其长度的 50%~60%（图 3.15）。耳朵

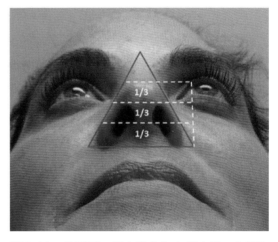

图 3.14 仰视图：鼻小柱分为上部小叶、中部和基部三个相等的区域。鼻尖和双侧鼻翼缘形成一个等边三角形的三条等边。鼻翼缘的理想宽度应该等于两个内眦之间的距离。鼻孔应占鼻小柱长度的 2/3，鼻尖占据剩余的 1/3

图 3.15 （a）正面图：耳轮的顶点应在眉部和眉间水平，而耳垂的下端应在鼻尖或鼻小柱的基底水平。（b）侧面图：耳朵宽度为长度的50%~60%

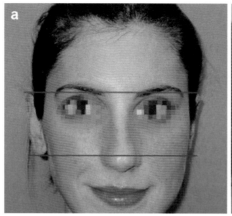
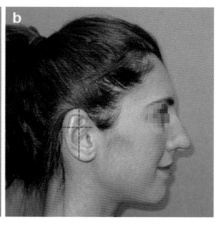

的纵轴向后倾斜15°~30°。耳轮边缘的上1/3 应距离头皮 1~1.2cm；中 1/3 在耳轮中点处离头皮 1.6~1.8cm；耳垂应位于距乳突2~2.2cm 处。耳轮边缘和乳突之间的正常角度为 25°~35°，而耳甲和耳舟之间的正常角度为 80°~90°。招风耳通常有不发达的对耳轮和（或）较大的耳甲腔，这都是矫形手术的常见适应证。

正如 Shiffman 描述的那样，面部美容外科医生在评估招风耳时，必须符合以下5 个关键特征：①发育不良或缺乏对耳轮；②耳轮边缘和头皮之间的距离过大；③乳突和耳轮边缘之间的角度增加；④有较深耳甲壁的过度发育的耳甲；⑤突出的耳垂。如此，面部美容外科医生可以更好地治疗先天性耳缺损或受伤引起的耳畸形，以获得更自然的外观，从而恢复耳朵和面部平衡及实现比例的协调。此外，对轻微的耳畸形，通过手术矫正不仅可以改善个人的美学外观，还可以增强自尊。特别是耳朵过大、不对称或错位的儿童经常因身体畸形而感到自卑，而且经常会在学校里受到嘲笑[27]。利用美学原则，面部美容外科医生可以使明显大而突出的耳朵缩小，恢复对称性和平衡感，并重塑患儿耳朵的外形，使其看起来更自然、更美观。

3.9 唇部

传统上，饱满和甜美的嘴唇看起来更年轻，使面部更加美丽，同时能唤起人们的愉悦感[2,7]。上唇从鼻底点延伸到口裂点，占口唇总高度的1/3，而下唇和颏部则从口裂点到颏下点，占口唇总高度的2/3。口腔联合的理想宽度应由内侧缘的垂直线确定（图3.6）。人中峰从鼻小柱平行延伸到上唇的丘比特弓（图3.16）。下唇有一个柔和的内凸弯曲到颏部的颏下点。笑容自然、完全时会显示2/3的牙冠（图3.16）。应注意某些种族差异。在高加索人种中，在上唇红边界上有一个中心的丰满点；而在黑人中，上部和下部唇红的高度更均匀，比例相等[13]。

此外，围绕口唇的软组织结构也会增加和降低面部的美丽程度。如衰老、日光损伤和瘢痕都会破坏皮下组织的弹性和结构，表现为陈旧且明显的鼻唇沟、口周皱纹、唇纹

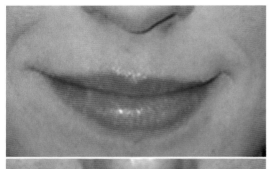

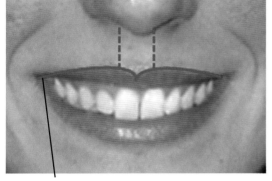

丘比特弓

图 3.16 人中嵴与丘比特弓的双峰对齐，延伸至鼻小柱或鼻腔开口处

和木偶纹[28]。随着年龄的增长，口唇和口周组织的体积明显变小，会留下一个向内凹陷的干瘪唇红。上唇的延长和下垂产生抑郁的感觉。随着肌肉的反复作用，口腔内的软组织会磨损，从而导致嘴角向下和嘴角方向的颠倒。口周组织的体积逐渐减小可以进一步向下延伸到下颌缘，形成明显的木偶纹，产生沮丧的外观[2,7]。因此，口唇和口周区域的年轻化是许多患者首要关注的问题。幸运的是，透明质酸和皮肤填充物，以及非剥脱性激光等手术和非手术方式可以有效地对抗这种变化，以恢复青春和美丽。值得注意的是，Sataloff 建议通过治疗口周的其他区域来保持面部的和谐与平衡，而不是简单地进行丰唇，可以避免不良的美学效果，并获得更自然的外观[28]。

3.10 颏部

颏部对面部美学和大部分的下面部特征都有着明显的影响。一个强壮的颏部经常与积极的感觉联系在一起，例如力量、自信心和魄力。相反，一个瘦弱的颏部通常与虚弱、犹豫和沉默相关联。颏部的范围上至唇颏沟，下至颏下点。这些垂直和水平轮廓的变化可以显著影响下唇、唇颏沟和颈部的轮廓外观。颏部的垂直高度应该是从鼻底点到口裂点距离的 2 倍（图 3.4）。隆颏的常见适应证是继发于衰老的下颌发育不良或先天性下颌发育不良[2]。此外，在初始评估中，外科医生应该首先考虑咬合异常，因为它与小颏畸形和小颌畸形有关。前者可以通过隆颏来矫正，但后者通常需要做正颌手术将下颌骨前移。对颏部的非手术治疗方法有肉毒毒素注射和用皮肤填充剂作为移植物进行填充。

3.11 颈部

当评估美容患者时，颈部通常是被忽视的美学要素。尽管如此，颈部的形状和轮廓明显影响颏部和下面部的外观。Powell 和 Humphreys 将颏颈角定义为两条相交直线的成角：一条线平行于从颏下点到颏下区域的水平面，另一条线平行于颈部平面（图 3.17）。理想的颏颈角在 85°~95° 之间，而可接受的范围为 90°~110°。正如 Connell[29] 和 Neligan[2] 所说，拥有一个轮廓紧致的颈部是面部年轻的标志。Neligan 进一步描述了颈部测量的关键，包括将 Powell 和 Humphreys 的颏颈角改良为 105°~120°，清晰的下颌下缘，轻微可见的甲状软骨和可以看到的胸锁

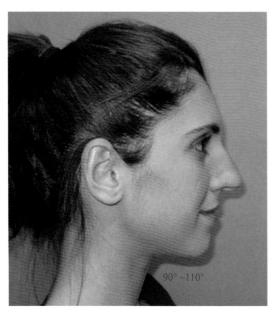

90°~110°

图 3.17 颏颈角由两条相交的线形成，一条线平行于从颏下点到舌骨的颏下区的水平面，另一条线平行于颈部的平面

减少会进一步导致皮肤松弛，并且产生更钝的颏颈角，从而形成更加臃肿的外观。对于颈部 – 颏部轮廓因衰老而扭曲变形的患者，同时进行颈部提升和面部提拉，以矫正颈部下垂，重建和谐的颏颈角，恢复面部的美。

结语

美容外科医生必须用系统的方法进行面部分析以便充分评估不同的面部亚单位。透彻的理解对那些能带来和谐、平衡、青春和美丽的因素，以达到对每位患者进行个性化诊断并选择合适治疗方法的目的。

（秦　锋　译，俞楠泽　审校）

乳突肌前缘[2]。

在这里应该讨论一下临床解剖学，以更好地了解衰老如何导致颈部松弛，以及浅表肌肉 – 腱膜系统（superficial muscuto-aponeuvotic systerm，SMAS）面部提升术如何收紧颈部肌肉并恢复颏下脂肪，以重建年轻有活力的颈部轮廓。颈部三个重要的平面是：①皮肤和颈阔肌之间的浅表平面；②包裹颈阔肌的浅表颈筋膜；③包含颈阔肌下脂肪的颈深筋膜平面，二腹肌的前腹和下颌下腺[2]。颈阔肌是双侧薄的肌肉结构，与面部的浅表肌肉 – 腱膜系统相连续，从锁骨向上延伸并与下颌骨的下角毗邻。因为颈阔肌延续到 SMAS 中，最小限度地固定在骨骼上，所以 SMAS 的任何松弛都会传回到颈阔肌和颈部。因此，衰老通过引起颈阔肌和周围软组织的塌陷直接导致颈部松弛。同样，老年人胶原蛋白、弹性蛋白和颏下脂肪

参考文献

1. Greer DM. Psychiatric consultation in plastic surgery: the surgeon's perspective. Psychosomatics. 1984;25 (6) : 470. 472–4.
2. Warren RJ, Neligan PC. Plastic surgery, vol 2: aesthetic surgery. 3rd ed. Philadelphia, PA: Saunders; 2013.
3. Flint PW. Cummings otolaryngology. Head & neck surgery. 5th ed. Philadelphia, PA: Mosby Elsevier Health Science; 2011.
4. Nahai F. The art of aesthetic surgery: principles and techniques, three volume set, second edition. 2nd ed. CRC Press; 2012.
5. Rodriguez E, Neligan P, Losee J. Plastic surgery, craniofacial, head and neck surgery and pediatric plastic surgery. Philadelphia, PA: Elsevier Health Sciences; 2012.
6. Marianetti TM, Gasparini G, Midulla G, et al. Numbers of beauty: an innovative aesthetic analysis for orthognathic surgery treatment planning. Biomed Res Int. 2016; 2016: 6156919.
7. Papel ID, Frodel JL. Facial plastic and reconstructive surgery. 4th ed. New York: Thieme; 2017.
8. Kornstein AN, Nikfarjam JS. Fat grafting to the forehead/ glabella/radix complex and pyriform aperture: aesthetic and anti-aging implications. Plast Reconstr Surg Glob Open. 2015;3 (8) :e500.
9. Lazovic GD, Daniel RK, Janosevic LB, Kosanovic RM, Colic MM, Kosins AM. Rhinoplasty: the nasal bones—anatomy and analysis. Aesthet Surg J. 2015;35 (3) : 255–63.
10. Guyuron B, Kinney BM. Aesthetic plastic surgery video

atlas. 1st ed. Philadelphia, PA: Saunders; 2011.

11. Meneghini F. Clinical facial analysis: elements, principles, and techniques. 2nd ed. Berlin: Springer; 2012.

12. Zacharopoulos GV, Manios A, Kau CH, Velagrakis G, Tzanakakis GN, de Bree E. Anthropometric analysis of the face. J Craniofac Surg. 2016;27 (1) :e71–5.

13. Cobo R. Ethnic considerations in facial plastic surgery. 1st ed. New York: Thieme; 2016.

14. Weinberg SM, Leslie EJ, Hecht JT, et al. Hypertelorism and orofacial clefting revisited: an anthropometric investigation. Cleft Palate Craniofac J. 2016.

15. Sharma RK. Hypertelorism. Indian J Plast Surg. 2014;47 (3) :284–92.

16. Yalçınkaya E, Cingi C, Söken H, Ulusoy S, Muluk NB. Aesthetic analysis of the ideal eyebrow shape and position. Eur Arch Otorhinolaryngol. 2016;273 (2) : 305–10.

17. Papel ID. Blepharoplasty (Thomas procedures in facial plastic surgery) . 1st ed. Pmph USA; 2013.

18. Aquino YS, Steinkamp N. Borrowed beauty? Understanding identity in Asian facial cosmetic surgery. Med Health Care Philos. 2016.

19. Wang C, Pu LL. Commentary on: visual, physiological, and aesthetic factors and pitfalls in Asian blepharoplasty. Aesthet Surg J. 2016;36 (3) :284–6.

20. Park DD. Aging Asian upper blepharoplasty and brow.

Semin Plast Surg. 2015;29 (3) :188–200.

21. Naini FB, Cobourne MT, Garagiola U, McDonald F, Wertheim D. Nasofrontal angle and nasal dorsal aesthetics: a quantitative investigation of idealized and normative values. Facial Plast Surg. 2016;32 (4) : 444–51.

22. Kosins AM, Daniel RK, Nguyen DP. Rhinoplasty: the asymmetric crooked nose-an overview. Facial Plast Surg. 2016;32 (4) :361–73.

23. Azizzadeh B, Reilly M. Dorsal hump reduction and osteotomies. Clin Plast Surg. 2016;43 (1):47–58.

24. Foda HM. Nasal soft-tissue triangle deformities. Facial Plast Surg. 2016;32 (4) :339–44.

25. Fedok FG. Primary rhinoplasty. Facial Plast Surg Clin North Am. 2016;24 (3) :323–35.

26. Kridel RW, Kwak ES, Watson JB. Columellar aesthetics in open rhinoplasty. Facial Plast Surg. 2016;32 (4) :333–8.

27. Shiffman MA. Advanced cosmetic otoplasty: art, science, and new clinical techniques. Berlin: Springer; 2013.

28. Sataloff RT, Sclafani AP, Spalla T. Surgical techniques in otolaryngology—head & neck surgery: facial plastic surgery. Chapter 2. Aesthetic facial analysis. 1st ed. Jaypee Brothers Medical Pub; 2014.

29. Connell BF, Gaon A. Surgical correction of aesthetic contour problems of the neck. Clin Plast Surg. 1983; 10 (3) : 491–505.

4 创面愈合

Peter W. Hashim, Antoine M. Ferneini

摘要

　　创面愈合是组织损伤之后的生物学应答，是一个受多因素影响的动态过程。对这种复杂机制的全面理解将有利于术后创面的愈合并优化其外观。本章将回顾创面愈合的过程以及可能影响该过程的因素，也会讨论可以改善该过程的药物。

4.1 引言

　　创面愈合是组织损伤之后的生物学应答。创面愈合过程涉及各种成分之间复杂的相互作用，愈合过程的中断将导致创面不愈合或形成异常瘢痕。局部和全身因素会影响预后，因此要维持愈合环境。对组织愈合机制的全面理解仍然是优化术后创面及其外观的必要条件。

4.2 基础解剖学概念

　　皮肤由表皮和真皮两层组成。表皮是身体对环境的外部屏障，提供物理保护、温度调节和决定肤色。表皮可以细分为基底层、棘层、颗粒层、透明层和角质层。接近90%的表皮由角质细胞组成，角质细胞是对抗微生物的屏障，也是减少水分流失的一种方法[1]。其他细胞包括黑素细胞、朗格汉斯细胞和梅克尔细胞。

　　真皮位于表皮下方，由厚的纤维弹性组织形成，是皮肤具有强度和柔韧性的原因。真皮上层被称为乳头层，包括乳头状的指状突起，将毛细血管的血液带到表皮层。乳头层深面是网状层。网状层是厚的结缔组织层，内有血管和毛囊及皮脂腺和汗腺。

4.3 创面愈合的阶段

　　创面愈合可分为4个主要阶段：止血期、

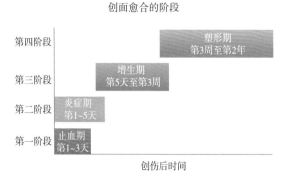

创面愈合的阶段

第四阶段　塑形期 第3周至第2年

第三阶段　增生期 第5天至第3周

第二阶段　炎症期 第1~5天

第一阶段　止血期 第1~3天

创伤后时间

图 4.1　创面愈合的 4 个阶段

炎症期、增生期和塑形期（图 4.1）。当愈合过程受到干扰时，创面愈合可能会延迟或停止，导致创面愈合不良或慢性不愈合创面。

4.3.1　止血期

止血是身体减少失血的初始反应。创面导致炎性细胞因子的快速释放，如血栓素和二磷酸腺苷（ADP）能促进周围血管收缩的因子[2]。儿茶酚胺通过肾上腺髓质释放到全身血液循环中，进一步减缓失血[3]。

临时血小板血栓的形成激发了原发性止血。当遇到损伤的内皮时，血小板会增加表面受体的表达，使其能够结合到损伤的部位。血小板脱颗粒释放了 ADP 和血栓素，从而募集更多的血小板[4]。血小板的大量聚集在受损血管壁上形成了一个临时的血栓。

血凝块的产生称为凝血，代表了继发性止血。凝血级联系统由内源性通路和外源性通路组成，最终使纤维蛋白原转化为纤维蛋白。内源性通路由血管内物质触发，而外源性通路因血液外渗而被激活[5]。两条通路都导致因子 X 的活化，继而由因子 X 激活凝血酶。凝血酶在纤维蛋白原转化为纤维蛋白的过程中起关键作用。纤维蛋白链增强血小板栓塞，并在网状结构中另外捕获红细胞，形成成熟的凝块[6]。

4.3.2　炎症期

在炎症期，细胞和细胞因子迁移到愈合部位。为了促进细胞运输，血管收缩初始阶段伴随着组胺的释放，随后血管舒张。中性粒细胞在组织损伤后的最初 48 小时内占主导地位，用于清除创面的微生物和细胞碎片[7]。在接下来的几天中，巨噬细胞在创面愈合中起了主要作用。除了创面清创外，巨噬细胞分泌生长因子以促进新生组织形成，同时也分泌趋化因子，以募集成纤维细胞和内皮细胞[8]。

4.3.3　增生期

增生期产生肉芽组织。在损伤后 3~5 天，成纤维细胞开始在创面缺损处沉积胶原蛋白。Ⅲ 型胶原蛋白在早期占主导地位，而 Ⅰ 型胶原蛋白是最终愈合创面的主要成分[9]。胶原蛋白增加愈合创面的强度，有助于恢复皮肤的完整性。

创面部位的新生血管使肉芽组织具有特征性的鲜红色。因局部低氧，巨噬细胞分泌的血管生成因子可以促进新生血管形成[10]。增加的血流量为肉芽组织提供了必要的氧气和营养，以维持创面愈合过程。

当上皮细胞从创面边缘迁移到肉芽组织时，发生创面表面的上皮化。该过程可以形成对环境的保护屏障。通过收缩使创面变小，其中创面周围的肌成纤维细胞起作用使创面边缘更靠近。组织损伤后很快开始收缩并持续 2~3 周[11]。

4.3.4　塑形期

塑形期是创面愈合的最后阶段，从受伤后第 3 周开始，持续长达 2 年。在此期间，胶原合成和分解的速率相等，并且 Ⅲ 型胶原被 I 型胶原替代。胶原纤维变得有组织和交联在一起，进一步强化创面。

创面的张力随时间推移逐渐增加。在 3 周时，创面已达到其全部强度的 20%[12]。创面的最大张力在 3 个月时达到峰值，达到其伤前水平的 80%[13]。

4.4 影响创面愈合的因素

患者的特征在创面愈合的速度和完整性中起重要作用。营养、年龄、糖尿病、吸烟和联合用药情况是影响全身组织修复的重要因素。微环境因素，例如氧化作用、感染、坏死组织或异物和创面张力，也是重要的影响因素。

4.4.1 全身性因素

4.4.1.1 营养状况

充足的营养是创面获得最佳愈合的核心。长期以来，碳水化合物、蛋白质、脂肪和维生素的缺乏被公认会抑制组织再生。蛋白质在组织再生中起主要作用，因为缺少蛋白质可导致创面基质中胶原蛋白的沉积减少和伤口裂开的可能性增加[14]。动物研究也表明，在蛋白质摄入较少时创面的张力会降低[15]。

维生素 A、维生素 C 和维生素 E 是重要的辅酶因子。由于维生素 C 与坏血病的关系，因此维生素 C 具有重要意义。维生素 C 是前胶原蛋白中脯氨酸和赖氨酸残基羟基化所必需的，能使胶原纤维成熟并保持其结构的完整性[16]。维生素 A 可增强损伤后的炎症反应，增加创面处单核细胞和巨噬细胞的数量[17]。维生素 A 也可能对愈合创面中的胶原蛋白积聚和纤维组织形成产生刺激[18]。维生

素 E 是一种有效的抗氧化剂，可对细胞膜产生稳定作用[19]。有证据表明，局部使用维生素 E 已被广泛用于加速创面愈合和改善瘢痕的外观。然而，科学研究仍然存在争议，一些临床试验表明，局部使用维生素 E 并不能促进创面愈合或改善瘢痕外观[20-22]。

4.4.1.2 年龄

年龄的增长与创面愈合能力的下降有关。尽管最终瘢痕的性质可能与年轻患者相似，但老年患者（60 岁以上）表现出创面愈合时间的延迟[23]。导致老年人创面愈合缓慢的因素包括上皮化、巨噬细胞迁移、血管新生和胶原合成减少[24]。

4.4.1.3 糖尿病

糖尿病患者特别容易受创面愈合并发症的影响。糖尿病与急性创面的愈合延迟和慢性创面不愈合的风险增加有关[25]。在糖尿病患者中几乎所有的创面愈合阶段都会发生损害，抗感染能力的降低和常见的神经病变加剧了这一效应[26,27]。

4.4.1.4 吸烟

吸烟与毛细血管灌注的减少和组织缺氧有关[28,29]。在颌面外科手术中，吸烟被认为是术后创面愈合延迟和感染风险增加的危险因素[30]。吸烟患者的美容手术预后更差，并发症发生率和组织坏死率增加，需要再次手术的可能性也更高[31]。

4.4.1.5 合并用药

糖皮质激素用于治疗多种炎症性疾病。急性期皮质类固醇的使用（时间 <10 天）对创面愈合没有显著影响[32]。然而，慢性用药

可以通过数种机制阻碍创面的愈合。糖皮质激素导致胶原合成和上皮化减少，伴炎症细胞迁移缺乏[33]。因此，使用慢性类固醇药物的患者会出现创面延迟愈合、手术部位感染和伤口裂开发生率升高[34,35]。

非甾体抗炎药（NSAID）经常用于控制疼痛和炎症。短期低剂量使用 NSAID 似乎并未在软组织损伤后恢复中发挥重要作用[36]。然而，长期使用 NSAID 的疗效尚未完全被阐明。动物研究表明，NSAID 可以延缓炎症并减少成纤维细胞的增殖，导致创面强度降低[37,38]。临床医生可以建议在皮肤手术前暂时停用 NSAID、阿司匹林和抗凝药以减少出血，但这些措施应该与患者血管相关并发症风险增加进行权衡[39]。

4.4.2 局部因素

4.4.2.1 氧化作用

组织氧化作用对细胞代谢至关重要，并直接影响愈合结果。受伤后，创面会出现局部缺氧。这种状态是由于血管供应减少、愈合组织的需氧量增加及炎症细胞产生活性氧时氧气耗尽导致的[40]。虽然急性缺氧会刺激创面愈合过程，但慢性缺氧会产生不利影响，最终导致无氧代谢和腺苷三磷酸（ATP）产生不足[41]。重要的是，围手术期补充氧气已被证明可以降低手术创面感染的发生率[42]。

4.4.2.2 感染

创面会导致皮肤屏障的破坏并促进细菌进入组织。感染是由宿主防御和细菌之间的不平衡引起的，通常将每克组织超过100000 个细菌生长时定义为感染[43]。细菌释放促炎性内毒素，如白细胞介素 1（IL-1）

和肿瘤坏死因子 α（TNF-α），内毒素的持续释放导致炎症过程的异常延长[44]。持续感染导致创面不愈合和慢性创面的产生。

4.4.2.3 坏死组织和异物

坏死组织通过促进细菌生长和增加感染风险来阻碍创面愈合。此外，坏死组织释放有毒产物并阻碍肉芽组织形成和再上皮化[45]。创面中的异物会引起急性炎症反应。当这些物质保留时，会出现慢性炎症反应，并伴随邻近组织损伤、创面愈合延迟和感染[46]。清创术清除坏死组织和异物对于创面愈合过程至关重要[47]。

4.4.2.4 张力

闭合的创面边缘存在的张力会影响创面愈合的能力。当创面在高张力条件下闭合时，再生组织的强度和血管化率会受损[48]。肥胖患者更容易因创面闭合而使组织压力增加，这可导致氧化作用的减少和伤口裂开风险的增加[49]。

4.5 急性创面和慢性创面

4.5.1 急性创面

急性创面是由于创伤或外科手术干预而产生的。急性创面会破坏皮肤的完整性并且可能引起不同程度的组织缺失。急性创面在创面愈合过程中没有明显的中断，通常在数周内愈合。

4.5.2 慢性创面

慢性创面从急性创面开始，但是创面愈合过程中受到了干扰。通常将慢性创面定义为 4 周尚未开始有愈合迹象和 3 个月尚未完成愈合的创面[50]。慢性创面是导致并发症发病率和患者死亡率显著升高的原因，在美国影响了多达 650 万的患者[51]。

4.6 一期愈合、二期愈合和三期愈合

4.6.1 一期愈合

一期愈合是指使创面边缘直接靠近的过程。使用缝合线、皮钉、皮肤胶水或皮肤胶带都可能是合适的闭合方法。一期愈合发生在纤维黏附和最小化肉芽组织形成的前提下。

4.6.2 二期愈合

随着组织损失增多或局部组织破坏，创面可能无法直接进行初级闭合。在这种情况下，会发生二期愈合，允许创面产生肉芽组织并逐渐填充组织缺损。二期愈合比一期愈合速度慢，并且可能形成更明显的瘢痕[52]。

4.6.3 三期愈合

三期愈合也可以称为延迟的一期愈合。这种方法最常用于污染创面，因为立即闭合创面可能导致感染发生。彻底清洁创面并且通常观察创面数天直至可以进行初次创面闭合。

4.7 明显的瘢痕

4.7.1 增生性瘢痕

当胶原蛋白在创面处过量产生时会形成增生性瘢痕。这种过量的胶原沉积会导致瘢痕增大，并可能产生瘙痒或疼痛[53]。影响增生性瘢痕产生的危险因素包括年龄、感染、高伤口张力、种族和创伤的程度[54]。

4.7.2 瘢痕疙瘩

类似于增生性瘢痕，瘢痕疙瘩是由创面处真皮组织的异常增生引起的病理性瘢痕。然而，与增生性瘢痕相比，瘢痕疙瘩超出了创面的几何边界。瘢痕疙瘩不太可能退化，并且经常在手术切除后复发[55]。瘢痕疙瘩形成的原因尚不清楚；遗传易感性似乎发挥了重要作用，非洲裔美国人和西班牙裔患者瘢痕疙瘩的发生率高达 16%[56]。

4.8 利于创面愈合的药物

4.8.1 敷料

在临床实践中有多种创面敷料。使用纱布的敷料在历史上一直是主流，但合成材料的进步为不同类型的创面提供了更多定制敷料的方法。不同类型的敷料可适用于同一个创面愈合的不同阶段。

4.8.1.1 凝胶

凝胶敷料含有羧甲基纤维素、果胶、明胶和弹性体，其在创面上形成凝胶状物质。这种材料吸收渗出液，有助于创造温暖湿润的愈合环境。凝胶敷料是闭塞性的，通常用于有轻度至中度渗出物的创面，包括轻度烧伤和压疮[57]。

4.8.1.2 藻酸盐

藻酸盐敷料来自海藻的海藻酸，含有钙盐和钠盐。藻酸盐具有很高的吸收性，适用于有大量渗出物的创面，如晚期溃疡和全层烧伤。由于具有脱水的特性，藻酸盐敷料

不应该用于干燥的创面或覆盖有焦痂的硬创面[58]。

4.8.1.3 水凝胶

水凝胶敷料由含有大量水分的亲水聚合物链网络制成。聚合物凝胶允许创面从敷料吸收水分，有保湿的效果。因此，水凝胶敷料用于坏死或干燥的创面上，当存在大量渗出物时应避免使用[59]。

4.8.2 清创剂

酶促清创剂用作外科清创术的补充或替代，用于治疗有坏死组织的创面。这些产品含有的外源酶能降解无活力的组织，同时保留健康的肉芽组织区域。酶制剂通常用于改善压疮、腿部溃疡和局部较厚的创面，在出血障碍患者或进行抗凝治疗患者的急性清创术中是首选[60]。

胶原酶和基于木瓜蛋白酶–尿素的产品是最常用的酶促剂。胶原酶来源于溶组织梭菌，含消化胶原蛋白的三螺旋结构的肽酶。木瓜蛋白酶–尿素由坏死组织激活，刺激其降解纤维蛋白物质。胶原酶和木瓜蛋白酶–尿素制剂可以在细菌多的创面上发挥清创的作用[61]。

4.8.3 局部抗生素

尽管局部使用抗生素治疗皮肤感染已经明确，但其在未感染创面愈合中的预防作用仍然不太清楚。一些研究表明，在轻度皮肤创伤和撕裂伤缝合术后，应用抗生素与安慰剂软膏后感染率都降低[62-64]。然而，有证据表明，基于石油的软膏可能在较小的皮肤手术后促进创面愈合中与抗生素同样有效，同时也避免了由抗生素软膏引起的接触性皮炎

的发生[65]。

4.8.4 生长因子

生长因子是创面愈合过程中的重要介质。这些细胞因子促进炎症细胞迁移，刺激细胞增殖，并上调细胞外基质沉积[66]。血小板衍生生长因子BB（PDGF-BB）是一种局部生长因子（药物贝卡普明），已经获得FDA批准用于治疗糖尿病性溃疡。此外，PDGF-BB在分离的手术创面愈合中具有实用性[67]。

结语

创面愈合是一个多因素影响的动态过程。免疫系统的许多成分参与了该过程，每位患者的特点可能会在全身或局部水平上对其有所影响。创面敷料和辅助治疗的进步有助于加快创面愈合和减少慢性创面的生成。从组织损伤开始处理创面愈合的过程，可以使临床医生最大限度地提高创面的愈合和患者的满意度。

（秦　锋　译，俞楠泽　审校）

参考文献

1. Nestle FO, Di Meglio P, Qin JZ, Nickoloff BJ. Skin immune sentinels in health and disease. Nat Rev Immunol. 2009;9 (10) : 679–91.

2. Marcus AJ, Safier LB. Thromboregulation: multicellular modulation of platelet reactivity in hemostasis and thrombosis. FASEB J. 1993;7 (6) : 516–22.

3. Desborough JP. The stress response to trauma and surgery. Br J Anaesth. 2000;85 (1) :109–17.

4. Golebiewska EM, Poole AW. Platelet secretion: from haemostasis to wound healing and beyond. Blood Rev. 2015;29 (3) :153–62.

5. Mackman N, Tilley RE, Key NS. Role of the extrinsic pathway of blood coagulation in hemostasis and thrombosis. Arterioscler Thromb Vasc Biol. 2007;27 (8): 1687–93.

6. Reinke JM, Sorg H. Wound repair and regeneration. Eur

Surg Res. 2012;49 (1) :35–43.

7. Lingen MW. Role of leukocytes and endothelial cells in the development of angiogenesis in inflammation and wound healing. Arch Pathol Lab Med. 2001;125 (1) : 67–71.

8. Koh TJ, DiPietro LA. Inflammation and wound healing: the role of the macrophage. Expert Rev Mol Med. 2011;13:e23.

9. Gay S, Vijanto J, Raekallio J, Penttinen R. Collagen types in early phases of wound healing in children. Acta Chir Scand. 1978;144 (4) :205–11.

10. Hunt TK, Knighton DR, Thakral KK, Goodson WH Ⅲ , Andrews WS. Studies on inflammation and wound healing: angiogenesis and collagen synthesis stimulated in vivo by resident and activated wound macrophages. Surgery. 1984;96 (1) :48–54.

11. Witte MB, Barbul A. General principles of wound healing. Surg Clin North Am. 1997;77 (3) :509–28.

12. Morton LM, Phillips TJ. Wound healing and treating wounds: Differential diagnosis and evaluation of chronic wounds. J Am Acad Dermatol. 2016;74 (4) : 589–605.

13. Levenson SM, Geever EF, Crowley LV, Oates JF Ⅲ , Berard CW, Rosen H. The healing of rat skin wounds. Ann Surg. 1965;161:293–308.

14. Russell L. The importance of patients' nutritional status in wound healing. Br J Nurs. 2001;10 (6 Suppl) : S42–9.

15. Irvin TT. Effects of malnutrition and hyperalimentation on wound healing. Surg Gynecol Obstet. 1978;146 (1) : 33–7.

16. Chow O, Barbul A. Immunonutrition: role in wound healing and tissue regeneration. Adv Wound Care (New Rochelle) . 2014;3 (1) :46–53.

17. Levenson SM, Gruber CA, Rettura G, Gruber DK, Demetriou AA, Seifter E. Supplemental vitamin A prevents the acute radiation-induced defect in wound healing. Ann Surg. 1984;200 (4) :494–512.

18. Demetriou AA, Levenson SM, Rettura G, Seifter E. Vitamin A and retinoic acid: induced fibroblast differentiation in vitro. Surgery. 1985;98 (5) :931–4.

19. Evstigneeva RP, Volkov IM, Chudinova VV. Vitamin E as a universal antioxidant and stabilizer of biological membranes. Membr Cell Biol. 1998;12 (2) : 151–72.

20. Baumann LS, Spencer J. The effects of topical vitamin E on the cosmetic appearance of scars. Dermatol Surg. 1999;25 (4) :311–5.

21. Havlik RJ. Vitamin E and wound healing. Plastic Surgery Educational Foundation DATA Committee. Plast Reconstr Surg. 1997;100 (7) :1901–2.

22. Jenkins M, Alexander JW, MacMillan BG, Waymack JP, Kopcha R. Failure of topical steroids and vitamin E to reduce postoperative scar formation following reconstructive surgery. J Burn Care Rehabil. 1986;7 (4) : 309–12.

23. Gosain A, DiPietro LA. Aging and wound healing. World J Surg. 2004;28 (3) :321–6.

24. Gerstein AD, Phillips TJ, Rogers GS, Gilchrest BA. Wound healing and aging. Dermatol Clin. 1993;11 (4) : 749–57.

25. Tsourdi E, Barthel A, Rietzsch H, Reichel A, Bornstein SR. Current aspects in the pathophysiology and treatment of chronic wounds in diabetes mellitus. Biomed Res Int. 2013;2013:385641.

26. Falanga V. Wound healing and its impairment in the diabetic foot. Lancet. 2005;366 (9498) :1736–43.

27. Maruyama K, Asai J, Ii M, Thorne T, Losordo DW, D'Amore PA. Decreased macrophage number and activation lead to reduced lymphatic vessel formation and contribute to impaired diabetic wound healing. Am J Pathol. 2007;170 (4) :1178–91.

28. Jonderko G, Podkowka J, Dabrowski Z, Wegiel A, Zurkowski A. Effect of smoking on cutaneous blood supply as determined by the measurement of heat conductivity coefficient. Pol Med J. 1966;5 (4) :937–43.

29. Richardson D. Effects of tobacco smoke inhalation on capillary blood flow in human skin. Arch Environ Health. 1987;42 (1) :19–25.

30. Balaji SM. Tobacco smoking and surgical healing of oral tissues: a review. Indian J Dent Res. 2008;19 (4) : 344–8.

31. Coon D, Tuffaha S, Christensen J, Bonawitz SC. Plastic surgery and smoking: a prospective analysis of incidence, compliance, and complications. Plast Reconstr Surg. 2013;131 (2):385–91.

32. Wang AS, Armstrong EJ, Armstrong AW. Corticosteroids and wound healing: clinical considerations in the perioperative period. Am J Surg. 2013;206 (3) :410–7.

33. Wicke C, Halliday B, Allen D, Roche NS, Scheuenstuhl H, Spencer MM, et al. Effects of steroids and retinoids on wound healing. Arch Surg. 2000;135 (11) :1265–70.

34. Anstead GM. Steroids, retinoids, and wound healing. Adv Wound Care. 1998;11 (6) :277–85.

35. Ismael H, Horst M, Farooq M, Jordon J, Patton JH, Rubinfeld IS. Adverse effects of preoperative steroid use on surgical outcomes. Am J Surg. 2011;201 (3) : 305–8. Discussion 8–9.

36. Chen MR, Dragoo JL. The effect of nonsteroidal anti-inflammatory drugs on tissue healing. Knee Surg Sports Traumatol Arthrosc. 2013;21 (3) :540–9.

37. Krischak GD, Augat P, Claes L, Kinzl L, Beck A. The effects of non-steroidal anti-inflammatory drug application on incisional wound healing in rats. J Wound Care. 2007;16 (2) :76–8.

38. Haws MJ, Kucan JO, Roth AC, Suchy H, Brown RE. The effects of chronic ketorolac tromethamine (toradol) on wound healing. Ann Plast Surg. 1996;37 (2) :147–51.

39. Karukonda SR, Flynn TC, Boh EE, McBurney EI, Russo GG, Millikan LE. The effects of drugs on wound healing—part Ⅱ . Specific classes of drugs and their effect on healing wounds. Int J Dermatol. 2000;39 (5) : 321–33.

40. Sen CK. Wound healing essentials: let there be oxygen. Wound Repair Regen. 2009;17 (1) :1–18.

41. Rodriguez PG, Felix FN, Woodley DT, Shim EK. The role of oxygen in wound healing: a review of the literature. Dermatol Surg. 2008;34 (9) :1159–69.

42. Greif R, Akca O, Horn EP, Kurz A, Sessler DI, Outcomes Research G. Supplemental perioperative oxygen to reduce the incidence of surgical-wound infection. N Engl J Med.

2000;342 (3) :161–7.

43. Robson MC. Infection in the surgical patient: an imbalance in the normal equilibrium. Clin Plast Surg. 1979;6 (4) : 493–503.

44. Edwards R, Harding KG. Bacteria and wound healing. Curr Opin Infect Dis. 2004;17 (2) :91–6.

45. Sibbald RG, Williamson D, Orsted HL, Campbell K, Keast D, Krasner D, et al. Preparing the wound bed— debridement, bacterial balance, and moisture balance. Ostomy Wound Manage. 2000;46 (11) :14–22, 4–8, 30–5. Quiz 6–7.

46. Capellan O, Hollander JE. Management of lacerations in the emergency department. Emerg Med Clin North Am. 2003;21 (1) :205–31.

47. Steed DL. Debridement. Am J Surg. 2004;187 (5A) : 71S– 4S.

48. Sauter E, Thibodeaux K, Myers B. Effect of high tension and relaxing incisions on wound healing in rats. South Med J. 1985;78 (12) :1451–3.

49. Wilson JA, Clark JJ. Obesity: impediment to postsurgical wound healing. Adv Skin Wound Care. 2004;17 (8) : 426–35.

50. Nunan R, Harding KG, Martin P. Clinical challenges of chronic wounds: searching for an optimal animal model to recapitulate their complexity. Dis Model Mech. 2014;7 (11) : 1205–13.

51. Sen CK, Gordillo GM, Roy S, Kirsner R, Lambert L, Hunt TK, et al. Human skin wounds: a major and snowballing threat to public health and the economy. Wound Repair Regen. 2009;17 (6) :763–71.

52. Rivera AE, Spencer JM. Clinical aspects of full-thickness wound healing. Clin Dermatol. 2007;25 (1) : 39–48.

53. Rabello FB, Souza CD, Farina Junior JA. Update on hypertrophic scar treatment. Clinics (Sao Paulo) . 2014;69 (8) :565–73.

54. Miller MC, Nanchahal J. Advances in the modulation of cutaneous wound healing and scarring. BioDrugs. 2005;19 (6) :363–81.

55. Murray JC. Keloids and hypertrophic scars. Clin Dermatol.

1994;12 (1) :27–37.

56. Chike-Obi CJ, Cole PD, Brissett AE. Keloids: pathogenesis, clinical features, and management. Semin Plast Surg. 2009;23 (3) :178–84.

57. Dealey C. Role of hydrocolloids in wound management. Br J Nurs. 1993;2 (7) :358, 60, 62 passim.

58. Pirone LA, Bolton LL, Monte KA, Shannon RJ. Effect of calcium alginate dressings on partial-thickness wounds in swine. J Investig Surg. 1992;5 (2) : 149–53.

59. Jones V, Grey JE, Harding KG. Wound dressings. BMJ. 2006;332 (7544) :777–80.

60. Ramundo J, Gray M. Enzymatic wound debridement. J Wound Ostomy Continence Nurs. 2008;35 (3) : 273–80.

61. Payne WG, Salas RE, Ko F, Naidu DK, Donate G, Wright TE, et al. Enzymatic debriding agents are safe in wounds with high bacterial bioburdens and stimulate healing. Eplasty. 2008;8:e17.

62. Dire DJ, Coppola M, Dwyer DA, Lorette JJ, Karr JL. Prospective evaluation of topical antibiotics for preventing infections in uncomplicated soft-tissue wounds repaired in the ED. Acad Emerg Med. 1995;2 (1) :4–10.

63. Langford JH, Artemi P, Benrimoj SI. Topical antimicrobial prophylaxis in minor wounds. Ann Pharmacother. 1997;31 (5) :559–63.

64. Maddox JS, Ware JC, Dillon HC Jr. The natural history of streptococcal skin infection: prevention with topical antibiotics. J Am Acad Dermatol. 1985;13 (2 Pt 1) :207– 12.

65. Draelos ZD, Rizer RL, Trookman NS. A comparison of postprocedural wound care treatments: do antibiotic-based ointments improve outcomes? J Am Acad Dermatol. 2011;64 (3 Suppl): S23–9.

66. Greenhalgh DG. The role of growth factors in wound healing. J Trauma. 1996;41 (1) :159–67.

67. Shackelford DP, Fackler E, Hoffman MK, Atkinson S. Use of topical recombinant human platelet-derived growth factor BB in abdominal wound separation. Am J Obstet Gynecol. 2002;186 (4) :701–4.

5 | 颌面部美容手术中的疼痛管理

Marwan S. Rizk, Samar S. Bahjah, Chakib M. Ayoub

摘要

疼痛是患者和美容外科医生最害怕的手术结果。因此，疼痛管理在提高患者满意度和患者安全性方面起着重要作用。本章将回顾疼痛的发病机制，探讨控制疼痛的策略。此外，还将讨论可能影响患者术后病程的各类疼痛。

5.1 引言

颌面外科医生对术后的疼痛管理越来越重视。这不仅是为了改善患者体验，而且也是国际医疗机构认证联合委员会的强制要求。从 2001 年起，国际医疗机构认证联合委员会要求对疼痛进行充分的评估、监测和治疗，并将其作为医院认证的条件[1]。

尽管人们对疼痛的病理生理学和药物治疗学的理解有一些进步，但在住院和门诊患者中，疼痛仍未得到很好的治疗[2]。据报道，30%~80% 接受门诊手术的患者术后出现中度至重度疼痛[1,3]。疼痛仍然是患者和医生最关注的手术问题，如果治疗不当，则有发展为慢性疼痛并成为并发症的风险[4]。

因为麻醉药的作用消退，疼痛通常在术后6~8 小时开始[5,6]。除非经过治疗，否则中度至重度疼痛通常发生于术后 24 小时内，是患者从麻醉中恢复后感受到的最高强度疼痛。如今急性术后疼痛被认为有两种诱因，即早期的炎症性因素和晚期的神经性因素。只减轻易感患者的炎症性因素是不够的，解决神经性因素在预防慢性疼痛方面同样重要[7]。

了解疼痛的发病机制和导致围手术期疼痛的两个主要因素对于颌面外科手术术后疼痛的管理至关重要。

5.2 术后疼痛的神经生理学

受伤时的急性疼痛是由受影响组织中的疼痛感觉末梢被激活引起的。这种直接的疼痛反应通常在停止有害刺激后几分钟内消退，但该疼痛通常会持续数小时至数天。在外科手术中，疼痛性刺激在广泛的化学敏感的创伤组织中持续存在。发生急性疼痛是因为炎症介质如细胞因子、缓激肽和前列腺素从受损细胞和炎症细胞中释放出来。这些物质激活组织损伤部位的疼痛感觉末梢。痛觉感受器对炎症介质的反应表现出可逆的可塑性。痛觉感受器的激活阈值降低，导致组织损伤部位疼痛敏感性增强，称为外周致敏[8]（表5.1）。

表5.1 炎症介质对痛觉感受器和疼痛的影响

介质 [a.]	对痛觉感受器的影响	疼痛程度
钾	激活	++
ATP	激活	++
血清素	激活	++
缓激肽	激活	+++
组胺	激活	+
前列腺素	敏感	±
白三烯	敏感	±
P物质	敏感	±
CGRP	敏感	±

a. ATP为腺苷三磷酸；CGRP为降钙素基因相关肽

钾和腺苷三磷酸（ATP）是最常见的参与组织损伤和疼痛即时反应的物质。因为钾离子通道是所有感觉神经元中维持静息通透性的主要结构，钾离子的增加将激活那些神经元及痛觉感受器。ATP在感觉神经元上打开非特异性阳离子通道，从而在组织损伤期间引起ATP释放[9]。在血管受损时，前激肽释放酶转化为激肽释放酶，使缓激肽被释放到组织中。缓激肽具有广泛的促炎作用，是痛觉感受器的有效激活剂，可以增加血管

通透性，促进血管舒张，并诱导白细胞的趋化作用[10]。活化的血小板和肥大细胞可以释放血清素[11]。血清素能够激活痛觉感受器并增强其他炎性物质如缓激肽的作用[11]。在组织损伤后，经磷脂酶A2介导，细胞膜上的磷脂被分解为花生四烯酸。然后，环加氧酶（COX）将花生四烯酸转化为前列腺素、前列环素和血栓素，并由脂氧合酶将其转化为白三烯和氢过氧酸衍生物[12]。COX-2主要与炎症和疼痛有关。PGE2不直接诱发疼痛，但其使传入神经末梢的受体对缓激肽和组胺的作用敏感[13]。缓激肽反过来刺激前列腺素的释放，导致互相增强[14]。在动物模型中，前列环素引起的痛觉过敏是瞬时的，持续时间短，最大效应为2小时[15]。这与PGE2形成对比，后者的特点是起效缓慢但持续时间超过3小时[14]。

另外，组织损伤促进A-δ神经细胞和C纤维体神经细胞释放大量神经肽，即P物质和CGRP。这些神经肽将通过改变组胺和前列腺素2（PGE2）的释放来调节炎症。切开后组织的pH值立即下降并持续数天，然后在第7天恢复，与伤口愈合时间同步[16]。还有研究表明，组织损伤也会增加乳酸浓度[17]。峰值出现在术后第4天，并在术后第7天到第10天之间恢复到正常水平。乳酸对pH反应的促进作用被认为是缺血性疼痛的一种发生机制[18]。

非甾体抗炎药抑制COX-2和PGE2的产生，从而减轻外周组织的敏感性和疼痛[8]。继发于局部刺激的炎性疼痛，一旦介质的来源消失、组织愈合或疾病过程得到控制时通常会消退[7]。增加的疼痛敏感性可以通过保护受损的身体部位直到修复完成来促进愈合[8]。术后持续数小时至数天的疼痛不是初始损伤的

直接反应，而是外周组织和相关的三叉神经核中一系列变化的延迟反应。

在对疼痛刺激的反应中，中枢神经系统（CNS）也表现出了可塑性，脊髓内的疼痛信号可以增强。随着疼痛的不断传入，刺激-反应关系发生了改变，中枢神经系统的兴奋性可能增加，称为中枢敏化。临床上，这可能表现为对疼痛刺激的反应增强（痛觉过敏）或继发于正常非疼痛触觉刺激的疼痛（异常性疼痛）[19]。中枢敏化是指中枢神经系统接受的感觉信号的异常增强，特别是在脊髓或三叉神经核中。中枢敏化不仅会放大疼痛感受器中的信号，还放大了低阈值 A-β 感觉纤维的信号。这就是 A-β 触觉传入增加会令人感觉疼痛的原因[20]。因此，中枢敏化与饱和效应、长效增强作用和继发性痛觉过敏有关。衰竭继发于在 N-甲基-D-天冬氨酸（NMDA）受体反复刺激 C 纤维和激活谷氨酸。通常，镁离子阻断 NMDA 受体。通过持续的疼痛刺激，镁离子阻断消失，二级神经元对疼痛刺激的反应增强。在疼痛管理中，NMDA 受体拮抗剂，例如氯胺酮，可用于减弱或阻断衰竭[21]。二级神经元的反应可能比最初的刺激更持久，这被称为长效增强作用，导致痛觉过敏。由于脊髓后角中二级神经元的激活增多，炎症区域外的疼痛阈值（次级痛觉过敏）降低。

神经损伤在慢性术后疼痛中起作用。在神经损伤后，受损神经和附近未损伤的神经的自发性异位放电导致自发性疼痛[22]。脊髓后角的疼痛传入增加导致中枢敏化[23]。这种过度的兴奋性传递和抑制性传递的缺失导致一系列不受限制的中枢神经系统传入信号从脊髓后角传入并促进疼痛的传导[24]。

中枢敏化的过程在慢性疼痛的发展中至关重要[25]。因此，使中枢敏化最小化的手术技术和药理学干预是非常重要的。此外，超前镇痛（有痛觉前镇痛干预）侧重于镇痛治疗的早期，预防性镇痛（镇痛作用持续时间长于止痛药的半衰期）侧重于时机、持续时间和镇痛治疗的疗效[26]。镇痛的预防模型是多模式技术的基础，并已被证明有一定的临床益处，而且可以通过阻断疼痛传入脊髓来预防中枢敏化。

5.3 急性术后疼痛管理

阿片类药物仍然是围手术期疼痛管理的基础（图 5.1）。它们通过中枢和外周机制发挥镇痛作用。然而，其与许多副作用相关，包括术后恶心和呕吐（PONV）、镇静、嗜睡和瘙痒的发生率增加，这些副作用推迟了患者出院时间并增加了术后护理的成本[27,28]。有趣的是，动物研究表明，μ-阿片受体可以促进肿瘤的生长和肿瘤血管的生成[29,30]。

非甾体抗炎药，包括 COX-2 抑制剂，有类阿片样效应，能减少一些与阿片类药物有关的副作用[31,32]。另一方面，当考虑外科手术的出血时，应该避免使用非选择性非甾体抗炎药[33,34]。Meta 分析显示，选择性 COX-2 抑制剂在这种情况下具有安全性[35]。由于长期心血管风险导致几种 COX-2 抑制剂停用后，在术后急性期短时间使用这些产品仍然是有益的[36]。非心脏手术后接受短期选择性 COX-2 抑制剂的患者发生心血管病的风险并没有增加[37]。

氯胺酮是一种 NMDA 受体拮抗剂，受到广泛研究，特别是在预防疼痛的集中化方面。通常小剂量（0.15mg/kg，静脉注射）的氯胺酮可以促进门诊关节镜检查后的恢

图 5.1 疼痛管理的多模式镇痛方法

来源：Kehlet H, Dahl JB. AnesthAnalg. 1993;77: 1048-1056.

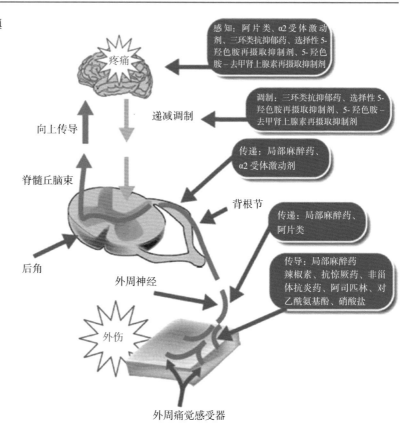

复[38]。此外，在大型研究分析中，氯胺酮也是副作用发生率较低的阿片类药物[39]。早期使用氯胺酮可能会阻止慢性疼痛的发展。

右美沙芬是另一种 N- 甲基 -D- 天冬氨酸（NMDA）受体拮抗剂，可以预防中枢性衰竭，并具有其他镇痛的作用机制[40]。尽管对其使用进行了大量研究，但结果仍然充满争议[27]。

可乐定是一种 α2 受体激动剂，因其有镇痛、镇静和降压作用，已在围手术期使用多年[41]。然而，已证明另一种 α2 受体激动剂右美托咪定可减少阿片类药物相关的副作用并增强镇痛作用，而且在术后急性疼痛控制中用于患者自控镇痛时（静脉用药），副作用较少[42]。与吗啡相比，单独使用吗啡进行术后镇痛和恢复时，右美托咪定显示出累加效应[43]。此外，右美托咪定作为围手

术期镇痛方案的一部分，可减少阿片类药物的需求，减少术后恶心和呕吐以及缩短术后的住院时间[44]。

神经阻滞是多模式镇痛方案的重要组成部分。局部麻醉药作为多模式方案的一部分，在术后用于伤口即刻就能起作用[45,46]。单次外周神经阻滞的研究也证实了这种早期术后疼痛疗法的效果，但大多数患者仍需要 24 小时到长达 7 天的辅助疼痛治疗[47]。在颌面部疼痛管理方案中，脂质体丁哌卡因的作用持续时间延长是一个值得关注的问题。这是由于输送系统封装了丁哌卡因分子而不改变其结构。随着脂质体的分解，无包裹的丁哌卡因被释放出来，效果可以持续长达 72 小时[48-50]。脂质体丁哌卡因被装在小瓶中（每瓶 266mg），当需要大量使用时可用生理盐水稀释。

一氧化氮也可以降低慢性疼痛进展的发生率，但是仍需要进一步的研究[51]。

酮咯酸（Toradol）是一种附加的非麻醉镇痛药，具有减轻疼痛和麻醉的作用。酮咯酸仅适用于静脉注射和局部注射。

非药物佐剂可以帮助减轻术后疼痛。可用低于有害的频率在伤口区域使用经皮电神经刺激（TENS），能减少术后镇痛药的使用[52]。术后伤口冰敷可以显著减少术后镇痛药的使用而不增加伤口感染的风险[53]。

5.4 慢性术后疼痛管理

5.4.1 三叉神经痛

神经性疼痛的特征是持久且严重，与痛觉过敏、异常性疼痛、交感神经过度活跃和继发性肌筋膜疼痛相关。神经性疼痛可被描述为灼烧痛、剧痛和刺痛。颌面外科手术引起神经性疼痛的发病率尚未明确。众所周知，神经性疼痛的发病率因手术的部位和类型、患者的年龄和医疗条件而异。Politis 等报道了双侧矢状劈开截骨术后神经性疼痛的发生率为 0.51%[54]，而局部注射镇痛药引起的永久性疼痛则为 0.0001%~0.01%，甚至更低[55,56]。此外，有些颌面部外科医生没有充分告知患者关于慢性疼痛的风险，而慢性疼痛是外科手术意外的并发症。准确和易于理解的术前告知可以改变患者对疼痛的理解，并可降低患者术后发生慢性疼痛的风险。

最常见的受损的三叉神经分支是下牙槽神经和舌神经，相较于下牙槽神经位于骨管中，舌神经松散地位于软组织中。当有以下情况发生时，周围感觉神经损伤更有可能长期存在：神经损伤严重时；患者高龄、患有糖尿病，并且患有周围神经疾病时；伤口

并发感染、血肿、有异物存在时；受伤和患者检查的时间间隔较长；当损伤更接近细胞时。在医源性三叉神经损伤之后，患者经常抱怨生活质量下降、心理不适、社交障碍和残疾[57]。许多患者可能每天都要经历主要由活动或寒冷引起的异常性疼痛，导致饮食、饮酒、亲吻、睡眠和进行其他活动时产生疼痛。下牙槽神经为单侧下颌、唇部、牙龈和牙齿提供一般感觉。舌神经为舌和舌牙龈的背侧和腹侧提供一般感觉。疼痛的控制至关重要，需要将康复作为一线治疗目的。早期干预对于获得最佳的生理状态和功能恢复很重要[58]。当患者抱怨与神经损伤有关的问题持续存在时可以进行修复手术；然而，仍然缺乏证据支持这种做法。下牙槽神经损伤的手术比舌神经损伤的手术更容易成功，神经瘤的存在是一个不利的预后因素[59,60]。

舌神经疼痛通常难以治疗，疼痛管理的主要目的是降低疼痛强度和频率。药物治疗包括卡马西平，其对控制舌神经疼痛非常有效，并且通常是一线治疗药物[61,62]。据报道，30% 的患者可能有初始耐药性，高达50% 的患者对卡马西平治疗无效[63,64]。另外，奥卡西平是一种卡马西平衍生物，对舌神经疼痛也有效并且副作用较少[65]。巴氯芬已成功用于舌神经疼痛，由于其副作用较小，可以滴定至较高的剂量（80mg/d）[66]。此外，巴氯芬适用于联合治疗，因为其与卡马西平具有很强的协同作用。

加巴喷丁治疗舌神经疼痛还未进行彻底研究，但可能会在特定的患者中应用。临床上，初始使用卡马西平治疗，患者可迅速更换药物为具有较小副作用的控释制剂。如果卡马西平引起棘手的副作用，则减少剂量并加入巴氯芬，或尝试奥卡西平。在更换药物

之前，应在难治性病例中开始加用拉莫三嗪或巴氯芬。在那些难治的病例中，最有希望的替代治疗方案是加巴喷丁和普瑞巴林，其对周围神经病变（带状疱疹后或糖尿病性神经病变）有效，并且对于创伤性神经病变也可能是很好的治疗选择。此外，可以尝试托吡酯，甚至是较老的抗惊厥药丙戊酸盐和苯妥英钠[67]。所有使用抗惊厥药的患者都需要进行血液学、电解质和肝功能的基线检测和随访检测。虽然抗惊厥药物可以控制舌下神经疼痛，但也可能导致病情急性加重并需要临时调整剂量。

此外，抗抑郁药和5%利多卡因贴剂可以增加到一线药物中。阿片类药物（包括曲马朵）作为二线药物。睡眠时使用低至25mg的三环类抗抑郁药（阿米替林、去甲替林、度琉平）对几乎所有经历疼痛的多发神经病变的患者都有效果[68]。在使用这个剂量时，大多数患者能够耐受有口干、嗜睡和体重增加的最小副作用的治疗。此外，这将能够改善利于疼痛恢复的睡眠模式[69]。

血清素和去甲肾上腺素再摄取抑制剂（SNRIs）如度洛西汀和文拉法辛在说明中标记用于治疗神经性疼痛。美西律是一种用于心律失常的非选择性钠通道阻滞剂，如果利多卡因注射出现阳性反应，那么美西律在理论上可能是有用的。偶尔出现严重的突发性疼痛，患者可能在疼痛治疗团队的护理下住院治疗，静脉注射阿片类药物或使用NMDA拮抗剂（氯胺酮）并确定最佳滴定剂量[70]。使用丁哌卡因、类固醇或胍乙啶的星状神经节阻滞有助于打破疼痛周期[71]。

在舌下神经疼痛时，用周围神经阻滞可以暂时完全缓解疼痛。有关三叉神经切除术的小样本短期随访的报道显示出相互矛盾的

结果，成功率为50%~64%[72]。在任何情况下，三叉神经痛总是在神经切断术后平均2年内复发[73]。外周神经分支的冷冻疗法通常可以缓解6个月的疼痛，并且可以重复进行，效果良好[74]。酒精阻滞注射在1年左右的时间有效，但该方法会引起疼痛且并发纤维化，这在技术上限制了进一步进行注射[75]。其他并发症包括皮肤全层或黏膜溃疡、脑神经麻痹、带状疱疹复发和骨坏死[72]。有报道说，外周甘油注射后24个月的成功率为60%；然而，其他研究显示，在7个月时疼痛会复发[75]。此外，已有报道单次再注射甘油取得了成功[76]。神经切除术、冷冻疗法和酒精阻滞都导致了神经性疼痛，称为痛性感觉缺失。外周手术会损伤神经，因此可能有在神经区域内出现感觉迟钝的风险。这些手术应只作为不能耐受其他治疗方式患者最后的选择[72]。

经皮三叉神经中央消融手术针对三叉神经节，包括射频神经根切断术、甘油注射和球囊压迫。三种治疗方式的初始疼痛缓解率大致相同（约90%），但疼痛的复发率和并发症率不同[77]。总体而言，射频神经根切断术一直有最高的持续疼痛缓解率，但面部和角膜麻痹的发生率较高。

心理治疗是许多继发性颌面部疼痛患者的治疗基础。慢性颌面部疼痛患者的精神疾病发病率为72%[78]。在术后急性颌面部疼痛的患者中，消极思想和焦虑的存在使疼痛的强度增加了4倍[79]。维持身体锻炼和社交活动是多模式治疗的一个重要方面。

动物研究中使用了最近发现的有效的抗神经病多肽。它包括阿片样肽类内吗啡肽-1和内吗啡肽-2[80]。被称为SP1~SP7的P物质片段具有缓解疼痛的作用，由致痛剂母体

P 物质中 11 种氨基酸中的 7 种组成[81]。此外，一些脂肪酸例如 maresin 和 resolvins 有抗神经活性[82]。与现有药物相比，这些研究的化合物在人体使用时的主要优点是减少副作用和药物之间的相互作用。

三叉神经的神经调节是当前顽固性颅面部疼痛研究的另一个领域[83]。神经调节的方式包括直接电刺激（脊髓刺激）和经颅磁刺激以及其他传递物质和重新调整中枢神经系统神经化学的装置。

自体干细胞治疗的初步研究结果表明，这种方式治疗神经性疼痛是安全有效的。临床试验结果表明，在三叉神经疼痛部位给予单次干细胞治疗，疼痛强度可降低 78%，并持续 6 个月。

5.4.2 舌咽神经痛

舌咽神经痛（glossopharyngeal neuralgia，GN）难以诊断，并且由于其位置、临床特征和罕见性（0.7/100000），合理的治疗通常开始较晚[85]。GN 的疼痛发作类似于三叉神经痛，但疼痛的位置取决于两个感觉分支受影响的区域。咽部舌咽神经痛主要位于咽、扁桃体、软腭或后舌根，并向上辐射到内耳或下颌角。而鼓膜舌咽神经痛局限于耳朵，但随后可能会辐射到咽部。由于其神经支配原因，舌咽神经痛触发区域因为咀嚼、吞咽、打哈欠、咳嗽或发声而发生[86]。此外，打喷嚏、清喉咙、擤鼻涕、触摸牙龈或口腔黏膜或按摩耳朵都可能引发疼痛[85]。触发区域的局部镇痛可以消除疼痛并有助于诊断 GN。据报道，这种神经痛可诱发晕厥和心动过缓，可能是由脑神经的内脏传入神经（Ⅸ 和 Ⅹ）与自主神经髓核之间的功能性中枢连接介导的。GN 的治疗和药物使用与三叉神经痛相似。

5.4.3 持续性特发性面部疼痛

1924 年，Frazier 和 Russell 首次描述了非典型面部疼痛，并将其改名为持续性特发性面部疼痛（persistent idiopathic facial pain，PIFP）。

特异性疼痛是一种排除性诊断，不能归因于任何病理过程，其特征是在面部或大脑没有任何明显诱因的情况下出现的慢性持续性疼痛[87]。特发性面部疼痛可能包括由于感觉神经损伤引起的神经性疼痛、交感神经损伤引起的复合性局部疼痛综合征和非典型面部疼痛。幻觉牙痛或非典型牙痛是一种特异性面部疼痛的变异，其强烈的疼痛集中在一颗或一组牙齿上，但没有明显的牙齿或口腔疾病。偶尔，疼痛可能扩散到相邻的牙齿，特别是在拔出疼痛的牙齿后。其与既往手术干预的关系表明，这种牙痛可能是上牙槽神经术后的神经病变。要说服患者，他们的疼痛不是因为牙齿，因此要避免不必要的不可逆的侵入性牙科手术，并告知牙科医生。在 60%~70% 的患者中，疼痛可能是由于心理或精神疾病引起的[88]。本病在 30~50 岁的女性中更为常见。虽然面部的任何区域都可能会涉及，但是最常受影响的是上颌区域。疼痛通常与手术或其他侵入性操作有关[89]。PIFP 有不同的表现形式，其特征是持续的、每日不同强度的疼痛。经典的疼痛位置深且定位不明确；通常被描述为钝痛和酸痛，这种疼痛无法将患者从睡眠中唤醒。开始时，疼痛通常局限于一侧面部的某个区域，但后来可能扩展到另一侧面部的 40%[89]。详细的病史询问和查体是必不可少的，实验室检查和影像学检查可以帮助排除隐匿性病理问题。可能需要进行精神评估和牙科咨询。缺乏明确的病理生理学基础将妨碍确定治疗方案。PIFP 的药物治疗效果通常不如其他面部疼痛综合征令人满意[90]。用于治疗 PIFP 的药物包括抗抑郁药、抗惊厥药、局部麻醉药、N- 甲基 -D- 天冬氨酸（NMDA）拮抗剂、P 物质消耗剂和阿片类药物。睡前使用低剂量的阿米替林和抗惊厥类药物似乎是最有效的治疗方法。

5.4.4 复合性局部疼痛综合征

最常见的交感神经介导的疼痛即反射性交感神经营养不良或灼痛目前被称为复合性局部疼痛综合征（complex regional pain syndrome, CRPS）。国际疼痛研究协会认为，CRPS 代表了在受伤后常见的各种疼痛状态；其被描述为伴有异常性疼痛和痛觉过敏的自发性疼痛，不局限于皮肤区域，并且超过了刺激事件预期的强度和持续时间。CRPS 具有远端优势，并且在疾病过程中的某个时间与疼痛区域中的水肿、异常皮肤血流或催汗活动相关。CRPS 分为 I 型和 II 型（不常见）。CRPS I 包括由组织损伤或轻微局部创伤引起的病症，如扭伤或手术，以前称为反射性交感神经营养不良。这种情况导致轻微或无法识别的神经损伤，伴有严重的疼痛。CRPS II 由主要神经损伤引起，之前被称为灼痛。

两种综合征都有去甲肾上腺素能交感神经对疼痛进展影响的临床证据。然而，这一发现并不是诊断 CRPS 的先决条件。在急性期，超过 80% 的人有水肿和皮肤血管舒张，皮肤发红、汗液增多等[91]。在慢性期后可能逆转为血管收缩，导致怕冷、皮肤变蓝、皮肤、指甲和肌肉发生萎缩性变化[92]。在晚

期病例中，这将导致受累部位出现无力、萎缩、纤维化和震颤[91]。随着时间的推移，疼痛通常持续存在并且可能扩散到邻近的部位甚至一半的躯体，这些表明中枢神经系统受累。CRPS 的严重程度和功能丧失使许多患者易患焦虑和抑郁。然而，没有证据表明受伤早期的继发性心理因素使人易患 CRPS[93]。

对于交感神经参与从而诊断 CRPS 的历史依赖可能妨碍了对头部和颈部病例的判断和记录。因此，有报道，依赖颈部交感神经切除术、可乐定、胍硫脲和星状神经节阻滞来确认 CRPS[94]。一些特征，例如营养变化和皮肤萎缩，在三叉神经区域未见报道，并且运动障碍很少见。CRPS 没有诊断性测试，目前依靠临床判断，不同医生对患者的看法不同也是正常的[93]。

治疗的目的是减轻疼痛和恢复功能。根据疾病的阶段和症状，可以使用类固醇类药物和交感神经阻滞剂。抗抑郁药和抗惊厥药可以缓解部分神经性疼痛，如果这些治疗无效，应该尝试阿片类药物[91]。

结语

麻醉医生在术前进行患者评估时就要开始疼痛的系统管理，并与外科医生充分沟通手术类型。患者的危险因素越多，麻醉医生在预防性疼痛管理中应该越积极。当有临床指征时，应首先考虑局部麻醉，包括局部浸润麻醉和周围神经阻滞麻醉。文献经常报道的剧烈疼痛在术后急性疼痛中也有发生。最好用快速起效的短效药物（例如在恢复室中使用芬太尼）或与先前使用药物不同的药物来治疗。

对于小型外科手术预期中的轻度疼痛，

建议使用对乙酰氨基酚、曲马朵、NSAID或局部麻醉药伤口浸润和术中用阿片类药物治疗。

非药物治疗（例如经皮电神经制激、冰袋）应该在术后合适的时机使用。

对于预期中的中度疼痛，我们建议在术中使用 2~3 种药物，包括局部麻醉药。阿片类药物和 NSAID 的组合也应考虑用于术后疼痛的管理。

对于预期中的重度疼痛，我们强烈建议考虑局部麻醉，除非有禁忌证，通过静脉注射控制患者的镇痛输液量。术中疼痛管理还应包括积极的多模式的药物治疗、及时关注和治疗术后疼痛。

对于有慢性阿片类药物使用史或慢性疼痛风险高的患者，应在术中和术后同时考虑使用氯胺酮和局部麻醉药。

慢性神经性疼痛是一种复杂的疾病，即使对于同样的损伤，不同患者的疼痛感觉也会有所不同。这种可变性可能是由多种因素相互作用引起的，包括手术、环境、感染、创伤、社会心理和遗传因素。通过超前镇痛，术前治疗旨在减少或消除最初的感觉障碍并预防中枢敏化。

颌面部疼痛的患者必须进行全面的检查，以确定其疼痛类型是神经性疼痛还是伤害性疼痛。神经性疼痛的治疗必须是多学科的，以提供不同模式和作用部位的合理药物，这可以提高疗效并减少副作用。

全身抗神经病变的一线药物包括阿米替林、加巴喷丁、普瑞巴林和度洛西汀等。新的治疗方法（如神经调节）正在研究中。鉴别和治疗焦虑和抑郁等常见并发症是颌面部疼痛患者恢复身体活动和社交活动的必要条件。

（秦　锋 译，俞楠泽 审校）

参考文献

1. Phillips DM. JCAHO pain management standards are unveiled. Joint Commission on Accreditation of Healthcare Organizations. JAMA. 2000;284:428–9.

2. Rawal N, Hylander J, Nydahl PA, Olofsson I, Gupta A. Survey of postoperative analgesia following ambulatory surgery. Acta Anaesthesiol Scand. 1997;41:1017–22.

3. Apfelbaum JL, Chen C, Mehta SS, et al. Postoperative pain experience: results from a national survey suggest postoperative pain continues to be undermanaged. Anesth Analg. 2003;97:534–40.

4. Rathmell JP, Wu CL, Sinatra RS, et al. Acute post-surgical pain management: a critical appraisal of current practice, December 2–4, 2005. Reg Anesth Pain Med. 2006;31 (4 Suppl 1) :1–42.

5. Seymour RA, Walton JG. Pain control after third molar surgery. Int J Oral Surg. 1984;13:457–85.

6. Szmyd L, Shannon IL, Mohnac AM. Control of postoperative sequelae in impacted third molar surgery. J Oral Ther Pharmacol. 1965;1:491–6.

7. Kehlet H, Jensen TS, Woolf CJ. Persistent postsurgical pain: risk factors and prevention. Lancet. 2006; 367:1618–25.

8. Woolf CJ, Ma Q. Nociceptors-noxious stimulus detectors. Neuron. 2007;55:353–64.

9. Jahr CE, Jessell TM. ATP excites a subpopulation of rat dorsal horn neurones. Nature. 1983;304:730–3.

10. Coffman J. The effect of aspirin in pain and hand blood flow responses to intra-arterial injection of bradykinin. Clin Pharmacol Ther. 1966;7:26–37.

11. Douglas WW. Histamine and 5-hydroxytryptamine and their anatgonist. In: Gilman AG, Goodman LS, editors. The pharmacological basis of therapeutics. 7th ed. New York: Macmillan; 1985. p. 605–38.

12. Moncada S, Flower RJ, Vane JR. Prostaglandins, prostacyclin, thromboxane A2, and leukotrienes. In: Gilman AG, Goodman LS, editors. The pharmacological basis of therapeutics. 7th ed. New York: Macmillan; 1985. p. 660–73.

13. Higgs GA, Salmon JA, Henderson B. Pharmacokinetics of aspirin and salicylate in relation to inhibition of arachidonate cyclooxygenase and anti-inflammatory activity. Proc Natl Acad Sci U S A. 1987;84:1417–20.

14. Higgs GA. Arachidonic acid metabolism, pain and hyperalgesia: the mode of action of non-steroid mild analgesics. Br J Pharmacol. 1980;10 (Suppl 2) :233–5.

15. Ferreira SH, Nakamura M, AbreuCatro MS. The hyperalgesic effects of prostacyclin and PGE2. Prostaglandins. 1978;16:31–7.

16. Woo YC, Park SS, Subieta AR, et al. Changes in tissue pH and temperature after incision indicate acidosis may contribute to postoperative pain. Anesthesiology. 2004;101:468–75.

17. Kim TJ, Freml L, Park SS, et al. Lactate concentrations in incisions indicate ischemic-like conditions may contribute to postoperative pain. J Pain. 2007;8:59–66.

18. Immke DC, McCleskey EW. Lactate enhances the acid-sensing Na channel on ischemia-sensing neurons. Nat Neurosci. 2001;4:869–70.

19. D'Mello R, Dickenson AH. Spinal cord mechanisms of pain. Br J Anaesth. 2008;101:8–16.

20. Campbell JN, Raja SN, Meyer RA. Myelinated afferents signal the hyperalgesia associated with nerve injury. Pain. 1988;32:89–94.

21. McCartney CJL, Sinha A, Katz J. A qualitative systematic review of the role of N-Methyl-D-aspartate receptor antagonists in preventive analgesia. Anesth Analg. 2004;98:1385–400.

22. Baron R, Binder A, Wasner G. Neuropathic pain: diagnosis, pathophysiological mechanisms, and treatment. Lancet Neurol. 2010;9:807–19.

23. Woolf CJ, Mannion RJ. Neuropathic pain: aetiology, symptoms, mechanisms, and management. Lancet. 1999;353:1959–64.

24. Woolf CJ, Salter MW. Neuronal plasticity: increasing the gain in pain. Science. 2000;288:1765–8.

25. Sandkuhler J. Models and mechanisms of hyperalgesia and allodynia. Physiol Rev Suppl. 2009;89:707–58.

26. Pogatzki-Zahn EM, Zahn PK. From preemptive to preventive analgesia. Curr Opin Anaesthesiol. 2006;19:551–5.

27. White PF. The changing role of non-opioid analgesic techniques in the management of postoperative pain. Anesth Analg. 2005;101 (5 Suppl) :S5–22.

28. Oderda GM, Evans RS, Lloyd J, et al. Cost of opioid-related adverse drug events in surgical patients. J Pain Symptom Manag. 2003;25:276–83.

29. Gupta K, Kshirsagar S, Chang L, et al. Morphine stimulates angiogenesis by activating proangiogenic and survival promoting signaling and promotes breast tumor growth. Cancer Res. 2002;62:4491–8.

30. Singleton PA, Moss J. Effect of perioperative opioids on cancer recurrence: a hypothesis. Future Oncol. 2010;6:1237–42.

31. Marret E, Kurdi O, Zufferey P, Bonnet F. Effects of nonsteroidal antiinflammatory drugs on patient-controlled analgesia morphine side effects: meta-analysis of randomized controlled trials. Anesthesiology. 2005;102:1249–60.

32. Elia N, Lysakowski C, Tramer MR. Does multimodal analgesia with acetaminophen, nonsteroidal antiinflammatory drugs, or selective cyclooxygenase-2 inhibitors and patient-controlled analgesia morphine offer advantages over morphine alone? Meta-analyses of randomized trials. Anesthesiology. 2005;103:1296–304.

33. Moiniche S, Romsing J, Dahl JB, Tramer MR. Nonsteroidal anti-inflammatory drugs and the risk of operative site bleeding after tonsillectomy: a quantitative systematic review. Anesth Analg. 2003;96:68–77, table of contents.

34. Marret E, Flahault A, Samama CM, Bonnet F. Effects of postoperative, nonsteroidal, antiinflammatory drugs on bleeding risk after tonsillectomy: meta-analysis of randomized, controlled trials. Anesthesiology. 2003;98:1497–502.

35. Romsing J, Moiniche S. A systematic review of COX-2 inhibitors compared with traditional NSAIDs, or different COX-2 inhibitors for post-operative pain. Acta Anaesthesiol Scand. 2004;48:525–46.

36. White PF, Kehlet H, Liu S. Perioperative analgesia: what do we still know? Anesth Analg. 2009;108:1364–7.

37. Nussmeier NA, Whelton AA, Brown MT, et al. Safety and efficacy of the cyclooxygenase-2 inhibitors parecoxib and valdecoxib after noncardiac surgery. Anesthesiology. 2006;104:518–26.

38. Menigaux C, Guignard B, Fletcher D, Sessler DI, Dupont X, Chauvin M. Intraoperative small-dose ketamine enhances analgesia after outpatient knee arthroscopy. Anesth Analg. 2001;93:606–12.

39. Subramaniam K, Subramaniam B, Steinbrook RA. Ketamine as adjuvant analgesic to opioids: a quantitative and qualitative systematic review. Anesth Analg. 2004;99:482–95, table of contents.

40. Chandrakantan A, Glass PSA. Multimodal therapies for postoperative nausea and vomiting, and pain. Br J Anaesth. 2011;107 (S1) :i27–40.

41. Hossmann V, Maling TJ, Hamilton CA, et al. Sedative and cardiovascular effects of clonidine and nitrazepam. Clin Pharmacol Ther. 1980;28:167–76.

42. Lin TF, Yeh YC, Lin FS, et al. Effect of combining dexmedetomidine and morphine for intravenous patientcontrolled analgesia. Br J Anaesth. 2009;102:117–22.

43. Arain SR, Ruehlow RM, Uhrich TD, Ebert TJ. The efficacy of dexmedetomidine versus morphine for postoperative analgesia after major inpatient surgery. Anesth Analg. 2004;98:153–8, table of contents.

44. Tufanogullari B, White PF, Peixoto MP, et al. Dexmedetomidine infusion during laparoscopic bariatric surgery: the effect on recovery outcome variables. Anesth Analg. 2008; 106: 1741–8.

45. Michaloliakou C, Chung F, Sharma S. Preoperative multimodal analgesia facilitates recovery after ambulatory laparoscopic cholecystectomy. Anesth Analg. 1996;82:44–51.

46. Bisgaard T, Klarskov B, Kristiansen VB, et al. Multi-regional local anesthetic infiltration during laparoscopic cholecystectomy in patients receiving prophylactic multi-modal analgesia: a randomized, double-blinded, placebo-controlled study. Anesth Analg. 1999;89:1017–24.

47. Klein SM, Nielsen KC, Greengrass RA, Warner DS, Martin A, Steele SM. Ambulatory discharge after long-acting peripheral nerve blockade: 2382 blocks with ropivacaine. Anesth Analg. 2002;94:65–70, table of contents.

48. Vogel JD. Liposome bupivacaine (EXPAREL®) for extended pain relief in patients undergoing ileostomy reversal at a single institution with a fast-track discharge protocol: an IMPROVE Phase IV health economics trial. J Pain Res. 2013;6:605–10.

49. US Food and Drug Administration. FDA Label Approved on 10/28/2011 (PDF) for EXPAREL. US Silver Spring, MD: US Food and Drug Administration. http://www.accessdata.fda.gov/drugsatfda_docs/ nda/2011/022496Orig1s000TOC.cfm. Accessed 7 Mar 2014.

50. Chahar P, Cummings KC Ⅲ. Liposomal bupivacaine: a review of a new bupivacaine formulation. J Pain Res.

2012;5:257–64.

51. Chan MT, Wan AC, Gin T, Leslie K, Myles PS. Chronic postsurgical pain after nitrous oxide anesthesia. Pain. 2011;152:2514–20.

52. Bjordal JM, Johnson MI, Ljunggreen AE. Transcutaneous electrical nerve stimulation (TENS) can reduce postoperative analgesic consumption. A meta-analysis with assessment of optimal treatment parameters for postoperative pain. Eur J Pain. 2003;7:181–8.

53. Fountas KN, Kapsalaki EZ, Johnston KW, Smisson HF Ⅲ, Vogel RL, Robinson JS Jr. Postoperative lumbar microdiscectomy pain. Minimalization by irrigation and cooling. Spine (Phila Pa 1976) . 1999;24:1958–60.

54. Politis C, Lambrichts I, Agbaje JO. Neuropathic pain after orthognathic surgery. Oral Maxillofac Surg. 2014;117 (2) :102–7.

55. Hillerup S. Iatrogenic injury to the inferior alveolar nerve: etiology, signs and symptoms, and observations on recovery. Int J Oral Maxillofac Surg. 2008;37 (8) : 704–9.

56. Renton T, Thexton A, Crean SJ, Hankins M. Simplifying the assessment of the recovery from surgical injury to the lingual nerve. Br Dent J. 2006;200 (10) :569–73.

57. Lam NP, Donoff RB, Kaban LB, Dodson TB. Patient satisfaction after trigeminal nerve repair. Oral Surg Oral Med Oral Pathol Oral Radiol Endod. 2003;95 (5) : 538–43.

58. Ziccardi VB, Zuniga JR. Nerve injuries after third molar removal. Oral Maxillofac Surg Clin North Am. 2007;19 (1) :105–15.

59. Pogrel MA. The results of microneurosurgery of the inferior alveolar and lingual nerve. J Oral Maxillofac Surg. 2002;60 (5) :485–9.

60. Susarla SM, Kaban LB, Donoff RB, et al. Functional sensory recovery after trigeminal nerve repair. J Oral Maxillofac Surg. 2007;65 (1) :60–5.

61. Wiffen PJ, McQuay HJ, Moore RA. Carbamazepine for acute and chronic pain. Cochrane Database Syst Rev. 2005; (3) :CD005451.

62. Wiffen P, Collins S, McQuay H, et al. Anticonvulsant drugs for acute and chronic pain. Cochrane Database Syst Rev. 2005; (3) :CD001133.

63. Sato J, Saitoh T, Notani K, et al. Diagnostic significance of carbamazepine and trigger zones in trigeminal neuralgia. Oral Surg Oral Med Oral Pathol Oral Radiol Endod. 2004;97 (1) :18–22.

64. Taylor JC, Brauer S, Espir ML. Long-term treatment of trigeminal neuralgia with carbamazepine. Postgrad Med J. 1981;57 (663) :16–8.

65. Zakrzewska JM, Patsalos PN. Long-term cohort study comparing medical (oxcarbazepine) and surgical management of intractable trigeminal neuralgia. Pain. 2002;95 (3) :259–66.

66. Fromm GH, Terrence CF, Chattha AS. Baclofen in the treatment of trigeminal neuralgia: double-blind study and long-term follow-up. Ann Neurol. 1984;15 (3) : 240–4.

67. Cheshire WP Jr. Defining the role for gabapentin in the

treatment of trigeminal neuralgia: a retrospective study. J Pain. 2002;3 (2) :137–42.

68. Beniczky S, Tajti J, Timea Varga E, et al. Evidence-based pharmacological treatment of neuropathic pain syndromes. J Neural Transm. 2005;112 (6) :735–49.

69. Saarto T, Wiffen PJ. Antidepressants for treating neuropathic pain. Cochrane Evid. 2007:CD005454.

70. Collins S, Sigtermans MJ, Dahan A, Zuurmond WW, Perez RS. NMDA receptor antagonists for the treatment of neuropathic pain. Pain Med. 2010;11:1726–42.

71. Bonelli S, Conoscente F, Movilia PG, Restelli L, Francucci B, Grossi E. Regional intravenous guanethidine vs. stellate ganglion block in reflex sympathetic dystrophies: a randomized trial. Pain. 1983;16:297–307.

72. Peters G, Nurmikko TJ. Peripheral and gasserian ganglion-level procedures for the treatment of trigeminal neuralgia. Clin J Pain. 2002;18 (1) :28–34.

73. Quinn JH, Weil T. Trigeminal neuralgia: treatment by repetitive peripheral neurectomy. Supplemental report. J Oral Surg. 1975;33 (8) :591–5.

74. Pradel W, Hlawitschka M, Eckelt U, et al. Cryosurgical treatment of genuine trigeminal neuralgia. Br J Oral Maxillofac Surg. 2002;40 (3) : 244–7.

75. Fardy MJ, Zakrzewska JM, Patton DW. Peripheral surgical techniques for the management of trigeminal neuralgia alcohol and glycerol injections. Acta Neurochir. 1994;129 (3–4) :181–4.

76. Erdem E, Alkan A. Peripheral glycerol injections in the treatment of idiopathic trigeminal neuralgia: retrospective analysis of 157 cases. J Oral Maxillofac Surg. 2001;59 (10) : 1176–80.

77. Taha JM, Tew JM Jr. Comparison of surgical treatments for trigeminal neuralgia: reevaluation of radiofrequency rhizotomy. Neurosurgery. 1996;38 (5) : 865–71.

78. Hampf G, Vikkula J, Ylipaavalniemi P, Aalberg V. Psychiatric disorders in orofacial dysaesthesia. Int J Oral Maxillofac Surg. 1987;16:402–7.

79. Vickers ER, Boocock H, Harris RD, et al. Analysis of the acute postoperative pain experience following oral surgery: identification of 'unaffected', 'disabled' and 'depressed, anxious and disabled' patient clusters. Aust Dent J. 2006;51:69–77.

80. Varamini P, Goh WH, Mansfeld FM, et al. Peripherally acting novel lipoendomorphin-1 peptides in neuropathic pain without producing constipation. Bioorg Med Chem. 2013;21:1898–904.

81. Carlsson-Jonsson A, Gao T, Hao JX, et al. N-terminal truncations of substance P 1-7 amide affect its action on spinal cord injury-induced mechanical allodynia in rats. Eur J Pharmacol. 2014;738:319–25.

82. Serhan CN, Dalli J, Karamnov S, et al. Macrophage proresolving mediator maresin 1 stimulates tissue regeneration and controls pain. FASEB J. 2012;26:1755–65.

83. Ellis JA, Mejia Munne JC, Winfree CJ. Trigeminal branch stimulation for the treatment of intractable craniofacial pain. J Neurosurg. 2015;123:283–8.

84. Vickers ER, Karsten E, Flood J, Lilischkis R. A preliminary report on stem cell therapy for neuropathic

pain in humans. J Pain Res. 2014;7:255–63.

85. Katusic S, Williams DB, Beard CM, et al. Incidence and clinical features of glossopharyngeal neuralgia, Rochester, Minnesota, 1945–1984. Neuroepidemiology. 1991;10 (5–6) : 266–75.

86. Olesen J, Bousser M-G, Diener HC, et al. The international classification of headache disorders. 2nd edition. Cephalalgia. 2004;24 (Suppl 1) :24–150.

87. Renton T. Persistent pain after dental surgery. Rev Pain. 2011;5 (1) :8–17.

88. Evans RW, Agostoni E. Persistent idiopathic facial pain. Headache. 2006;46 (8) :1298–300.

89. Pfaffenrath V, Rath M, Pollmann W, et al. Atypical facial pain–application of the IHS criteria in a clinical sample.

Cephalalgia. 1993;13 (Suppl 12) :84–8.

90. Baad-Hansen L. Atypical odontalgia—pathophysiology and clinical management. J Oral Rehabil. 2008;35 (1) : 1–11.

91. Birklein F. Complex regional pain syndrome. J Neurol. 2005;252 (2) :131–8.

92. Wasner G, Schattschneider J, Baron R. Skin temperature side differences da diagnostic tool for CRPS? Pain. 2002;98 (1–2) :19–26.

93. Benoliel R, Eliav E. Neuropathic orofacial pain. Oral Maxillofacial Surg Clin North Am. 2008;20:237–54.

94. Melis M, Zawawi K, al-Badawi E, et al. Complex regional pain syndrome in the head and neck: a review of the literature. J Orofac Pain. 2002;16 (2) : 93–104.

6 | 颌面部美容手术的并发症

Henry Ward, Andre Ward

摘要

颌面部美容手术属于择期手术。为了改善患者就医体验、提高手术效果和患者满意度，医生团队需要优化医疗管理。对患者进行详细的术前评估十分重要，包括全面的病史采集和精确的体格检查。本章介绍了颌面部美容手术患者围手术期可能出现的并发症及处理措施。

6.1 引言

安全地进行手术及缩短住院时间是医生和患者的共同愿望。因此，术前充分了解患者病史、详细分析体格检查结果是避免和减少患者术中、术后并发症极为有效的手段。

对于有麻醉相关并发症和血栓栓塞家族史的患者，应警惕发生术后并发症的可能。若患者存在诸如糖尿病、充血性心力衰竭、心律失常、冠状动脉疾病、慢性阻塞性肺病及肾病等基础病，外科医生应详细追问患者既往史以完善围手术期医疗管理。

6.2 术后疼痛

疼痛是颌面部美容手术后的常见症状，主要由组织损伤和局部炎症导致，多发生于术后数小时至 2 天。疼痛程度与手术损伤和手术时间密切相关，可通过标准疼痛强度量表对其进行量化评估。

在这种情况下，疼痛管理虽简单，但有时仍具挑战性。理想的术后镇痛应起效时间短，副作用或药物相互作用发生率低[1]。

有研究表明，术前应用布洛芬或类似药物来减轻术后疼痛的效果不佳[2]。

镇痛药物的效果可分为弱、中、强三个等级。对乙酰氨基酚和非甾体抗炎药，如布洛芬、塞来昔布，属于弱效镇痛药；可待因属于中效镇痛药；阿片类药物，如羟考酮和芬太尼，属于强效镇痛药。

6.2.1 对乙酰氨基酚（扑热息痛）

颌面外科手术后，应考虑给予患者静脉用药（对乙酰氨基酚 1g，静脉注射）[3]。对乙酰氨基酚可单独使用，也可与其他镇痛药（例如非甾体抗炎药或吗啡）联合使用，使用时不必根据患者年龄、性别和体重改变用量[1]。消化性溃疡或支气管哮喘的患者使用对乙酰氨基酚安全性较高，且药物本身不影响患者的血小板功能。药物使用后 5 分钟内起效，1 小时左右达到浓度峰值，持续时间约为 4~6 小时[4]。对肝功能不全、慢性酒精中毒和慢性营养不良的患者，应酌情减小对乙酰氨基酚的剂量[1]。

6.2.2 非甾体抗炎药

常用的非甾体抗炎药包括布洛芬、萘普生、吲哚美辛、双氯芬酸、舒林酸和酮咯酸。

治疗中、重度疼痛时，非甾体抗炎药可单独使用或与阿片类药物联合使用[5]。不同的非甾体抗炎药对环加氧酶的两种亚型（COX-1 和 COX-2）具有不同的抑制作用。长期使用非甾体抗炎药可能导致肾功能损害和消化道出血。该类药物还会与多种药物相互作用（如抗凝血药和抗血小板类药物）从而增加消化道或其他部位出血的风险；与降压药共同服用时会影响其降血压效果；与利尿剂合用时，可减弱其排钠利尿的作用。非甾体抗炎药还能与阿司匹林相互作用，因此，为改善心血管功能而服用低剂量阿司匹

林的患者应避免使用非甾体抗炎药进行术后镇痛。使用质子泵抑制剂可有效减少非甾体抗炎药的胃肠道副作用，例如消化不良和胃溃疡。非甾体抗炎药还可导致与肾血管收缩和（或）急性间质性肾炎相关的肾功能损害。因此，对患有慢性肾病的患者应仔细监测非甾体抗炎药的使用情况。萘普生可作为心血管疾病患者术后镇痛首选的非甾体抗炎药。

6.2.3 阿片类药物

阿片类药物主要用于缓解颌面外科术后的重度疼痛。

最常用的一线用药是可待因、硫酸吗啡、氢吗啡酮、芬太尼和羟考酮。芬太尼的药效是硫酸吗啡的 80~100 倍，可舌下含服。10mg 剂量的硫酸吗啡药效等同于 2mg 的盐酸氢吗啡酮。临床上，阿片类药物通常与非阿片类药物联合使用，一方面可最大限度地发挥其镇痛效果，另一方面可通过协同作用减少阿片类药物的用量。在应用以上药物时，需注意以下事项。

①大多数阿片类药物主要经过肾脏代谢，对慢性肾病患者应调整用药剂量。

②应用阿片类药物引起不良事件的主要原因有高龄、肥胖、肾功能衰竭、肝功能衰竭、慢性阻塞性肺病及联合应用镇静药物（如苯二氮䓬类药物）。

③若患者曾长期服用阿片类药物，在进行术后镇痛时需适当加大用药剂量以达到镇痛效果。

④作为术后的急性用药，不必担心药物成瘾和药物耐受。

⑤阿片类药物的拮抗剂是纳洛酮，一般静脉应用时按 5~10μg/kg 的剂量使用。

阿片类药物可能会导致嗜睡、呼吸抑

制、恶心、呕吐和便秘等不良反应。偶尔会引起痛觉过敏、躁动及谵妄。需要特别注意的是，阿片类药物联合应用苯二氮䓬类药物时会显著增加呼吸抑制的风险。

6.3 术后发热

感染性因素和非感染性因素均可能导致患者出现术后发热。在大多数情况下，术后发热是与炎症相关的一种良性反应[6]。术前详细的病史采集和体格检查可为寻找术后发热的原因提供相应线索。

即使术后感染性并发症的发生率已随着抗生素的预防性应用显著下降，但术后发热的主要原因仍是感染性因素。葡萄球菌引起的浅表伤口感染表现为局部的红、肿、热、痛。蜂窝织炎往往在感染后 1 周内出现，若不及时应用抗生素治疗，则可能发生感染扩散。局部出现脓肿时需及时拆除缝线并使用抗生素治疗。深层脓肿则需手术清创。

在拔除第三磨牙和牙种植过程中应用压缩空气和气动手机时，可能导致发热伴纵隔炎和皮下气肿[7]。

出现发热、不明原因的心动过速、呼吸急促和血压下降时，应考虑脓毒血症的可能。此时应立即进行血常规检查及进行血培养、邀请感染科医生会诊、进行适当的抗生素治疗。若存在脓肿应实施必要的外科引流。

严重的脓毒血症可导致全身炎症反应综合征，并引起内分泌代谢功能紊乱或功能衰竭，死亡率较高。全身炎症反应综合征的诊断标准如下：体温高于 38℃或小于 36℃；心率大于 90 次 / 分；呼吸频率大于 20 次 / 分，白细胞计数大于 12×10^9/L 或小于 4×10^9/L，未成熟粒细胞比例大于 10%。

6.4 恶心呕吐

术后恶心呕吐是指手术后 24~48 小时内出现的恶心、干呕或呕吐[8]。恶心呕吐是术后患者的常见主诉，会增加患者平均住院日和相关的医疗费用。多种因素可以诱发术后恶心呕吐，如服用阿片类药物、使用挥发性麻醉药物、焦虑和其他药物不良反应等。其发生过程中有多种神经递质通路参与，具体机制本章不再赘述。多种止吐药物可以减少这些症状的发生。

术后恶心呕吐的发生与多种因素有关[8]。广泛公认的危险因素如下。

（1）女性：女性患者术后主诉恶心呕吐的概率是男性患者的 3 倍。这是最强的患者特质性预测因素[9]。

（2）戒烟状态：处于戒烟状态的患者术后发生恶心呕吐的概率翻倍。

（3）有晕动病史。

（4）50 岁以下的中青年人。

（5）挥发性麻醉药物的使用：这类药物能够降低血清中花生四烯酸乙酰胺（一种抑制恶心呕吐的内源性大麻素神经递质）的含量。

（6）术中及术后使用阿片类药物。

（7）手术麻醉时间过长（超过 60 分钟）。

潜在危险因素如下。

（1）偏头痛病史。

（2）焦虑病史。

（3）面罩通气。

（4）手术类型。

评估患者术后发生恶心呕吐的风险应基于 4 种以上危险因素进行综合判断。Apfel

风险评分主要涉及女性性别、术后恶心呕吐病史、晕动病史、戒烟状态及术后阿片类药物的使用[9]。没有上述危险因素及存在1~4个上述危险因素的患者发生术后恶心呕吐的概率分别约为 10%、20%、40%、60% 和 80%[10]。了解上述危险因素后，即可采取措施降低术后恶心呕吐的发生。例如在保证手术顺利进行的情况下优先选择局部麻醉，使用异丙酚进行麻醉的诱导和维持，避免使用氧化亚氮和挥发性麻醉药，减少术中、术后阿片类药物的使用并使药物充分水合。

预防性应用止吐药是减少术后恶心呕吐的主要措施。可从以下药物中选择其一：5-羟色胺、受体拮抗剂（如昂丹司琼）、糖皮质激素（如地塞米松）、丁酰苯类（如氟哌啶醇）、抗组胺药（如美克洛嗪）、抗胆碱能药（如东莨菪碱经皮吸收制剂）。高危患者可联合用药以预防术后恶心呕吐的发生。在治疗术后恶心呕吐时，不同作用方式的药物具有协同效应，例如，口服 50mg 美克洛嗪联合静脉 4mg 昂丹司琼的效果大大优于单独使用[11]。

若术后已经出现恶心呕吐的症状，此时仍按预防性疗法进行治疗则效果不佳[12]。在治疗时，可联合应用不同药理类别的止吐药，如静脉应用 2~4mg 地塞米松或 0.625mg 氟哌利多。吸入异丙醇能有效缓解恶心症状[13]。

应注意，昂丹司琼可能延长患者 QT 间期并导致室性心动过速。因此，在应用昂丹司琼之前应常规进行心电图检查，关注患者 QT 间期的变化[14]。

6.5 心血管并发症

心血管并发症是颌面外科手术最严重的并发症，包括血流动力学改变、心律失常、心肌缺血伴心绞痛、急性心肌梗死及充血性心力衰竭。心血管并发症的出现概率与已有心血管并发症的严重程度密切相关，例如冠状动脉疾病、充血性心力衰竭、失血的严重程度以及麻醉药物的作用[15]。评估心肌梗死、充血性心力衰竭、心房颤动及其他心律失常的相关风险至关重要，必要时应寻求心脏专科医生的意见。

6.5.1 低血压

目前围手术期低血压并无公认的定义，但某些临床指标可能有助于指导围手术期低血压的判断：收缩压低于 90mmHg 或平均血压低于 65mmHg 或基线收缩压降低 20%[16]。

处理低血压患者时，第一要保证血压测量的准确性。作者建议医生选择合适的袖带进行双臂血压测量。

第二，评估与低血压相关的临床症状。患者的意识状态、面容情况如何？皮肤温暖干燥还是湿冷？除此之外，评估毛细血管充盈时间也很有帮助。正常的充盈时间应小于 2 秒。若确诊低血压，应静脉输注 250~500ml 等渗晶体溶液，必要时加用 40~100μg 去氧肾上腺素或 5~10mg 麻黄素。对于严重的低血压患者，可静脉应用小剂量稀释的肾上腺素（10~15μg）、去甲肾上腺素（5~10μg）或血管加压素（1~4U）。

第三，需要评估潜在致病因素。回顾术前和术中所使用的药物至关重要。术前给予患者的降压药可能导致术后发生低血压，需及时停药。麻醉药物的残留效应或过量应用阿片类药物也可导致术后低血压。若苯二氮䓬类药物应用过量，可在 1 小时内静脉应用 0.2~3mg 氟马西尼加以治疗。若阿片类药物应用过量，可每 5 分钟给予 400μg 纳洛酮加以治疗。

若低血压伴随皮疹、支气管痉挛和面部水肿，应考虑存在过敏性休克。在这种情况下，可静脉给予 10~50μg 稀释肾上腺素、糖皮质激素和等渗晶体溶液。

应借助心电图检查排除急性心肌缺血，并请心脏专科医生会诊，根据会诊意见选择相应的治疗措施。

若患者术后长时间卧床，且收缩压的变化与呼吸困难、缺氧和窦性心动过速有关，则需要考虑存在急性肺栓塞。胸部 CT 检查必不可少。获得 CT 影像后，需在呼吸专科及心脏专科医生的指导下进行抗凝治疗。

脓毒血症也是造成术后低血压的原因。脓毒血症可于手术前出现，并可在术中进展。若患者出现发热、心动过速，则应及时进行血常规及血培养检查。除了邀请感染科医生进行相关会诊外，静脉抗生素治疗和补液同样必不可少。

在极少数情况下，急性肾上腺皮质功能不全可能导致低血压的发生。对于长期接受糖皮质激素治疗的患者在围手术期未行替代疗法的情况下发生术后低血压时，应考虑到存在急性肾上腺皮脂功能不全。处理时，可静脉给予 100~200mg 氢化可的松。术前应用血管紧张素转换酶抑制剂或血管紧张素受体阻滞剂的患者，由于对 α 肾上腺素受体激动剂的反应性降低，术后低血压的发生率大幅上升[17]。若患者既往使用血管紧张素 Ⅱ 阻断剂进行降压治疗，在术后出现容积性和儿茶酚胺抵抗性低血压，静脉使用血管加压素有助于快速恢复正常的血流动力学[18]。

6.5.2 高血压

术前有系统性高血压是公认的术后发生系统性高血压的重要危险因素。术前持续性 Ⅰ 级或 Ⅱ 级系统性高血压可能导致左心室舒张期功能障碍以及阻塞性或无症状型冠状动脉疾病。

值得注意的是，麻醉诱导过程与交感神经的激活密切相关，且可能导致正常血压升高 20~30mmHg[19]。未经治疗的系统性高血压患者，其收缩压可升高 90mmHg。

术后轻度动脉血压升高较为常见，与术后焦虑、疼痛等因素有关，一般持续时间较短且具有自限性[20]。

由于动脉血压升高可能导致左心室收缩或舒张功能障碍、室性心律失常及心肌缺血，因此需格外关注。

影响术后高血压的因素包括：术前存在的、未确诊的或控制不良的高血压；由疼痛引起的交感神经刺激症状；高碳酸血症和缺氧引起的交感神经刺激症状；过量输液引起的血管内容量升高；停用作用于交感神经中枢的药物，如可乐定和甲基多巴，药物停用后可导致被抑制的儿茶酚胺迅速释放，引起反弹性系统性高血压，血压水平超过治疗前水平[21]。除此之外，膀胱扩张也可引起交感神经刺激症状。术后的系统性高血压可作为嗜铬细胞瘤的首发症状，但并不常见。在某些情况下，也应排除阿片类药物和酒精的戒断反应引起的高血压（表 6.1）。

术后高血压的治疗需采取针对性措施，如减轻疼痛、安抚焦虑情绪、适当排空膀胱、术前控制高血压症状等。对于不宜口服降压药的患者，应静脉给药。若收缩压维持在 180mmHg 以上或舒张压大于

110mmHg，可每 10 分钟静脉给予 10~20mg 拉贝洛尔，或每 5 分钟静脉给予 5mg 美托洛尔，或每 6 小时静脉给予 2.5~5mg 依那普利。肼屈嗪一般每 6 小时静脉给药 10~20mg，但由于它的降压作用不可预测，因此一般不作为首选降压药物使用[22]。为避免可乐定戒断相关性高血压，宜口服或采用经皮吸收制剂。经皮吸收的硝酸盐类药物也非常有效。

表 6.1 术后高血压的危险因素

1. 既往存在的系统性高血压
2. 疼痛和焦虑
3. 高碳酸血症和缺氧
4. 高血容量
5. 低体温
6. 停用作用于交感神经中枢的药物
7. 膀胱扩张
嗜铬细胞瘤
阿片类药物和酒精戒断

6.6 术后心律失常

结构性心脏病或缺血性心脏病的患者术后极易发生房性和室性心律失常。术后心律失常的发生取决于患者的年龄、潜在的心脏疾病、一过性低氧血症或心肌缺血、儿茶酚胺过量、电解质紊乱、疼痛或低血压相关性代偿反应。术后心律失常的程度与心律失常的类型、持续时间、左心室结构功能及其血流动力学有关。术后的心律失常分为缓慢性心律失常和快速性心律失常。

缓慢性心律失常通常继发于由疼痛或喉镜检查引起的迷走神经张力增高。缓慢性心律失常包括心率低于 60 次 / 分的窦性心动

过缓、窦性停搏、窦房传导阻滞以及不同程度的房室传导阻滞。一度房室传导阻滞定义为房室传导延迟，静息心电图上 P-R 间期延长（大于 200ms）。二度Ⅰ型房室传导阻滞定义为 P-R 间期逐渐延长，直至一个 P 波传导受阻。二度Ⅱ型房室传导阻滞定义为 P 波突然不能下传，可呈 2：1 下传。三度房室传导阻滞表现为完全性房室分离。若出现一过性缓慢性心律失常且不伴有血流动力学的明显改变，则需密切观察，无须进行特殊治疗。若出现持久性缓慢性心律失常且伴有症状，可静脉使用 0.4~0.5mg 阿托品（β 受体激动剂），最大剂量不超过 2mg，或放置起搏器。对于二度Ⅱ型房室传导阻滞和完全性房室传导阻滞，应将患者转移至重症监护室监护。为了达到永久起搏的治疗效果，应考虑安装经皮或经静脉起搏器。

快速性心律失常根据 QRS 波宽可分为宽 QRS 波心动过速和窄 QRS 波心动过速。窄 QRS 波心动过速是室上性心动过速，包括窦性心动过速、房性心动过速、多灶性房性心动过速、房室结折返性心动过速、心房扑动、心房颤动和房室交界性心动过速。大多数室上性心动过速患者血流动力学稳定，治疗目标是控制心室率，可使用房室结阻断剂，如静脉给予 β 受体阻滞剂、地尔硫䓬或维拉帕米、腺苷类药物等。

当儿茶酚胺过量释放时，出现窦性心动过速是人体的正常生理反应。多种因素可以导致心率加快，如发热、血容量减少、低血压、脓毒血症、贫血、缺氧、疼痛和焦虑、左心室收缩功能障碍及慢性阻塞性肺病。

多灶性房性心动过速的节律不规则，具有 3 种及以上的 P 波形态，一般见于慢性阻塞性肺病、电解质紊乱以及心肌缺血

等情况。治疗多选用 β 受体阻滞剂和钙通道阻滞药。

对房室结折返性心动过速，通常静脉给予 6mg 腺苷进行治疗。重复用药时可将剂量增至 12mg。若伴有低血压导致的血流动力学改变，则应迅速进行同步心脏复律以防止由低灌注量引起的致命并发症。

阵发性心房颤动是围手术期最常见的心律失常。原因包括低钾血症、低镁血症、缺氧、感染、低血压、戒酒和心肌缺血。治疗心房颤动时，应给予房室结传导阻滞剂以控制心室率。若出现血流动力学的改变，并伴有胸痛、低血压，应进行同步直流电心脏复律。若心房颤动持续时间超过一天，则应考虑进行抗血栓治疗，以减少栓塞性卒中。抗凝治疗的时机应由外科医生和心脏专科医生共同商议决定。除此之外，还应进行经胸超声心动图检查，以明确左心室功能和结构变化[23]。

宽 QRS 波心动过速可能是由左束支传导阻滞引起的室上性心动过速，也可能是通过旁路顺行传导的室上性心动过速或单纯性室上性心动过速。

室性心动过速分持续性和非持续性两种，可以是单纯性的也可以是混合性的。

非持续性室性心动过速的心率通常较为缓慢，低于 100 次 / 分，且不会导致血流动力学的改变，通常不需进行任何治疗，但仍需密切观察。另外，需要纠正电解质紊乱、控制高血压和治疗潜在的心肌缺血。

单纯性持续性室性心动过速往往是折返性心动过速，首选利多卡因或胺碘酮静脉给药治疗。混合性室性心动过速通常发生在有心肌缺血或结构性心脏病的情况下，并可转变为心室颤动，治疗时可静脉应用胺碘酮

并注意抗缺血治疗。在排除心肌梗死的前提下，可开始应用 β 受体阻滞剂。及时纠正低钾血症和低镁血症。另外，及时请心脏专科医生会诊。

在延长的 QT 间期中可见多型性变化，被称为尖端扭转。尖端扭转型室性心动过速者需立刻进行非同步直流电复律并静脉给予镁剂和利多卡因进行治疗。有时可能需要应用临时起搏器[24]。

6.7 经静脉起搏器和植入式心脏复律除颤器

在这种情况下，最主要的问题是术中电凝器产生的电磁干扰风险。电磁干扰可抑制心脏起搏器输出频率从而加快起搏速度，并导致植入式心脏复律除颤器异常放电[24]。建议对植入式除颤器进行程序改进，以便在术中使用电凝器的过程中停止心律失常监测，预防潜在放电的发生。建议在外科手术后检查植入式除颤器以确保设备术后能正常工作。

6.8 心绞痛

心绞痛是由于心肌缺血导致的胸部疼痛。心肌缺血是心肌需氧量与心肌供氧量之间失衡的结果。

影响心肌需氧量的因素包括心率、收缩压、心肌壁应力和心肌收缩力。在手术过程中，心率和收缩压均会升高。

影响心肌供氧量的因素包括冠状动脉直径、由舒张期动脉压和左心室舒张末压决定的冠状动脉灌注压、影响冠状动脉充盈时间的心率水平，以及血液携氧能力。若外科手

术导致血压降低、心率加快、贫血和缺氧，则很可能影响心肌供氧水平。

术中若出现心肌需氧量增加和供氧量减少，可能导致心绞痛的发生，表现为胸前区压迫感、挤压感、窒息感或灼烧感。疼痛呈弥漫性而非局限性，有时伴呼吸困难、出汗，疼痛可向左臂和下颌放射。心电图检查及心脏专科医生会诊必不可少。患者应舌下含服硝酸甘油及 4 片阿司匹林咀嚼片（或服用阿司匹林栓剂）。β 受体阻滞剂和硝酸盐类药物的使用应遵循心脏专科医生的意见。患者也应转移至重症监护室以进一步观察和治疗。

术后即刻心绞痛发生的另一个原因是冠状动脉痉挛，常发生于术后精神压力较大且过度通气的患者。该类患者术前多有可卡因药物使用史[25]。这种情况可选择舌下含服硝酸甘油、经皮硝酸盐药物及静脉应用地尔硫䓬等。

6.9 心肌梗死

对于接受颌面外科手术的相对年轻的患者来说心肌梗死较为少见，但死亡率高[26]。当患者主诉持续性胸前区疼痛，伴有呼吸急促、出汗和心室异位节律时应考虑心肌梗死的可能。由于术中使用麻醉或镇痛药物，以上症状可能被掩盖或表现为非典型症状[27]。

心电图检查可出现以下具有诊断价值的特征，例如 ST 段抬高、新出现的 T 波倒置和新出现的左束支传导阻滞。此时，应给予患者硫酸吗啡缓解胸痛，并给予硝酸甘油舌下含服和 4 片阿司匹林咀嚼片。患者应转移至冠心病监护室，并及时寻求心脏专科医生的会诊意见。及时进行心导管检查，以便对

梗死的动脉植入支架。术前对既往有心绞痛、心室异位节律、心力衰竭、糖尿病和 60 岁以上的患者进行心脏评估，有助于预防心肌梗死的发生。

6.10 充血性心力衰竭

没有瓣膜性心脏病、糖尿病和慢性肾病的患者进行颌面外科手术时，发生心力衰竭的可能性极低。医生应该通过优化患者的药物治疗且减少术中和术后的液体超负荷来预防充血性心力衰竭的发生。

心力衰竭的症状和体征包括劳力性呼吸困难、与缺氧有关的端坐呼吸、窦性心动过速、颈静脉压升高和心尖第三心音的出现。急性心力衰竭的情况下，踝部水肿不明显。胸部 X 线检查可提供血管阻塞的证据。脑钠肽水平升高。无症状性心肌缺血时也应及时做心电图检查。在对患者的评估过程中也应加强对心肌酶的监测。另外，经胸超声心电图检查及心脏专科医生会诊也必不可少。

术后呼吸困难需与以下情况进行鉴别，包括心肌缺血、吸入性肺炎、普通肺炎、支气管哮喘、严重焦虑、肺栓塞和早期脓毒血症。严格的体格检查及辅助胸部 X 线片和心电图检查可帮助医生对上述情况进行有效鉴别。

麻醉后喉痉挛引起的肺水肿也被称为负压性肺水肿[28]，预后良好。嗜铬细胞瘤是一种少见病，可引起与交感风暴相关的术后急性肺水肿[29]。

术后心力衰竭最常见的原因是体液超负荷，特别是伴有营养不良及低血清蛋白引起的低渗透压状态。但仍需通过心电图和心脏标志物的持续性监测来排除心肌缺血的

可能。

充血性心力衰竭的标准治疗包括静脉应用利尿剂，以及使用诸如血管紧张素Ⅱ受体阻滞剂和硝酸盐类的血管扩张药物。患者稳定后，若经胸超声心动图提示射血分数减小，则应使用β受体阻滞剂和醛固酮阻滞剂辅助治疗。后期的治疗仍需遵循心脏专科医生的意见。

6.11 静脉血栓栓塞

接受颌面外科手术的患者是术后发生静脉血栓栓塞的低风险人群。然而，对于高龄、手术时间过长、有静脉血栓栓塞病史及恶性肿瘤的患者应该加强抗栓治疗。

目前，大部分外科手术并未做好充分的血栓预防工作[30]。肺栓塞是造成院内死亡的重要原因，做好预防工作可以有效减少肺栓塞的发生[31]。

早期和规律下床活动对于预防深静脉血栓至关重要。使用间歇气压进行机械预防也是非常有效的措施。中危或高危患者则首选药物预防。低分子肝素优于普通肝素，是高危静脉血栓栓塞患者的首选药物[32]。华法林或直接凝血酶抑制剂（如达比加群）、抗凝血因子Ⅹa抑制剂（如利伐沙班、阿哌沙班或依度沙班）都是优选药物，甚至可替代华法林和肝素。在一般情况下，无须延长静脉血栓栓塞的预防时间。

6.12 糖尿病患者的围手术期处理

糖尿病和新发高血糖水平是围手术期发生心脏并发症的重要危险因素。外科手术导致由肾上腺素、儿茶酚胺和炎性细胞因子介

导的高血糖反应，并伴随着血流动力学的变化，这些因素也促进了患者血液的高凝状态。

对于接受颌面外科手术的糖尿病患者，应遵循如下原则（根据UpToDate修订）。

（1）患者应在清晨禁食状态下进行手术。

（2）患者应在手术当天清晨停用口服降糖药或非胰岛素类注射药。若发生高血糖，可皮下注射短效或速效胰岛素，通常每6小时1次。

（3）仅通过饮食控制血糖的患者可以补充短效（常规剂量）或速效胰岛素（赖脯胰岛素、门冬胰岛素或赖谷胰岛素）。

（4）应用胰岛素的患者，其剂量应减少约50%。

（5）若患者术后饮食状况良好，则可恢复术前降糖治疗方案。

6.13 神经系统并发症

绝大多数接受颌面外科手术的患者一般情况良好，因此神经系统并发症极少出现。神经系统并发症包括麻醉延迟苏醒、谵妄、脑血管缺血事件（例如短暂性脑缺血发作或脑卒中）及癫痫发作。

麻醉延迟苏醒指常规麻醉结束后患者未能及时恢复正常意识。若麻醉结束后患者仍没有反应或苏醒速度较预期慢（30~60分钟，甚至更久），则需进行紧急处理。评估这类患者的第一步是确保充分拮抗神经肌肉阻滞类和阿片类药物的作用[33]。应进行基本的神经系统检查，并进行血糖检测和动脉血气分析，以排除低血糖、低氧血症和高碳酸血症。在颌面外科手术中，严重低钠血症引起的延迟复苏也是十分罕见的。急性神经系统紊乱（例如急性脑卒中和缺氧缺血性脑

病）需要进行头部 CT 或 MRI 检查，并及时邀请神经科医生会诊。

术后谵妄是另一类神经系统并发症，主要发生于既往有认知功能障碍的老年人[34]。谵妄一般在术后几小时到几天内出现和进展，其特征是思维混乱、意识改变、出现幻觉、嗜睡或兴奋。脓毒血症、低氧血症、高碳酸血症、药物过敏反应、应用 H2 受体阻滞剂和催眠药物都可能导致术后谵妄的发生。

癫痫发作同样少见，但应排除缺氧、低血糖、严重的低钠血症以及药物和酒精的戒断反应等。对于既往有短暂性脑缺血发作或颈动脉杂音的患者，应在术前考虑进行颈动脉超声检查。对于已知颈动脉狭窄的患者，应注意避免持续性低血压（动脉压长期维持在 60~70mmHg 之间）。若患者术前停用阿司匹林或氯吡格雷，在术后 12~24 小时应尽快恢复用药。对于心房颤动患者，也应及早进行抗凝治疗。

6.14 呼吸系统并发症

颌面外科术后常见的呼吸系统并发症包括肺不张、吸入性肺炎、潜在的慢性阻塞性肺病加重、支气管痉挛、上呼吸道阻塞、心源性或非心源性肺水肿相关的呼吸衰竭等。

持续监测呼吸频率和外周血氧饱和度以及间歇性检查气道通畅情况对早期发现这些并发症至关重要。医护人员应注意以下症状和体征：呼吸急促（呼吸频率大于每分钟 30 次）、呼吸缓慢（呼吸频率低于每分钟 8 次）、低氧血症（外周动脉血氧饱和度低于 93%）、发绀、辅助呼吸肌的运动异常、打鼾、吸气性哮鸣音（提示气道阻塞）及局限性哮鸣音（由黏液栓或异物造成的下呼吸道

阻塞）。在慢性阻塞性肺病、支气管哮喘、误吸或过敏反应中，弥漫性哮鸣音可能与支气管痉挛有关。反应迟钝可能与通气不足引起的高碳酸血症、残余阿片类药物作用或神经系统并发症有关。粗湿啰音多见于急性肺水肿或气道有较多分泌物的情况。需要注意的是，在镇静的状态下，患者呼吸功能不全的症状（如呼吸困难）可能不易被发现。

降低呼吸系统并发症发病率的术前策略包括令患者戒烟、优化慢性阻塞性肺病患者的支气管扩张剂和糖皮质激素治疗方案，包括在麻醉诱导前对术前 6 个月内接受 3 周以上治疗的患者给予应激剂量的糖皮质激素。若慢性阻塞性肺病恶化伴哮鸣音，应考虑取消手术[35]。术后需常备气道应急设备和复苏药物。

在麻醉初期，患者可出现低氧血症，需适当提高氧供给。麻醉时应首选短效神经肌肉阻滞剂，且在手术结束时完全拮抗这些药物的作用对避免术后通气不足至关重要。

6.14.1 肺不张

颌面外科术后肺不张较为少见。肺不张的程度主要由其波及的范围和是否存在重叠感染决定。患者可能主诉胸膜炎性胸痛和轻度的呼吸困难。若出现明显的肺不张，应及时处理低氧血症。治疗包括经常进行深呼吸训练、刺激肺活量以及早期下床活动。

6.14.2 吸入性肺炎和肺炎

误吸是口腔、咽部或胃内容物异常进入喉部和下呼吸道的过程[36]。来自于口腔和咽部的细菌以及胃内容物，由于误吸进入肺部引起吸入性肺炎。症状包括呼吸急促、呼吸困难、咳嗽、喘息，有时可伴有体温升高

和低氧血症。体格检查时可发现肺局部呼吸音减低和啰音出现。胸部 X 线片显示一般炎症浸润位于肺下叶上段。

胃内容物进入肺部可致强烈的炎症反应，患者可能出现严重的呼吸困难和发绀，有时可能出现肺水肿和低血压以及严重的急性呼吸窘迫综合征[37]。来自口咽部的吸入性肺炎类似于细菌性肺炎，其严重程度低于酸性肺炎[38]。其主要病原体是厌氧生物，可进行针对性抗生素治疗。较大的固体颗粒若从喉部或气管中突然脱落，可能会导致呼吸窘迫、失声、发绀甚至死亡，需立即取出。

6.14.3 上呼吸道阻塞

上呼吸道阻塞可发生于咽喉部或是较大的气道。患者会出现呼吸困难、呼吸急促和心动过速。上呼吸道阻塞的体征包括肋间和胸骨上窝的凹陷、打鼾（若阻塞位于喉上方）、吸气性哮鸣音（若阻塞位于咽旁）[39]。若为完全性阻塞，则表现为失音。

上呼吸道阻塞的危险因素如下。

（1）术后残余的麻醉效果或镇静作用以及残余的神经肌肉阻滞作用会引起咽部肌肉无力，导致声门上入口阻塞和喉痉挛。

（2）双侧喉返神经麻痹导致声带向中线闭合。

（3）弥漫性舌部肿胀。

（4）过敏反应。

（5）血管性水肿。

（6）持续性头低位和较高体液负荷引起的气道水肿。

（7）异物吸入，例如脱落的牙齿（这种并发症属医疗急症，一旦发生需立即进行气管内插管并吸入支气管扩张剂。若不需要进行气管内插管，吸入氦氧混合气体也是有益处的）。

6.14.4 支气管痉挛

术后支气管痉挛最常见于既往有支气管哮喘或慢性阻塞性肺病的患者，主要由吸痰和气管内插管后分泌物增多导致气管刺激症状，使得支气管平滑肌反射性收缩所致。支气管痉挛也可能与误吸和药物应用（阿片类和筒箭毒碱类）引起的组胺释放有关。肺部血管充血时可表现为喘息，可静脉应用袢利尿剂进行治疗。吸入短效 β2 受体激动剂和短效抗胆碱能药物是支气管痉挛首选的治疗方法。有时，需静脉应用糖皮质激素类药物。

6.14.5 急性肺水肿

术后的肺水肿可以是心源性的也可以是非心源性的。在存在左心室收缩功能障碍或与缺血性和（或）高血压性心脏病相关的舒张功能障碍时，可发生心源性肺水肿。常见危险因素是术中心肌缺血或体液超负荷状态。患者经常主诉呼吸困难。另外，还表现为窦性心动过速、呼吸急促和低氧血症。体格检查时往往发现患者颈静脉压升高、双肺啰音、心脏奔马律。胸部 X 线片显示肺部血管充盈。心电图则提示有心肌缺血征象。治疗应静脉给予袢利尿剂，静脉或皮下应用硫酸吗啡，经皮应用硝酸盐药物和加强氧气吸入。

非心源性肺水肿可能由喉痉挛或气道梗阻导致。非心源性肺水肿也被视为负压性肺水肿，是由上呼吸道阻塞和声门闭合而用力吸气（反 Valsalva 动作）导致的左心室充盈增加、肺静水压升高和后负荷增加的现象[40]。静脉应用袢利尿剂和持续正压通气是治疗的首选。部分患者可能仍需进行气管内插管。

6.14.6 术后应用阿片类药物引起的呼吸抑制

阿片类药物是术后常用的镇痛药。这些药物通常较为安全。然而，人们却常常忽略阿片类药物引起的呼吸抑制并发症。同时，它也是引起术后急性呼吸衰竭、死亡和缺氧性脑损伤的重要原因[41]。因此，了解阿片类药物及其拮抗药物的药物代谢动力学和药效学也十分必要[42]。既往慢性阿片类药物治疗史、肥胖、阻塞性睡眠呼吸暂停以及老年患者中，阿片类药物引起呼吸抑制的风险更高。需要强调的是，氧饱和度的测量是肺部气体交换的重要检测指标（而不是通气功效的指标），另外，二氧化碳浓度是反映通气功能的直接指标。

持续监测心率、呼吸频率、动脉氧分压和二氧化碳图，并结合自动报警系统分析早期呼吸衰竭，可有效改善患者预后。

阿片类药物的拮抗剂纳洛酮可作为急救药物。标准用法是 0.4mg 静脉推注。若呼吸抑制反复发作，可按 4~8μg/（kg·h）的剂量应用。与儿茶酚胺大量释放相关的潜在副作用是心脏骤停、肺水肿、心律失常和癫痫发作[43]。阿片类药物引起呼吸抑制时，应及时增加氧气供应并实施正压通气。

在使用阿片类药物前应明确患者发生相关并发症的风险。在实现有效治疗作用的前提下尽可能减少药物的用量。

结语

优化医疗管理可保障患者的手术安全，

改善其就医体验，提高手术效果和满意度。术前对患者进行全面的病史搜集和精确的体格检查，并与相关专科医生合作，可减少患者术中和术后的相关并发症。

（张明子 译，余泮熹 审校）

参考文献

1. Eftekharian H, Tabrizi R, Kazemi H, Nili M. Evaluation of a single dose intravenous paracetamol for pain relief after maxillofacial surgery: a randomized clinical trial study. J Maxillofac Oral Surg. 2014;13 (4) :478–82.

2. Costa FW, Esses DF, de Barros Silva PG, Carvalho FS, Sá CD, Albuquerque AF, Bezerra TP, Ribeiro TR, Sá Roriz Fonteles C, Soares EC. Does the preemptive use of oral nonsteroidal anti-inflammatory drugs reduce postoperative pain in surgical removal of third molars: a metaanalysis of randomized clinical trials. Anesth Prog. 2015;62 (2) :57–63.

3. Van Aken H, Thys L, Veekman L, Buerkle H. Assessing analgesia in single and repeated administrations of propacetamol for postoperative pain; comparison with morphine after dental surgery. Anesth Analg. 2004; 98 (1): 159–65, table of contents.

4. Sinatra RS, Jahr JS, Reynolds LW, Viscusi ER, Groudine SB, Payen-Champenois C. Efficacy and safety of single and repeated administration of 1 gram intravenous acetaminophen injection for pain management after major orthopedic surgery. Anesthesiology. 2005; 102 (4): 822–31.

5. Charlton JE. Treatment of postoperative pain. In: Giamberardino MA, editor. Pain 2002—an updated review; refresher course syllabus. Seattle: IASP Press; 2002. p. 351–5.

6. Christabel A, Sharma R, Manikandhan R, Anantanarayanan P, Elavazhagan N, Subash P. Fever after maxillofacial surgery: a critical review. J Maxillofac Oral Sur. 2015; 14 (2): 154–61.

7. Chen CH, Chang H, Liu HC, Hung TT, Huan WC. Pneumothorax, pneumomediastinum and pneumopericardium complications arising from a case of wisdom tooth extraction. Rev Port Pneumol. 2012; 18: 194–7.

8. Pierre S, Whelan R. Nausea and vomiting after surgery. Contin Educ Anaesth Crit Care Pain. 2013;13 (1) : 28–32.

9. Gan TJ, Diemunsch P, Habib AS, Kovac A, Kranke P, Meyer TA, Watcha M, Chung F, Angus S, Apfel CC, Bergese SD, Candiotti KA, Chan MT, Davis PJ, Hooper VD, Lagoo-Deenadayalan S, Myles P, Nezat G, Philip BK, Tramèr MR, Society for Ambulatory Anesthesia. Consensus guidelines for the management of postoperative nausea and vomiting. Anesth Analg. 2014;118:85–113.

10. Apfel CC, Laara E, Koivuranta M, Greim CA, Rower N.

A simplified risk score for predicting postoperative nausea and vomiting: Conclusions from cross-validations two centers. Anesthesiology. 1999;91:693–700.

11. Forrestor CM, Benfield DA Jr, Mtern CE, Kelly JA, Pelligrini JE. Meclizine in combination with ondansetron for prevention of postoperative nausea and vomiting in a high-risk population. AANA J. 2007;75:27–33.

12. Kovac AL, O'connor TA, Pearman AH, Kekoler LJ, Edmondson D, Baughman VL, Angel JJ, Campbell C, Jense HG, Mingus M, Shahvari MB, Creed MR. Efficacy of repeat intravenous dosing of ondansetron in controlling postoperative nausea and vomiting: randomized double–blind, placebo–controlled multicenter trial. J Clin Anesth. 1999;11 (4) :53–9.

13. Winston AW, Rinehart RS, Riley GP, Vacchiano CA, Pelligrini JE. Comparison of inhaled isopropyl alcohol and intravenous on ondansetron for treatment of postoperative nausea. AANA J. 2003;71:127–32.

14. Mckechnie K, Froese A. Ventricular tachycardia after ondansetron administration in a child with an diagnosed long QT syndrome. Can J Anesth. 2010;57 (4) :53–7.

15. Cardiovascular problems in the post anesthesia care unit. Up to date, 3 May 2016.

16. Bilker JB, Van Klei WA, Kappen TH, et al. Incidence of intraoperative hypotension as a function of the chosen definition: literature definitions applied to a retrospective cohort using automated data collection. Anesthesiology. 2007;107:213.

17. Wheeler AD, Turchiano J, Tobias AD. A case of refractory intraoperative hypotension treated with vasopressin infusion. Clin Anesth. 2008;20 (2) :139–42.

18. Singer M. Arginine vasopressin vs terlipressin in the treatment of shock states. Best Pract Res Clin A Anesthiol. 2008;22 (2) :359368.

19. Wolfsthal SD. Is blood pressure control necessary before surgery? Med Clin North Am. 1993;77:349.

20. Gal TJ, Cooperman LH. Hypertension in the immediate postoperative period. Br J Anesth. 1975;47:70.

21. Houston MC. Abrupt cessation of treatment in hypertension: consideration of clinical features, mechanisms, prevention and management of the discontinuation syndrome. Am Heart J. 1981;102:415.

22. Perioperative management of hypertension, Up to date, Sept 2016.

23. Joshi KK, Tiru M, Chin T, Fox MT, Stefan MS. Postoperative atrial fibrillation in patients undergoing non-cardiac non-thoracic surgery: a practical approach for the hospitalist. Hosp Pract (1995). 2015;43 (4) :35–44.

24. Thompson A, Balser JR. Preoperative cardiac arrhythmias. Br J Anesth. 2004;93 (1) :86–94.

25. Hillis LD, Braunwald E. Coronary artery spasm. N Engl J Med. 1978;299:695.

26. Badner NH, Knill RL, Brown JE, et al. Myocardial infarction after non-cardiac surgery. Anesthesiology. 1998;88:572.

27. Poise Study Group, Devereaux PJ, Yang H, et al. Effects of extended release metoprolol succinate in patients undergoing noncardiac surgery (POISE trial) : a randomized controlled trial. Lancet. 2008;371:1839.

28. Herrick MB, Penny FJ. Post-obstructive pulmonary edema following anesthesia. J Clin Anesth. 1990;2:116.

29. Fahmy N, Assaad M, Bathija P, Whittier FC. Post operative acute pulmonary edema: a rare presentation of pheochromocytoma. Clin Nephrol. 1997;48:122.

30. Kucher N, Tapson VF, Goldhaber SZ, DVT FREE Steering Committee. Risk factors associated with symptomatic pulmonary embolism in a large cohort of deep vein thrombosis patients. Thromb Haemost. 2005;93:494.

31. Stein PD, Henry JW. Evidence of acute pulmonary embolism among patients in a General Hospital and at autopsy. Chest. 1995;108:978.

32. Up to date, 4 May 2016.

33. Up to date, 11 Aug 2016.

34. Robinson TN, et al. Postoperative delirium in the elderly: risk factors and outcomes. Ann Surg. 2009;249 (1) :173–8.

35. Up to date, Feb 2016.

36. Marik PE. Aspiration pneumonitis and aspiration pneumonia. N Engl J Med. 2001; 344 (9) : 665–71.

37. Gibbs CP, Modell JH. Pulmonary aspiration of gastric contents: pathophysiology, prevention, and management. In: Miller RD, editor. Anesthesia, vol. 2. 4th ed. New York: Churchill Livingstone; 1994. p. 1437–64.

38. John G, Bartlett MD, Sherwood L, Gorbach MD. The triple threat of aspiration pneumonia. Chest. 1975;68:4.

39. Up to date, Sept 2016.

40. Krodel DJ, Bittner EA, Abdulnour R, et al. Case scenario: acute postoperative negative pressure pulmonary edema. Anesthesiology. 2010;113:200.

41. Fecho K, Jackson F, Smith F, Overdyk FJ. In-hospital resuscitation: opioids and other factors influencing survival. Ther Clin Risk Manag. 2009;5:961–8.

42. Dahan A, Aarts L, Smith TW. Incidence, reversal, and prevention of opioid-induced respiratory depression. Anesthesiology. 2010;112:226–38.

43. Flacke JW, Flacke WE, Williams GD. Acute pulmonary edema following naloxone reversal of high-dose morphine anesthesia. Anesthesiology. 1977;47:76–8.

7

麻醉并发症的处理和预防

Elie M. Ferneini, Jeffrey Bennett

摘要

  如今，大众对美容手术的需求持续增长，而手术对麻醉的要求也越来越高。尽管面部美容手术的麻醉相对安全，但任何麻醉的风险都不可忽视。麻醉并发症可以发生在任何时期。充分的术前准备、严密的术前评估、优化患者选择、应用风险检查表及医疗人员的沟通交流和密切合作能够显著降低麻醉并发症的发生并保障患者的安全、提高患者满意度。

7.1 引言

  近些年，临床美容手术量快速增长。2014 年的美容需求（1000 万例，包括手术和非手术）较 1997 年（100 万例）增长了 10 倍[1]。2013 年和 2014 年，美国人在美容项目上的花费已超过 120 亿美元[1]。超过 80% 的美容手术属于门诊手术，其中 60% 在诊所进行。这些手术的围手术期死亡率和并发症的发生率非常低，分别不超过 0.002% 和 0.7%[2-7]。然而，面部美容手术患者可能仍存在较高的麻醉风险[8]。

7.2 围手术期麻醉管理

  面部美容手术后患者的麻醉管理对颌面外科医生和麻醉医生来说也是一项独特的挑战。良好的麻醉管理，包括安静的手术室、整洁干净的手术区域、平稳的麻醉过程、快速的意识恢复、气道刺激性反射的保护、术后恶心呕吐的预防以及患者出院后相关情况的随访。

  保持干净整洁的手术环境十分重要。这是由于面颈部血管非常丰富，即便是微小的出血点，也会对术野的有效暴露产生严重影响。适当的低血压维持、利用肾上腺素进行局部浸润麻醉、充分止血和细致的手术操作可维持最佳的手术环境。

顺利达到良好的麻醉效果以及术后对恶心呕吐及时处理，对预防血肿形成、术后出血和切口裂开等并发症至关重要[9,10]。对接受除皱术和颈部手术的患者，同样需要做好上述工作[9]。

同其他手术一样，美容手术术前风险评估十分重要。对于面部美容手术的患者，其健康状态和手术类型需要纳入评估范畴[11]。进行颌面外科手术的患者，分为 ASA Ⅰ级（健康患者）、ASA Ⅱ级（有轻度系统性疾病且控制良好的患者）、ASA Ⅲ级（有严重的系统性疾病且有明确功能障碍的患者）。ASA Ⅲ级患者并无较高的围手术期并发症发生率。除此之外，美容手术患者多为中老年人。虽然高龄会增加与手术和麻醉相关的风险，但并不是门诊手术的禁忌证。术前做好详细的评估对减少不良事件发生至关重要。麻醉医生在术前需要给美容患者制订详细的麻醉计划。实际上，在监护麻醉和全身麻醉的情况下，可以安全有效地进行各种面部美容外科手术[4,12]。麻醉方式的选择通常取决于外科医生手术操作时的舒适度和偏好以及患者的意愿。

对 ASA 提供的 8954 个索赔案例数据进行分析，最常见的麻醉相关并发症包括死亡（26%）、神经损伤（22%）、永久性脑损伤（9%）、气道损伤（7%）和用药错误（7%）[13]。

与麻醉相关的索赔案例中，17% 和 13% 的索赔是因为呼吸系统和心血管系统的不良事件[13]。在呼吸系统不良事件中，最常见的是插管困难、氧合或通气不足、误吸和气道烧伤。实际上，在非手术室的环境中，氧合或通气不足已成为监护麻醉和麻醉

管理中日益严重的一个问题[13]。此外，在1997~2007 年，与监护麻醉相关的医疗事故索赔案件中，超过 40% 涉及患者的死亡或永久性脑损伤；随着门诊美容手术越来越流行，气道烧伤的发生率也已增加至 17%[14]。

心血管不良事件较为少见。1990~2007年，与心血管相关的麻醉不良事件主要包括出血 / 血液置换、体液管理 / 电解质紊乱和脑卒中[13]。用药不良问题也比较常见，约占 7%，且主要集中于药物的不良反应和用药错误，而且，大多数的用药错误其实是可以避免的[13]。

大多数发生在门诊的麻醉相关并发症其实并不严重，常见的并发症包括[15]如下。

- 术后恶心呕吐，约占 4.7%。
- 寒战，约占 2.2%。
- 眼损伤，约占 0.056%。
- 口腔损伤，约占 0.02%。
- 尺神经病变，约占 0.47%。
- 咽喉疼痛，约占 28%。

7.2.1 监护麻醉

许多面部美容手术可在监护麻醉下进行。监护麻醉既实现了手术对于麻醉的需求，同时也减少了全身麻醉的相关风险。监护麻醉避免了气道侵入性操作、减少了急症和术后恶心、呕吐的发生率，使患者能够尽早出院[3]。然而，对于门诊患者，气道开放且处于无保护的条件下，其氧合或通气水平的监测也十分困难。除此之外，应避免高浓度吸氧（大于 30%，含或不含氧化亚氮），尤其是在做应用电凝和激光手术时。医生经验和患者舒适度对于监护麻醉也十分重要，可以有效减少不良事件的发生。

1997~2007 年，面部美容手术中监护麻醉

的索赔案件相对较多见，约占 25% 以上[14]。索赔案件中涉及氧合或通气不足、死亡或永久性脑损伤的主要原因是呼吸抑制[14]。这是镇静类药物或阿片类药物绝对或相对过量的结果。几乎半数的上述索赔案件可以通过以下方式减少发生[14]。

（1）加强术中监护（包括应用二氧化碳波形图）。

（2）提高警惕。

（3）设置监控声音报警。

手术医生团队需要了解所用药品的药物代谢动力学和药物间的相互作用，以及阿片类药物和苯二氮䓬类药物拮抗剂的效应，以进行安全和成功的监护麻醉[16]。另外，医生要熟知镇静药物的协同作用，以防止出现呼吸抑制和上呼吸道梗阻。除此之外，在达到有效麻醉的前提下应适当减少给药剂量[17]。

苯二氮䓬类药物和阿片类药物是镇静和镇痛的理想组合。苯二氮䓬类药物有抗焦虑、镇静和遗忘作用。阿片类药物有镇痛作用。然而，与苯二氮䓬类药物相比，阿片类药物具有更强的呼吸抑制作用。尽管阿片类药物和苯二氮䓬类药物都具有呼吸抑制作用，但两种药物也都有特异性的拮抗剂[18-20]。

良好的麻醉管理应在麻醉过程中既达到良好的麻醉效果，同时又避免使用拮抗药物进行复苏。镇静和镇痛药物应缓慢滴定。咪达唑仑和芬太尼的吸收峰值分别为使用后的 8 分钟和 6 分钟，且在高龄和身体素质较差的患者中时间有所滞后，而达到最大麻醉效果仍需要数分钟的时间。

7.2.2　全身麻醉

与监护麻醉相比，全身麻醉对患者气道具有更高级的保护作用，保障了充足的氧合或通气水平，杜绝了患者术中活动的风险。麻醉程度越深，其所带来的遗忘作用也更为严重；然而，这也取决于麻醉技术和麻醉药品的选择。

每一位接受美容手术的患者，在术前都需进行全面的气道评估。在评估过程中，需要考虑到影响面罩通气、气道管理以及气管插管困难程度的因素[21,22]。应详细询问患者的治疗史和手术史，例如，进行过隆颏手术的患者，其外观可能会掩盖原本的下颌后缩畸形，从而导致无法预料的喉镜检查困难和插管困难[23]。尽管大多数面部美容手术患者都采用气管插管，但是作者认为喉罩也有相同的作用[12]。实际上，与开放气道相比，应用喉罩可以保护气道并且提高手术区质量。与气管内插管相比，喉罩的使用有同样的气道保护作用，能促进血流动力学的稳定、减少麻醉药物的使用、缩短手术时间、减少气道刺激、促进麻醉复苏[24-26]。

7.3　并发症

麻醉相关并发症从短期影响患者的轻微并发症到长期影响患者并导致极端不良事件的严重并发症不等。最常见的并发症是心血管和呼吸系统并发症。详细的术前评估有助于识别相关风险并对患者进行分级，以优化管理。

7.3.1　心血管系统并发症

围手术期最常见的心血管系统并发症包括心肌梗死、血栓栓塞、心律失常和心脏骤停。

7.3.2　心肌梗死

心肌梗死发病率并不高。近期的研究表

明，在接受选择性非心脏手术的患者中，仅5%的患者可能患有心肌梗死[27]。绝大多数围手术期缺血事件并无临床征象。然而，有报道表明，在存在心脏危险因素的前提下，缺血事件的发病率约为4.4%[28]。

围手术期心肌梗死通常发生于术后48小时，且很难预测和预防[29]。大多数围手术期心肌梗死的病因是氧的供需失衡。通常，手术会给患者造成应激性刺激而增加机体的氧需求。在评估围手术期患者心脏并发症的可能性时，患者风险分级十分必要，最常用的评估方法是使用"修正的心脏危险指数"。该方法提供了术后心脏并发症的6个独立预测因子。每增加一个危险因素，并发症风险随之增加。其内容包括如下[30]。

- 高风险手术，例如腹腔内手术、胸腔内手术等。
- 缺血性心脏病史：心肌梗死病史、运动负荷试验阳性、心肌梗死相关的胸部疼痛、硝酸盐药物治疗史、心电图提示病理性Q波。
- 心力衰竭病史：肺水肿、阵发性夜间呼吸困难。
- 脑血管病史：短暂性脑缺血发作史或脑血管意外。
- 需要胰岛素治疗的糖尿病。
- 慢性肾功能损害：术前血肌酐值大于2mg/dl。

根据患者的危险因素，需要采取针对性措施以提高心血管系统预后。β受体阻滞剂可以减少围手术期心肌梗死的可能，然而，该类药物却可能增加脑卒中的发生率[28,31]。实际上，在非心脏手术术前1天或更短时间内应用β受体阻滞剂可以预防非致命性心肌梗死，但是会增加脑卒中、死亡、低血压和心动过缓的风险[32]。围手术期应用他汀类药物也有益处：他汀类药物可减少心房颤动、心肌梗死的发生率，且可以缩短心脏手术或非心脏手术患者的平均住院日[33]。可乐定和阿司匹林可降低重大心血管事件的风险。然而，近期的研究表明，在术前和术后早期应用阿司匹林对预防非致命性心肌梗死和患者死亡并无显著性作用，反而会增加出血风险[34]。

7.3.3 血栓栓塞

静脉血栓栓塞是患者发生围手术期并发症和死亡的重要原因。静脉血栓栓塞包括深静脉血栓形成和肺栓塞。接受美容手术的患者静脉血栓栓塞的发病率约为1.69%[35]。美国整形外科医师协会执行委员会批准了深静脉血栓和肺栓塞的最佳预防和治疗方案[36]。除此之外，美国整形外科医师协会还发表文章，根据深静脉血栓形成风险水平给出了相关预防建议[37,38]。脂肪抽吸术和腹壁整形术是深静脉血栓形成的最高风险因素。对于颌面部美容手术而言，面部提升是静脉血栓栓塞的较高危险因素。Rigg、Reinisch和Abboushi也报道了除皱术与深静脉血栓形成或肺栓塞的关系[39-41]。

颌面外科医生需对每一位患者静脉血栓栓塞的危险因素进行评估和分级，主要通过Caprini风险评估量表实现（图7.1）[42]。目前对于预防外科手术患者静脉血栓栓塞的建议是根据静脉血栓栓塞危险因素的总体评估和干预措施可能导致的出血风险进行综合考量而制定。这些建议在表7.1中加以总结[43]。

每项风险因素为1分
年龄 41~60 岁
小型手术（小于 30 分钟）
大型开放手术（1 个月内）
静脉曲张
肠炎病史
肥胖（BMI > 25kg/m^2）
急性心肌梗死
充血性心力衰竭（1 个月内）
败血症（1 个月内）
严重肺部疾病，包括肺炎（1 个月内）
肺部功能异常（如 COPD）
需要卧床休息的内科疾病患者
其他危险因素

每项风险因素为2分
年龄 60~74 岁
关节镜手术
恶性肿瘤（现在或曾经）
大型开放手术（大于 45 分钟）
腹腔镜手术（大于 45 分钟）
卧床或制动（大于 72 小时）
石膏固定
中央静脉置管

每项风险因素为3分
年龄 ≥ 75 岁
静脉血栓栓塞病史
静脉血栓栓塞家族史
因子 V Leiden 阳性
凝血酶原 20210A 阳性
血清同型半胱氨酸升高
狼疮抗凝物阳性
抗心磷脂抗体阳性
肝素诱导的血小板减少症
其他先天性或获得性易栓症

每项风险因子为5分
择期下肢关节置换术
髋关节、骨盆或下肢骨折（1 个月内）
脑卒中（1 个月内）
多发创伤（1 个月内）
急性脊髓损伤（1 个月内）

女性，每项风险因子为1分
口服避孕药或激素替代治疗
替代治疗
妊娠期或产后（1 个月内）
不明原因死产婴儿史
复发性自然流产（3 次以上）
早产儿伴毒血症或生长受限

图 7.1　血栓形成危险因素评估 [数据来源于 Murphy RX, Schmitz D, Rosolowski K. Evidence based practices for thromboembolism prevention: a report from the ASPS Venous Thromboembolism Task Force. Arlington Heights (IL): American Society of Plastic Surgeons; 2011]

表 7.1　Caprini 风险评估量表分值对应的静脉血栓栓塞概率及相关建议

Caprini 风险评估总分	静脉血栓栓塞概率（%）	血栓预防建议
0	< 0.5	无 / 早期下地活动
1~2	1~5	机械预防（间歇性充气加压）
3~4	3.0	若无大出血风险：低分子肝素或低剂量普通肝素或机械预防（间歇性充气加压） 若有大出血风险：机械预防（间歇性充气加压）
> 5	6.0	低分子肝素或低剂量普通肝素或机械预防（间歇性充气加压）

数据源于 Gould MK. Prevention of VTE in nonorthopedic surgical patients: antithrombotic therapy and prevention of thrombosis. Chest 2012; 141: e2275−775.

7.3.4 心律失常

围手术期心律失常较为罕见。实际上，不足 1% 的外科就诊患者患有需要治疗的缓慢性心律失常或室性心律失常[44]。非心脏手术患者围手术期最常见的心律失常是心房颤动，其发病率为 0.37%~20%[45]。心房颤动的相关危险因素包括高龄、男性性别、心脏病病史、ASA Ⅲ级或Ⅳ级患者以及手术前电解质紊乱[45]。

绝大多数围手术期新发心律失常的患者无须进行治疗。他们大多具有自限性，超过 80% 的心律失常患者在出院前可恢复至窦性心律[45]。相关处理包括及早发现及尽快控制心率和心脏节律。

7.3.5 心脏骤停

与麻醉相关的心脏骤停发生率约为 1.86/1 万[46]。全身麻醉也是引发心脏骤停的危险因素。实际上超过 90% 的麻醉相关性心脏骤停都与气道管理不佳和用药不良有关。

7.3.6 呼吸系统并发症

呼吸系统并发症是围手术期常见的并发症。呼吸系统并发症的发病率约为 6.8%，严重的呼吸系统并发症发病率为 2.6%[47]。呼吸系统不良事件是手术室外患者的首要致死因素，约 50% 与监护麻醉有关[48]。呼吸系统并发症主要包括缺氧 / 通气不足 / 窒息、误吸、支气管痉挛、肺不张和气道危象。

7.3.7 缺氧 / 通气不足 / 窒息

麻醉药可因影响上呼吸道通畅度而抑制通气功能。咽部扩张肌肉的支持作用可以通过影响腭张肌、颏舌肌和舌骨肌群来扩张鼻咽、口咽和喉咽来维持气道的通畅。而麻醉药可以使咽部扩张肌肉的支持作用丧失。随着患者年龄增长，这些扩张肌肉的支持作用减弱，患者更容易在麻醉时发生气道阻塞。为了鉴别通气不足是源于呼吸抑制还是呼吸道阻塞，需对患者进行脉搏血氧仪（提供氧饱和度指标）、听诊（明确呼吸频率）和二氧化碳图（明确呼气末二氧化碳水平）检查。尽管氧饱和度指标非常重要，但是它的参考价值有限，不能够代表实际的动脉血氧含量，有局限性。例如，患者的吸氧浓度为 40% 时，其动脉血氧分压可达 180mmHg，氧饱和度为 100%；而呼吸道通气不良的患者在吸入同样浓度氧的情况下，动脉血氧分压仅为 100mmHg，氧饱和度也可达到 100%。将呼吸机监测纳入常规麻醉护理可以检测呼吸抑制，而呼吸抑制是造成低动脉血氧含量的主要原因。有报道指出，缺乏通气监测是造成麻醉患者死亡的重要原因。

二氧化碳图是监测通气功能的重要工具。它为呼吸模式、呼吸频率和呼气末二氧化碳水平提供了直观可视的曲线图。对气管插管的患者而言，操作者可以通过呼气末二氧化碳水平来设定通气参数，但呼气末二氧化碳在开放气道的患者中参考价值有限。在氧饱和度发生变化前，二氧化碳图产生的波形和相应的呼吸频率可以检测通气情况，并提示潜在的不良变化。有许多方法可以对通气的成分进行采样分析。鼻导管的使用对大多数手术操作一般不会造成影响，而且可以通过一个鼻孔输送氧气，另一个鼻孔进行二氧化碳取样来完成通气成分采集。作者还建议配合使用具有声音放大功能的电子无线听诊器，将其放置在开放气道患者的气管前区域，进行听诊可以识别二氧化碳图无法检测的呼吸变化。除此之外，气体采样管可能在开放气道患者中发生移位和阻塞。可视的二氧化碳图以及无线听诊器，可使整个手术团队能更加直观和实时地观察患者通气水平的变化。

7.3.8 误吸

胃内容物的误吸是麻醉过程中气道相关性死亡最常见的原因[49]。在全身麻醉的患者中，其发生率约为 1 : 4000。插管和拔管过程是高危因素[49,50]。降低误吸概率的主要措施是做好预防工作。首要措施是识别高危人群。危险因素可以分为四类：患者因素、手术因素、麻醉因素和设备因素。框 7.1 总结了误吸的危险因素[51]。外科医生需遵循特定的方案来降低患者误吸风险。框 7.2 介绍了相应方案。

框 7.1　误吸的危险因素（改编自 Asai[6]，并获得 British Journal of Anaesthsia 杂志许可转载）

患者因素	妊娠
（1）饱腹	（4）食管疾病
急诊手术	胃肠道手术史
禁食时间不足	病理性肥胖
胃肠梗阻	手术因素
（2）胃排空延迟	上消化道手术史
系统性疾病，包括糖尿病和慢性肾病	截石位或头低位
近期外伤史	腹腔镜检查
阿片类药物使用史	胆囊切除术
颅内压升高	麻醉因素
胃肠手术史	麻醉过浅
妊娠（包括活跃分娩）	声门上气道
（3）食管下段括约肌功能丧失	正压通气
	手术时间大于 2 小时
食管裂孔疝	困难气道
反复发作的胃食管反流	设备因素
消化不良	第一代声门上气道装置
上消化道手术史	

框 7.2　关于降低误吸风险的可行方案

减少胃内容物	术前禁食
	鼻胃管吸引
	预防性应用促胃肠动力药物
避免全身麻醉	使用局部麻醉
降低胃内容物 pH 值	抑酸药物
	组胺 H2 受体拮抗剂
	质子泵抑制剂
气道保护	气管插管
	第二代声门上气道装置
防止反流	环状软骨加压
	快速顺序诱导麻醉
拔管	气道反射恢复后复苏
	体位（侧位、头低位或直立位）

降低误吸风险的措施如下。

- 由经验丰富的麻醉医生提供相关支持和监测，并随时待命。
- 在所有应用神经肌肉阻滞剂的麻醉诱导中对环状软骨进行适当加压。
- 以下患者应考虑行气管插管：
  - 胃排空延迟（应用阿托品、糖尿病和肾功能衰竭的患者）；
  - 腹内压增高（肥胖）。
- 高风险患者清醒时侧卧位，其他患者侧卧位拔管。
- 使用喉罩并不能防止误吸，应考虑对有误吸风险的患者行气管内插管。

7.3.9 支气管痉挛

支气管痉挛是支气管平滑肌收缩或痉挛引起的下呼吸道梗阻，在全身麻醉患者的发生率约为 0.2%。它可以导致缺氧、低血压，甚至死亡[52,53]。有气管疾病史、近期或活跃期的上呼吸道感染及吸烟患者具有较高的支气管痉挛发生概率。支气管痉挛的表现包括迅速增加的吸气压力峰值（平台期压力不变）、喘息、二氧化碳图曲线缓慢增加、呼气量减小。患者则会因气道梗阻表现出呼吸困难和憋喘。诱发因素包括如下。

- 气管内使用器械。
- 气道刺激。
- 在麻醉深度不足的情况下提早手术刺激。
- 部分药物作用（如β受体阻滞剂、新斯的明、吗啡）。
- 过敏性反应。

改善潜在的气道疾病、戒烟，若近期出现急性上呼吸道感染则推迟美容手术及避免不必要的气道操作，这些都可以减少支气管痉挛的发生。框 7.3 介绍了急性支气管痉挛的处理。

框 7.3　急性支气管痉挛的处理

术前
- 加强氧气供给
- 吸入 β2 受体激动剂（如沙丁胺醇）
- 静脉应用类固醇激素

术中
1. 深度麻醉：适当增加挥发性麻醉剂的浓度
   ①所有挥发性麻醉剂都具有支气管扩张作用。
   ②氯胺酮。
   ③异丙酚（对抗支气管平滑肌收缩）。
2. 考虑造成气道高压的其他可能原因，例如导管弯折、支气管内插管等。
3. 吸入 β2 受体激动剂：通过定量吸入器或雾化器将药物传递至呼吸回路的分支。
4. 肾上腺素：皮下应用为 1:1000，静脉应用为 1:10000。若支气管痉挛程度严重无法使用吸入性 β 受体激动剂，则应考虑静脉给药（如特布他林）或肾上腺素。
5. 考虑静脉应用类固醇激素。

7.3.10　喉痉挛

喉痉挛是手术后非常严重的并发症，可以导致气道阻塞甚至患者死亡。喉痉挛是喉部横纹肌的反射性痉挛，导致声门部分或全部闭合，无法使肺部通气。静脉镇静或全身麻醉的患者，若气道无气管插管的保护则可能发生喉痉挛。气道操作（拔管、插入喉罩、吸引）、咽部的分泌物、麻醉尚浅时的外科手术刺激、呕吐和患者移动都可能导致喉痉挛的发生。体征包括呼吸喘鸣、完全性气道梗阻、吸气力度增加、胸腹反常运动、氧饱和度下降和心动过缓。

通过推动下颌及正压面罩通气（100% 氧气）可恢复呼吸道的通畅。使用快速起效的静脉麻醉剂（如异丙酚）来增加麻醉深度。若以上措施无效，可以使用肌肉松弛药物，如琥珀酰胆碱。因琥珀酰胆碱是短效药物，因此可能没有必要进行气管插管。面罩通气需使用至自主呼吸恢复。若患者喉痉挛持续不缓解或面罩通气困难，才考虑应用气管内插管。喉痉挛的并发症包括误吸和负压性肺水肿，患者需要在重症监护室中进行通气支持[54]。

7.3.11　气道危象："无法通气，无法插管"

困难气道患者在出现气道危象时需要多次尝试插管通畅。这些反复尝试与患者死亡和永久性脑损伤有关[13]。手术室应该备有 Macintosh 喉镜片和 Miller 喉镜片及视频喉镜设备以进行直接的喉镜检查。视频喉镜可以提供更快速的声门显像，但是与传统的喉镜检查相比，这种间接技术需要一定的手眼协调能力。视频喉镜已经成为应对困难气道的重要工具。但是依然应该限制喉镜和气管插管的反复操作。一个合格的插管操作者应该在放置喉罩前将插管尝试的次数限制在 3 次以内。若喉罩通气不成功，则应通过外科手段保证气道通畅。

术前气道评估对识别困难气道来说十分重要。对于可疑困难气道的患者，则应避免在门诊手术室进行手术，除非是在低限度的镇静下进行美容手术。

7.3.12 术后恶心呕吐

术后呕吐的发生率约为 30%，恶心的发生率约为 50%。通常来说，美容手术患者约 20%~30% 会经历术后恶心呕吐。在高危人群中，其发生率可达 70%~80%[55-57]。术后恶心呕吐会延长恢复室的监测时间，升高不良事件发生率，降低患者满意度。预防术后恶心呕吐的主要目的是减轻患者术后的痛苦和减少医疗花费[58-60]。

术前对高危患者的有效评估可以减少恶心呕吐发生率。框 7.4 总结了术后恶心呕吐的危险因素[55,61]。其中列举了 4 个危险因素，其中包括女性、戒烟状态、术后恶心呕吐史或晕动病史、阿片类药物的使用等。

框 7.4 术后恶心呕吐的危险因素

1. 患者因素
   女性青春期后
   戒烟状态
   术后恶心呕吐史或晕动病史
2. 麻醉因素
   使用挥发性麻醉药
   使用氧化亚氮
   术中或术后应用阿片类药物
   大剂量应用新斯的明
3. 手术因素
   手术时间大于 30 分钟
   手术类型（美容和颌面部手术）

没有上述危险因素、存在上述危险因素 1~4 项的分别对应术后发生恶心呕吐的概率约为 10%、20%、40%、60% 和 80%[62]。指南对术后恶心呕吐的危险因素、降低基线风险的措施、预防和治疗都做了改进和修正。表 7.2~7.4 提供了个性化处理公式和相关的预防治疗措施[63,64]。部分处理措施包括：4mg 地塞米松，具有抗炎和止吐的双重作用；2mg 咪达唑仑，具有抗焦虑、遗忘和镇静作用，在手术结束前至少 30 分钟给予 2mg 咪达唑仑可以减少术后恶心呕吐的发生；有一些止吐药物作用于多巴胺受体并可能产生锥体束外效应，若出现这些效应可使用苯海拉明治疗；一些止吐药［即便是血清素拮抗剂，在化疗和（或）心血管疾病患者可能会使用更高剂量］可导致 QT 间期延长[65,66]。

举例：药品 A，地塞米松，成人剂量 4mg，儿童体重剂量 0.15mg/kg；药品 B，昂丹司琼，成人剂量 4mg，儿童体重剂量 0.1mg/kg；药品 C，氟哌利多，成人剂量 1mg，儿童体重剂量 10~15μg/kg；药品 D，茶苯海明，成人体重剂量 1mg/kg，儿童体重剂量 0.5~1.0mg/kg。给出的药物实例主要用于说明公式的使用，可能并不是最佳的预防和治疗配伍。在治疗效果不佳时，应及时再次评估并更换止吐药物。联合治疗可能会增加治疗成功率。

表 7.2 减少术后恶心呕吐的策略

- 尽量采用局部麻醉，减少全身麻醉
- 应用异丙酚作为麻醉诱导和维持用药
- 避免应用氧化亚氮
- 避免应用挥发性麻醉剂
- 减少术中和术后阿片类药物的使用
- 药物充分水合

表 7.3　根据风险评估进行的术后恶心呕吐的预防措施（低风险患者无须进行预防）[63]

项目	术后恶心呕吐的预估风险，例如，通过风险评分进行评价		
	低风险	中风险	高风险
预防措施	无预防措施（继续观察）	药品 A+ 药品 B 或静脉内全麻	避免应用药品 A+ 药品 B+ 静脉内全麻，根据具体情况做出下一步处理氧化亚氮
治疗措施	1. 药品 B 2. 药品 C（以防药品 B 无效）	1. 药品 C 2. 药品 D（以防药品 C 无效）	1. 药品 C 2. 药品 D（以防药品 C 无效）

表 7.4　所有患者术后恶心呕吐的预防措施，包括低风险人群及高风险人群所需要的额外干预[63]

项目	术后恶心呕吐的预估风险，例如通过风险评分进行评价		
	低风险	中风险	高风险
预防措施	药品 A（+ 药品 B 或静脉内全身麻醉）	药品 A（+ 药品 B 或静脉内全身麻醉）	药品 A+ 药品 B+ 静脉内全身麻醉，根据具体情况做出下一步处理
治疗措施	1. 药品 C 2. 药品 D（以防药品 C 无效）	1. 药品 C 2. 药品 D（以防药品 C 无效）	1. 药品 C 2. 药品 D（以防药品 C 无效）

静脉内全身麻醉，即应用异丙酚诱导和维持，不使用氧化亚氮的全身麻醉。

7.3.13　恶性高热

恶性高热是麻醉急症，具有潜在致命风险，可能导致心动过速、肌肉僵硬、高碳酸血症和发热。它是一种骨骼肌调节紊乱的常染色体显性遗传病。当易感患者接触某些药物时，其骨骼肌内的钙水平调节紊乱会导致代谢亢进[67,68]。主要药物包括所有的挥发性麻醉药、去极化肌肉松弛药（如琥珀酰胆碱）。

一般来说，恶性高热的发病比例为 1 : 50000 到 1 : 10000 之间；然而有时可达到 1 : 3000[67]。通常，每年美国的可疑恶性高热患者约为 700 人。Larach 等在北美恶性高热登记数据库中报道了 1987~2006 年间的 291 例恶性高热的患者，有 8 人出现心脏骤停，4 人死亡[69]。

恶性高热可以发生于手术室或手术后早期阶段。早期征象是呼气末二氧化碳含量升高。随后则呈现爆发性发作，表现为呼气末二氧化碳含量急剧升高、代谢性酸中毒、心动过速和心律失常、肌肉僵硬、体温迅速升高、高钾血症、肌红蛋白尿、肌肉水肿、细胞通透性增加、弥散性血管内凝血（DIC），甚至发生心力衰竭和肾功能衰竭。

治疗包括早发现并去除诱因（包括从不含吸入性麻醉剂的麻醉机中高流量吸氧）、应用丹曲林。丹曲林的别名是 Dantrium（Revonto）或 Ryanodex。Dantrium 是 20mg 规格瓶装丹曲林粉末，使用时用 60ml 无菌盐水配制。Ryanodex 则是 250mg 规格瓶装丹曲林粉末，用 5ml 无菌盐水配制，振荡，制成橙色不透明混悬液。Dantrium 和 Ryanodex 的药物准备时间分别是 860 秒和 51 秒。两种药物的首次剂量都是 2.5mg/kg。美国恶性高热协会建议，凡应用吸入性麻醉药（氧化亚氮除外）或琥珀酰胆碱的医疗机构必须配备丹曲林。恶性高热的患者在没有诱导因素的作用下可以安全麻醉。咖啡因－氟烷骨骼肌收缩试验是明确恶性高热的诊断。该试验需要在新鲜肌肉活检组织上进行测试[70]。

在管理恶性高热的患者时，可能会遇到在琥珀酰胆碱绝对禁忌的情况下，需要对患者进行气管插管。静脉应用罗库溴铵 1.2mg/kg，60~90 秒起效，可获得满意的插管条件。然而，罗库溴铵在一定时间会产生神经肌肉阻滞作用。美国食品药品监督管理局于 2015 年 12 月批准使用舒更葡糖来逆转罗库溴铵诱导的神经肌肉阻滞作用。罗库溴铵使用后 3 分钟，可按 16mg/kg 的剂量给予患者舒更葡糖，它可在罗库溴铵作用后 4.4 分钟发挥神经肌肉阻滞的拮抗作用。

7.3.14 咽喉疼痛

约 12.1% 的患者在术后 24 小时内主诉咽喉疼痛[71,72]。咽喉疼痛的程度主要取决于术中气道应用的器械。气管内插管引发咽喉疼痛的概率为 50%，应用喉罩可使其降低至 17.5%~34%[71,72]。随着插管和黏膜接触面积的增加，咽喉疼痛的发生率随之升高[73]。其他引起咽喉疼痛的原因包括气囊内高压、无气囊的气管插管和应用利多卡因凝胶的润滑操作。在大多数颌面手术中，应用喉罩可以减少咽喉疼痛的发生。常见危险因素包括如下。

- 大尺寸喉罩。
- 反复尝试插管。
- 手术时间较长。

对于大多数美容手术患者，咽喉疼痛是具有自限性的并发症，无须特殊治疗，一般单纯镇痛即可获得较好效果。

7.3.15 手术室火灾

手术室火灾不可预测，对患者及医务人员来说是严重的灾难性事件。作为颌面外科医生，需具备基本的消防安全意识。约 78% 的手术室火灾都发生在与面部、颈部和扁桃体手术相关的手术室[74]。实际上，手术室火灾约占相关索赔案件的 1/5[75]。手术室火灾中最常见的火源是电外科相关操作和器械，而这些器械在大多数面部美容外科手术中经常用到。除此之外，手术室还有额外的氧气供应[76,77]。若以下三个因素同时存在，则火灾可随时发生：①加热或火源；②易燃品；③氧化剂[78]。

在颌面美容手术中，使用激光与电凝器是引起火灾的主要原因。在坚硬的物体上使用钻头（例如切开牙冠以便拔牙）可以产生火花引发火灾。手术室氧化剂持续存在可以增加火灾发生率。在监护麻醉和全身麻醉中，氧气是最主要的氧化剂。除此之外，氧化亚氮在加热时会分解产生氧气。实际上，在大多数监护麻醉的火灾中，氧气都是重要的致灾因素。在 95% 的头颈部手术中，酒精制品和手术幕帘也是常见的燃料来源[75]。要特别注意氧气残留于患者所铺巾单内。在保持满意的血氧饱和度的情况下，氧气供给（如鼻导管）的流速应尽量减小，以避免氧气外逸[79,80]。在理想情况下，如果使用电凝或激光，应采用医用级空气来替代氧气。应考虑采取相应措施（如插管）来消除手术区域的富氧环境。对于开放性气道，则应使用特定的激光管或加强气道保护以避免点燃气道。

应对手术室火灾最好的方法是预防。为了维持手术室的消防安全环境，需对护士、外科技师、麻醉师和外科医生进行教育和培训（表 7.5）。一旦发生火灾，手术室团队的主要职责是保护患者。每一个个体在控制火灾中都十分重要。可以采用"RACE"帮助记忆手术室火灾的应对方法。

表 7.5　针对手术室不同人员制定培训内容

例如
• 在不使用电凝器时，应将其头端放入皮套中
• 不需要照明时，关闭高强度光源
• 使用带气囊的气管插管，控制氧气流量
• 注意患者所铺巾单，减少氧气积聚
• 考虑应用水溶性的制剂和软膏
• 使用阻燃手术单
• 熟知灭火器、警报和易燃气体阀门的位置
• 熟练掌握灭火器和灭火设备的应用
• 了解所有火灾警报和逃生出口 [80]

RACE 代表如下内容 [80]。

- Rescue（营救）：手术室团队需撤除患者气道气体并将患者撤离火灾现场。应保证患者及所有团队成员的人身安全。
- Alarm（报警）：若发现火情需及时报警。外科医生需立即决定终止美容手术的安全性，其他人员需决定如何将患者转运至安全地点。
- Confine（限制）：将患者转运至安全区域后，团队成员需协同合作阻止火势蔓延。
- Extinguish（灭火）：灭火是重要的一步。有三种便携式灭火器，即 ABC 干粉灭火器、二氧化碳灭火器和水基灭火器 [80]。

7.3.16　局部麻醉的毒性

局部麻醉是颌面美容手术的重要辅助。局部麻醉药物可以独立应用，也可配制成肿胀麻醉药。实际上，肿胀麻醉应用广泛，例如面部提升、颈部提升以及提眉等多种手术。肿胀麻醉药中含有利多卡因和肾上腺素。肾上腺素的加入有助于止血、延长麻醉时间和降低利多卡因浓度。

7.3.17　利多卡因的安全剂量

利多卡因的潜在毒性也是需要考虑的问题，特别是在应用肿胀麻醉的时候。一般来说，7mg/kg 的利多卡因（配合肾上腺素）是进行皮肤浸润麻醉的极量 [81]。然而，在肿胀麻醉时，极量可以增至 35mg/kg（部分文献报道甚至可以高达 55mg/kg）。即便在该剂量下，利多卡因的血浆浓度仍然低于毒性水平（小于 5mg/L）[82,83]。

7.3.18　利多卡因的毒性

在肿胀麻醉时，利多卡因的潜在毒性也可表现出来。颌面外科医生在手术过程中需及时发现与利多卡因毒性相关的症状和体征。部分症状在剂量达到 6μg/ml 时出现，但大部分通常是超过 10μg/ml 的剂量时才会表现出来。部分体征包括嗜睡、定向障碍、心血管系统紊乱和癫痫发作。表 7.6 列出了利多卡因毒性对中枢神经系统和心血管系统的效应 [84]。

7.3.19　静脉脂肪乳剂治疗局部麻醉药物毒性

静脉脂肪乳剂用于治疗局部麻醉药物的系统性毒性已有多年。尽管没有进行前瞻性随机试验研究，美国麻醉和疼痛管理协会也

表7.6 利多卡因对中枢神经系统和心血管系统的效应[84]

浓度（mg/ml）	中枢神经系统效应 [a]	心血管系统效应 [a]
＜5	抗惊厥 轻度镇静 镇痛 周期性感觉异常	抗心律失常 平均血压、心输出量轻度升高，外周血管阻力轻度升高
5~10	头晕、言语不清、嗜睡、躁动、兴奋	心血管系统不稳定征象
10~15	定向障碍、不自主震颤、呼吸抑制、强直–阵挛性癫痫发作	
15~20	昏迷 呼吸暂停	
＞20		心肌抑制、血管扩张、心血管系统功能衰竭

[a] 随着利多卡因血液浓度的增加，中枢神经系统和心血管系统的表现按如上顺序出现。

引自 Yagiela JA. Local anesthetics. Anesth Prog 1991; 38:128-41; 和 Butterwick KJ. Goldman MP Sriprachya-Anunt S. Lidocaine levels during the first 2 hours of Infiltration of dilute anesthetic solution for tumescent liposuction rapid versus slow delivery. DermatolSurg 1999; 25（9）:681-5.

发布了针对局部麻醉药物系统性毒性治疗的相关建议（表7.7）[85]。

表7.7 局部麻醉药物系统性毒性治疗的相关建议[85]

1. 寻求帮助
2. 初期关注
   （a）气道管理
   （b）抑制癫痫发作：首选苯二氮䓬类药物
   （c）提前联系附近具有心肺转流能力的医疗机构
3. 心律失常的处理
   （a）基本的和全面的生命支持处理
   （b）避免应用血管加压素、钙通道阻滞药、β受体阻滞剂或局部麻醉药物
   （c）肾上腺素剂量小于1μg/kg
4. 脂肪乳剂（20%）治疗
   （a）静脉推注1.5mg/kg脂肪乳剂（低体重人群）
   （b）后续按0.25ml/（kg·min）连续使用
   （c）若出现持续性心血管系统功能衰竭，则额外静脉推注1~2次
   （d）若持续低血压，则剂量加倍至0.5ml/（kg·min）连续应用
   （e）在循环系统稳定后继续连续应用至少10分钟
   （f）推荐剂量上限：应用早期30分钟内剂量上限为10ml/kg

7.4 美容手术相关的麻醉安全性问题

7.4.1 除皱术

除皱术可以在气管内插管、喉罩或监护麻醉下进行。若患者在监护麻醉下进行手术，一般术区局部会采用肿胀麻醉。在面部提升手术过程中，建议在面神经平面进行局部麻醉注射，期间需要观察面神经引起的抽搐动作。以此减少面神经的创伤，避免出现面神经瘫痪。

若外科医生倾向于气管插管，则可应用琥珀酰胆碱。但与吸入性麻醉剂一起使用时，可能在易感患者中诱发恶性高热反应。静脉联合应用2mg/kg芬太尼、2mg/kg异丙酚以及1.5mg/kg利多卡因，0.3mg/kg罗库溴铵便可达到与1.5mg/kg琥珀酰胆碱相似的气管插管条件[86]。积极控制术后高血压和恶心呕吐对预防术后血肿至关重要。此

外，控制液体输入和膀胱减压也有助于减少患者术后不适、不良情绪和高血压反应。

如上所述，深静脉血栓形成和肺栓塞是门诊手术患者死亡的重要原因，同样也是长时间手术（如除皱术）最可怕的并发症[87]。然而，它们的发生率极低：深静脉血栓形成的发生率约为 0.35%，肺栓塞的发生率约为0.14%[40]。预防大于治疗是重要原则。早期下地活动及术后有效镇痛是减少静脉血栓栓塞的重要措施[40,88]。

7.4.2 睑成形术

睑成形术的手术量在 2014 年可排到美容外科手术的前 5 名[1]。绝大多数睑成形术可在局部麻醉下进行[12]。部分外科医生倾向于全身麻醉。若在监护麻醉的条件下进行手术，在下眼睑注射局部麻醉剂时，则需更深的镇静以减少患者的不适[89]。在全身麻醉下进行睑成形术大多是为了预防患者术中的移动，这样可减少血管内注射和眼球损伤[89,90]。

7.4.3 鼻成形术

由于血液和（或）分泌物的吸入增加会以增加喉痉挛及术中咳嗽的风险，在鼻成形术中应用全身麻醉要优于监护麻醉。

塔皮亚综合征是鼻成形术后罕见的并发症。它的特征表现是伴有舌下神经和喉返神经的瘫痪。在鼻成形术中，它通常与气管内麻醉有关，可能与咽喉部过度受压所致[91]。

其他麻醉并发症包括术后颅底缺损和张力性气颅。张力性气颅是临床急症，通常是由于外科手术技术缺陷导致的[92]。

结语

随着美容手术需求的持续增长，手术对麻醉的要求也越来越高。尽管相对其他专科手术来说，面部美容手术的麻醉较为安全，但仍不可忽视，其并发症可能随时发生。充分的术前准备、严密的术前评估、优化患者选择、应用风险检查表，以及麻醉医生与外科医生的沟通交流和密切合作能够显著降低麻醉不良事件的发生并保障患者的安全、提高患者满意度。

（张明子 译，余泮熹 审校）

参考文献

1. The American Society for Aesthetic Plastic Surgery's (ASAPS) statistics. 2014. http://www.surgery.org/ sites/ default/files/2014-Stats.pdf. Accessed 19 Jan 2016.
2. Keyes GR, Singer R, Iverson RE, et al. Mortality in outpatient surgery. Plast Reconstr Surg. 2008;12:245–50.
3. Blake DR. Office-based anesthesia: dispelling common myths. Aesthet Surg J. 2008;28:564–70.
4. Bitar G, Mullis W, Jacobs W, et al. Safety and efficacy of office-based surgery with monitored anesthesia care/ sedation in 4778 consecutive plastic surgery procedures. Plast Reconstr Surg. 2003;111:150–6.
5. Melloni C. Anesthesia and sedation outside the operating room: how to prevent risk and maintain good quality. Curr Opin Anaesthesiol. 2007;20:513–9.
6. Byrd HS, Barton FE, Orenstein HH, et al. Safety and efficacy in an accredited outpatient plastic surgery facility: a review of 5316 consecutive cases. Plast Reconstr Surg. 2003;112:636–41.
7. Hancox JG, Venkat AP, Coldiron B, et al. The safety of office-based surgery: review of recent literature from several disciplines. Arch Dermatol. 2004;140:1379–82.
8. Coldiron B, Shreve E, Balkrishnan R. Patient injuries from surgical procedures performed in medical offices: three years of Florida data. Dermatol Surg. 2004;30:1435–43.
9. Caloss R, Lard MD. Anesthesia for office-based facial cosmetic surgery. Atlas Oral Maxillofac Surg Clin North Am. 2004;12:163–77.
10. Taub PJ, Bashey S, Hausman LM. Anesthesia for cosmetic surgery. Plast Reconstr Surg. 2010;125:1e–7e.
11. Prendiville S, Weiser S. Management of anesthesia and facility in facelift surgery. Facial Plast Surg Clin North Am. 2009;17:531–8.
12. Hoefflin SM, Bornstein JB, Gordon M. General anesthesia in an office-based plastic surgical facility:

a report on more than 23,000 consecutive office-based procedures under general anesthesia with no significant anesthetic complications. Plast Reconstr Surg. 2001;107:243–51.

13. Metzner J, Posner KL, Lam MS, et al. Closed claims' analysis. Best Pract Res Clin Anaesthesiol. 2011;25:263–76.

14. Bhananker SM, Posner KL, Cheney FW, et al. Injury and liability associated with monitored anesthesia care: a closed claims analysis. Anesthesiology. 2006;104:228–34.

15. Waddle J, Coleman J. General anesthesia in an office-based plastic surgical facility: a report on more than 23,000 consecutive office-based procedures under general anesthesia with no significant anesthetic complications by Steven M. Hoefflin, M.D., John B. Bornstein, M.D., Martin Gordon, M.D [discussion]. Plast Reconstr Surg. 2001;107:256–7.

16. American Society of Anesthesiologists Task Force on Sedation and Analgesia by Non-Anesthesiologists. Practice guidelines for sedation and analgesia by non-anesthesiologists. Anesthesiology. 2002;96:1004–17.

17. Bailey PL, Pace NL, Ashburn MA, et al. Frequent hypoxemia and apnea after sedation with midazolam and fentanyl. Anesthesiology. 1990;73:826–30.

18. Blouin RT, Conard PF, Perreault S, et al. The effect of flumazenil on midazolam-induced depression of the ventilator response to hypoxia during isohypercarbia. Anesthesiology. 1993;78:635.

19. Gross JB, Blouin RT, Zandsberg S, et al. Effect of flumazenil on ventilator drive during sedation with midazolam and alfentanil. Anesthesiology. 1996;85:713.

20. Gross JB, Weller RS, Conard P. Flumazenil antagonism of midazolam-induced ventilatory depression. Anesthesiology. 1991;75:179.

21. Kheterpal S, Han R, Tremper KK, et al. Incidence and predictors of difficult and impossible mask ventilation. Anesthesiology. 2006;105:885–91.

22. Kheterpal S, Martin L, Shanks AM, et al. Prediction and outcomes of impossible mask ventilation: a review of 50,000 anesthetics. Anesthesiology. 2009;110:891–7.

23. Haddow GR, Brodsky JB, Brock-Utne JG, et al. Difficult laryngoscopy masked by previous cosmetic surgery. Plast Reconstr Surg. 1991;87:1143–4.

24. Mandel JE. Laryngeal mask airways in ear, nose, and throat procedures. Anesthesiol Clin. 2010;28: 469–83.

25. Atef A, Fawaz A. Comparison of laryngeal mask with endotracheal tube for anesthesia in endoscopic sinus surgery. Am J Rhinol. 2008;22:653–7.

26. Kaplan A, Crosby GJ, Bhattacharyya N. Airway protection and the laryngeal mask airway in sinus and nasal surgery. Laryngoscope. 2004;114:652–5.

27. Devereaux PJ, Xavier D, Pogue J, et al. Characteristics and short-term prognosis of perioperative myocardial infarction in patients undergoing noncardiac surgery: a cohort study. Ann Intern Med. 2011;154:523–8.

28. Devereaux PJ, Yang H, Yusuf S, et al. Effects of extended-release metoprolol succinate in patients undergoing non-cardiac surgery (POISE trial): a randomised controlled trial. Lancet. 2008;371: 1839–47.

29. Landesberg G, Beattie WS, Mosseri M, et al. Perioperative myocardial infarction. Circulation. 2009;119:2936–44.

30. Lee TH, Marcantonio ER, Mangione CM, et al. Derivation and prospective validation of a simple index for prediction of cardiac risk of major noncardiac surgery. Circulation. 1999;100:1043–9.

31. Fleisher LA, Beckman JA, Brown KA, et al. ACC/AHA 2007 guidelines on perioperative cardiovascular evaluation and care for noncardiac surgery: a report of the American College of Cardiology/American Heart Association task force on practice guidelines. Circulation. 2007;116:e418–500.

32. Wijeysundera DN, et al. Perioperative beta blockade in noncardiac surgery: a systematic review for the 2014 ACC/AHA guideline on perioperative cardiovascular evaluation and management of patients undergoing noncardiac surgery: a report of the American College of Cardiology/American Heart Association Task Force on Practice Guidelines. Circulation. 2014;130:2246–64.

33. Chopra V, Wesorick DH, Sussman JB, et al. Effect of perioperative statins on death, myocardial infarction, atrial fibrillation, and length of stay: a systematic review and meta-analysis. Arch Surg. 2012 Feb;147 (2): 181–9.

34. Devereaux PJ, Mrkobrada M, et al. Aspirin in patients undergoing noncardiac surgery. N Engl J Med. 2014;370:1494–503.

35. Pannucci CJ, Bailey SH, Dreszer G, et al. Validation of the Caprini risk assessment model in plastic and reconstructive surgery patients. J Am Coll Surg. 2011;212:105–12.

36. Murphy RX Jr, Alderman A, Gutowski K, et al. Evidence-based practices for thromboembolism prevention: summary of the ASPS Venous Thromboembolism Task Force report. EBM special topic-online. Plast Reconstr Surg. 2012;130:259.

37. Iverson RE, ASPS Task Force. Patient safety in office-based surgery facilities: I. Procedures in the office-based surgery setting. Plast Reconstr Surg. 2002;110 (5): 1337–42.

38. Iverson RE, Lynch DJ, ASPS Task Force. Patient safety in office-based surgery facilities: II. Patient selection. Plast Reconstr Surg. 2002;110 (7):1785–92.

39. Rigg BM. Deep vein thrombosis after face-lift surgery [letter]. Plast Reconstr Surg. 1997;100:1363.

40. Reinisch JF, Bresnick SD, Walker JWT, et al. Deep venous thrombosis and pulmonary embolus after facelift: a study of incidence and prophylaxis. Plast Reconstr Surg. 2001;107:1570–5.

41. Abboushi N, Yezhelyev M, Symbas J, et al. Facelift complications and the risk of venous thromboembolism: a single center's experience. Aesthet Surg J. 2012; 32 (4): 413–20.

42. Murphy RX, Schmitz D, Rosolowski K. Evidence based practices for thromboembolism prevention: a report from the ASPS Venous Thromboembolism Task Force. American Society of Plastic Surgeons: Arlington

Heights, IL; 2011.

43. Gould MK. Prevention of VTE in nonorthopedic surgical patients: antithrombotic therapy and prevention of thrombosis. Chest. 2012;141:e227S–77S.

44. Amar D. Strategies for perioperative arrhythmias. Best Pract Res Clin Anaesthesiol. 2004;18:565–77.

45. Walsh SR, Tang T, Wijewardena C, et al. Postoperative arrhythmias in general surgical patients. Ann R Coll Surg Engl. 2007;89:91–5.

46. Braz LG. Perioperative cardiac arrest: a study of 53718 anaesthetics over 9 yr from a Brazilian teaching hospital. Br J Anaesth. 2006;96:569–75.

47. Smetana GW, Lawrence VA, Cornell JE. Preoperative pulmonary risk stratification for noncardiothoracic surgery: systematic review for the American College of Physicians. Ann Intern Med. 2006;144:581.

48. Metzner J, Posner KL, Domino KB. The risk and safety of anesthesia at remote locations: the US closed claims analysis. Cur Opin Anaesthesiol. 2009;22:502–8.

49. Cook TM, Woodall N, Frerk C. Major complications of airway management in the UK: results of the Fourth National Audit Project of the Royal College of Anaesthetists and the Difficult Airway Society. Part 1: anaesthesia. Br J Anaesth. 2011;106:617–31.

50. Kluger MT, Short TG. Aspiration during anaesthesia: a review of 133 cases from the Australian Anaesthetic Incident Monitoring Study (AIMS). Anaesthesia. 1999;54:19–26.

51. Robinson M, Davidson A. Aspiration under anaesthesia: risk assessment and decision-making. Contin Educ Anesth Crit Care Pain. 2014;14:4171–5.

52. Westhorpe RN. Crisis management during anaesthesia: bronchospasm. Qual Saf Health Care. 2005;14:1–6.

53. Dewachter P, Mouton-Faivre C, Emala CW, et al. Case scenario: bronchospasm during anesthetic induction. Anesthesiology. 2011;114:1200–10.

54. Visvanathan T, Kluger MT, Webb RK, et al. Crisis management during anesthesia: laryngospasm. Qual Saf Health Care. 2005;14:e3. http://www.qshc.com/ cgi/content/full/14/3/e3. Accessed 9 Feb 2016.

55. Gan TJ, Meyer TA, Apfel CC, et al. Society for Ambulatory Anesthesia guidelines for the management of postoperative nausea and vomiting. Anesth Analg. 2007;105:1615–28.

56. Koivuranta M, Läärä E, Snåre L, Alahuhta S. A survey of postoperative nausea and vomiting. Anaesthesia. 1997;52:443–9.

57. Sinclair DR, Chung F, Mezei G. Can postoperative nausea and vomiting be predicted? Anesthesiology. 1999;91:109–18.

58. Gold BS, Kitz DS, Lecky JH, Neuhaus JM. Unanticipated admission to the hospital following ambulatory surgery. JAMA. 1989;262:3008–10.

59. Hill RP, Lubarsky DA, Phillips-Bute B, Fortney JT, Creed MR, Glass PS, Gan TJ. Cost-effectiveness of prophylactic antiemetic therapy with ondansetron, droperidol, or placebo. Anesthesiology. 2000;92:958–67.

60. Tramèr MR. Strategies for postoperative nausea and vomiting. Best Pract Res Clin Anaesthesiol.

2004;18:693–701.

61. Apfel CC, Korttila K, Abdalla M, et al. A factorial trial of six interventions for the prevention of postoperative nausea and vomiting. N Engl J Med. 2004;350:2441–51.

62. Apfel CC, Laara E, Koivuranta M, et al. A simplified risk score for predicting postoperative nausea and vomiting: conclusions from cross validations between two centers. Anesthesiology. 1999; 91: 693–700.

63. Gan TJ, et al. Consensus guidelines for the management of postoperative nausea and vomiting. Anesth Analg. 2014; 118 (1): 85–113.

64. Apfel CC, et al. Evidence-based analysis of risk factors for postoperative nausea and vomiting. Br J Anaesth. 2012;109 (5) : 742–53.

65. Tricco AC, Soobiah AC, Blondal E, et al. Comparative safety of serotonin (5 HT3) receptor antagonists in patients undergoing surgery: a systematic review and network meta-analysis. BMC Med. 2015;13:142–55.

66. Grant MC, Kim J, Page AJ, et al. The effect of intravenous midazolam on postoperative nausea and vomiting: a meta-analysis. Anesth Analg. 2015;122 (3) :656–63.

67. Halsall PJ, Hopkins PM. Malignant hyperthermia. Contin Educ Anaesth Crit Care Pain. 2003;3:5–9.

68. Wappler F. Anesthesia for patients with a history of malignant hyperthermia. Curr Opin Anaesthesiol. 2010;23:417–22.

69. Larach MG, Brandom BW, Allen GC, Gronert GA, Lehman EB. Cardiac arrests and deaths associated with malignant hyperthermia in North America from 1987 to 2006: a report from the North American malignant hyperthermia registry of the malignant hyperthermia association of the United States. Anesthesiology. 2008;108 (4) : 603–11.

70. Metterlein T, Hartung E, Schuster F, Roewer N, Anetseder M. Sevoflurane as a potential replacement for halothane in diagnostic testing for malignant hyperthermia susceptibility: results of a preliminary study. Minerva Anestesiol. 2011;77 (8) : 768–73.

71. Higgins PP, Chung F, Mezei G. Postoperative sore throat after ambulatory surgery. Br J Anaesth. 2002;88:582–4.

72. McHardy FE, Chung F. Postoperative sore throat: cause, prevention and treatment. Anaesthesia. 1999;54:444–53.

73. Stout DM, Bishop MJ, Dwersteg JF, et al. Correlation of endotracheal tube size with sore throat and hoarseness following general anesthesia. Anesthesiology. 1987; 67:419–21.

74. Daane SP, Toth BA. Fire in the operating room: principles and prevention. Plast Reconstr Surg. 2005;115 (5) :73e–5e.

75. Rinder CS. Fire safety in the operating room. Curr Opin Anaesthesiol. 2008;21 (6) : 790–5. Web: 12 Jan 2016.

76. Preventing surgical fires. Sentinel Event Alert 29 (24 June 2003). http://www.jointcommission.org/sentinel_event_alert_issue_29_ preventing_surgical_fires/.

77. Hart SR, Yajnik A, Ashford J, Springer R, Harvey S. Operating room fire safety. Ochsner J. 2011; 11 (1): 37–42.

78. Kaye A, Kolinsky D, Urman R. Management of a fire

in the operating room. J Anesth. 2014;28 (2) :279–87. Available from: Academic Search Premier, Ipswich, MA. Accessed 12 Jan 2016.

79. Seifert PC, Peterson E, Graham K. Crisis management of fire in the OR. AORN J. 2015;101 (2) :250–63. https://doi.org/10.1016/j.aorn.2014.11.002.

80. Norris J. Fire safety in the operating room. AANA J. 1994;62 (4) :342–5. Available from: CINAHL with Full Text, Ipswich, MA. Accessed 12 Jan 2016.

81. Kucera IJ, Lambert TJ, Klein JA, et al. Liposuction: contemporary issues for the anesthesiologist. J Clin Anesth. 2006;18 (5) : 379–87.

82. Klein JA. Tumescent technique for regional anesthesia permits lidocaine doses of 35 mg/kg for liposuction: peak plasma lidocaine levels are diminished and delayed 12 hours. J Dermatol Surg Oncol. 1990;16:248–63.

83. Ostad A, Kageyama N, Moy RL. Tumescent anesthesia with a lidocaine dose of 55 mg/kg is safe for liposuction. Dermatol Surg. 1996;22:921–7.

84. Lozinski A, Huq N. Tumescent liposuction. Clin Plastic Surg. 2013;40:593–613.

85. Neal JM, Mulroy MF, Weinberg GL. American Society of Regional and Pain Medicine checklist for managing local anesthetic systemic toxicity: 2012 version. Reg Anesth Pain Med. 2012;37:16–9.

86. Siddik-Sayyid SM, Taha SK, Kanazi GE, et al. Excellent intubating conditions with remifentanil propofol and either low-dose rocuronium or succinylcholine. Can J Anaesth. 2009;56:483–8.

87. Shapiro FE. Anesthesia for outpatient cosmetic surgery. Curr Opin Anaesthesiol. 2008;21:704–10.

88. Ferneini EM, Sohn A, Ferneini CM, Tobin H. Prevention of venous thromboembolism in abdominoplasty. Am J Cosmet Surg. 2013;30 (3): 175–80.

89. Whipple KM, Lim LH, Korn BS, et al. Blepharoplasty complications: prevention and management. Clin Plast Surg. 2013;40:213–24.

90. Oestreicher J, Mehta S. Complications of blepharoplasty: prevention and management. Plast Surg Int. 2012;2012:352–68.

91. Lykoudis EG, Seretis K. Tapia's syndrome: an unexpected but real complication of rhinoplasty: case report and literature review. Aesthet Plast Surg. 2012;36:557–9.

92. Naraghi M, Ghazizadeh M. Tension pneumocephalus: a life-threatening complication of septoplasty and septorhinoplasty. B-ENT. 2012;8:203–5.

8 术后感染

Scott Kim, Peter Hashim, Elie M. Ferneini

摘要

尽管面部美容手术后感染并发症发生率很低，但其对医患双方造成的后果都是很严重的，所以预防术后感染是美容手术的重中之重。本章将阐述颌面美容手术相关的术后感染及处理和预防策略。

8.1 引言

感染是面部美容手术中应该重点注意的问题。由于面颈部血运丰富、手术污染风险较低、患者选择等原因，面部美容手术整体感染率较低。

丰富的血运使面部组织愈合较快、抗感染能力较强。与此同时，丰富的血运使得移植物和植入物可以很好地与面部组织相融合，减小了皮肤坏死发生的概率。

几乎所有的面部美容手术切口都属于清洁切口或清洁污染切口，未涉及严重污染，且与消化道或呼吸道无关。虽然涉及口内切口和异物植入的手术感染率升高，但其发生率仍处于一个相对较低的水平。此外，寻求面部美容手术的患者大多为有一定护肤习惯的健康患者，此类患者经常去死皮和清洁皮肤的习惯有助于降低术后感染。

患有严重合并症的患者，如糖尿病、高血压、冠状动脉疾病或慢性阻塞性肺病，不是美容手术理想的适用人群。例如，高血压患者发生术后血肿的概率相对较高，进而增加组织坏死和感染的可能性；糖尿病患者组织愈合能力降低，术后感染发生率升高。

面部美容手术在本质上属于择期手术，需待患者各方面都达到一个满意的状态再行手术治疗。建议肥胖患者术前进行减重，有助于降低术后组织坏死和感染的发生率。吸烟是术后感染的重要因素，应建议患者术前完全戒烟。患者术前至少戒烟3周，术后坚持戒烟至伤口完全愈合。综合以上各点可以使面部美容手术后感染风险维持在较低水平[1-4]。

除了认真挑选合适的手术患者，精细的手术操作对于预防感染也是至关重要的。术区皮肤应该进行适度的清洁和术前准备，操作过程中注意无菌原则。精细的手术操作可以降低术后血肿形成、伤口张力过大、皮肤坏死的概率，而这些术后不良结果可以促进细菌增殖，增加原发或继发的伤口感染。

面部美容手术中预防性应用抗生素存在争议，但由于术后感染可能造成明显的瘢痕及外形缺陷，短期预防性使用抗生素仍然是外科医生的普遍做法。皮肤再生过程中会产生大面积的去表皮化伤口，需要仔细进行伤口护理。由于手术涉及区域面积较大，疱疹感染是皮肤再生中严重的并发症。因此常常需进行预防性抗疱疹治疗，尤其在涉及骨、软骨，或者同种异体植入物、填充剂的操作中 [1,5,6]。

尽早明确术后感染，将其与过敏反应等其他反应相鉴别是非常重要的。一旦发现术后感染应该立刻积极开始使用广谱抗生素。为了有针对性地应用抗生素，应同时进行细菌培养和药敏试验。与此同时可能需要进行其他外科操作，如切开引流、血肿清除或清创术。一旦抗感染治疗开始，建议密切随访监测感染的进展。当常规治疗对控制感染无效时，应考虑咨询传染科专科医生。鉴于面部美容手术后耐甲氧西林金黄色葡萄球菌（MRSA）和非结核性杆菌感染的发病率上升，早期发现和及时咨询传染病专家是至关重要的 [7-9]。

在治疗术后感染过程中，需要进行细致评估和密切随访。术后并发症一经确诊，需如实告知患者目前的病情，制订详细的治疗方案。也应考虑二期修复手术的可能性并与患者沟通交流。

由于寻求美容手术的患者非常在意自己的外表，术后并发症可能使其产生严重的焦虑，可能会要求得到一个解决问题的直接方案。但是医生对于患者病情的判断，以及治疗方案的制订不应被来自于患者的精神压力所影响。当临床医生保持真诚和专业时，更可能使患者感到满意并减少法律纠纷 [1]。

8.2 换肤术

机械磨削、化学磨削和激光是换肤术中最常用的方法。换肤术旨在产生大面积的去上皮化创面以诱导皮肤再生。因此，无论使用何种技术，换肤术的术后并发症处理方法均类似。尽管支持在皮肤表面常规预防性应用抗生素的文献报道有限，但外科医生围手术期诊疗过程中使用抗生素的情况广泛存在。

与换肤术相关的围手术期感染病原体可以是细菌、病毒或真菌 [10-12]。细菌感染最常见的是金黄色葡萄球菌、链球菌属和假单胞菌属（图 8.1）。经常使用头孢氨苄（500mg，每日 4 次）或环丙沙星（500mg，每日 2 次）进行抗菌治疗。对于换肤术来说，典型的抗菌方案包括术前 1 天至术后 7 天的给药。对于 MRSA 阳性患者，可以使用多西环素（100mg，每日 2 次）或甲氧苄啶/磺胺甲噁唑（160mg/ 800mg，每日 2 次），并且可以联合口服利福平或局部应用莫匹罗星。虽然术后非结核性杆菌有关的感染发生率较低，但目前其发生率正在逐年升高，其治疗可能需要长期多种药物的联合使用 [1, 11-16]。

念珠菌属是换肤术后最常见的真菌感染原因。为促进去表皮化皮肤的愈合，术后常

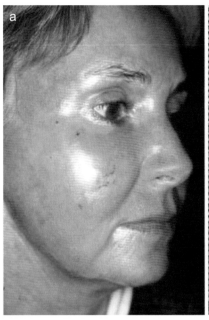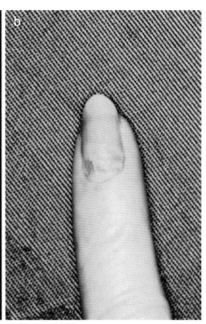

图 8.1 （a）换肤术后经培养证实的假单胞菌感染。（b）甲型假单胞菌来源的感染（由 William M. Ramsdell 提供）

使用密闭性敷料；然而，这些敷料同时也可以作为细菌和真菌生长的媒介。因此，若术后密闭性敷料使用预计超过 48 小时，建议术前 1 天和术后 7 天进行抗真菌预防，如氟康唑（每日 100mg）[1,11,17]。

在病毒感染中，单纯疱疹病毒（herps simplex virus，HSV）感染是患者皮肤修复后期最需关注的并发症之一，因为 HSV 感染可导致永久性的显著瘢痕。由于换肤术存在表皮去上皮化过程，因此可能看不到疱疹感染的囊泡（图 8.2），患者可能只出现疼痛和红斑糜烂。在没有预防的情况下，换肤术后的 HSV 感染率达 1.7%，在有口周疱疹爆发病史患者中达 4.6%~9.0%。所有患者，特别是既往有口腔 – 唇部 HSV 感染史的患者，都应接受抗病毒治疗。有效的抗疱疹药物有阿昔洛韦（400mg，每日 5 次）、伐昔洛韦（1000mg，每日 2 次）和泛昔洛韦（500mg，每日 2 次）。术前 1 天开始给药，持续至术后 7~14 天，直至再上皮化完成[1,11,18,19]。

术前应检查是否存在面部疣，因为表皮去上皮化过程可能会加剧感染。此外，当对面部疣进行激光换肤时，医务人员可能感染病毒。换肤后加重的面部疣应局部使用维 A 酸治疗 4~6 周[20,21]。

由于表皮去上皮化存在，换肤术后患者的感染可能具有非典型表现，并且临床上通常难以鉴别单一的感染原因。因此，当换肤术患者出现感染的体征和症状时，应对患者进行针对所有细菌、病毒和真菌的积极治疗。

8.3 软组织填充剂

软组织填充剂造成的感染常表现为一个或多个结节，质地柔软，触之有波动感，外观形似红斑。所有可注射的软组织填充剂实质上都是植入的异物。注射后产生的结节可以分为炎性结节和非炎性结节。根据其来源可以（感染性或免疫介导的）进一步对炎性

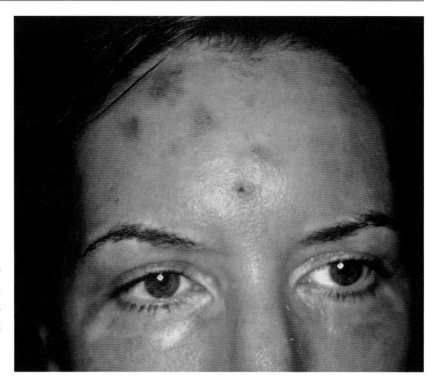

图 8.2　换肤术后单纯疱疹病毒培养阳性患者。由于存在去上皮化过程，未出现典型的疱疹囊泡（由 William M. Ramsdell 医生提供）

结节进行分类。发病时间和临床检查有助于临床诊断（图 8.3）[1,22,23]。

　　免疫介导的炎性结节可发生于各种类型的填充剂注射术后，并且可能是填充材料中的微量蛋白质所致。这些炎性结节是包绕植入填充颗粒形成的炎性肉芽肿，通常被称为"无菌脓肿"。在通常情况下，此类结节为晚期并发症（术后数周至数年），并且经常出现压痛和无波动性红斑。治疗主要是口服抗生素，但一些医生也提倡全身（泼尼松每日60mg）或局部（注射曲安奈德 40mg/ml）使用大剂量皮质类固醇[22-27]。

　　炎性结节表现为红斑和触痛结节，在注射后数天至数年内均可发生。发病时间有不确定性可能因为正常皮肤菌群（如表皮葡萄球菌或痤疮丙酸杆菌）的低度感染使填充颗粒周围形成了生物膜。因此，应对症使用广谱抗生素，如四环素或大环内酯类。如有脓肿形成或在 48 小时对抗生素治疗无反应，需切开、引流，行微生物培养，以及做活组织检查（2mm 真皮穿刺），便于有针对性地使用抗生素进行抗感染治疗。当使用注射填充剂治疗人类免疫缺陷病毒（HIV）相关性面部脂肪萎缩的患者时，脓肿形成更为常见[22,23,26,28]。

　　非炎性结节继发于局部填充材料的累积，可能是由于注射填充剂不当引起。这些结节通常见于注射胶原蛋白或透明质酸后。通常，非炎性结节在填充材料注射后即刻发生并且不伴疼痛、红斑或触痛。由于这些结节是非感染性的，因此外科手术和抗菌治疗没有任何作用，而应该行保守治疗[1,22,23]。

　　填充材料属于异物，因此应注意避免在感染区域附近注射软组织填充剂，这对患有活动性口周疱疹病变的患者尤其重要。由于现阶段文献中没有证据表明注射填充剂会引发疱疹再激活，因此并未对所有有口周疱疹

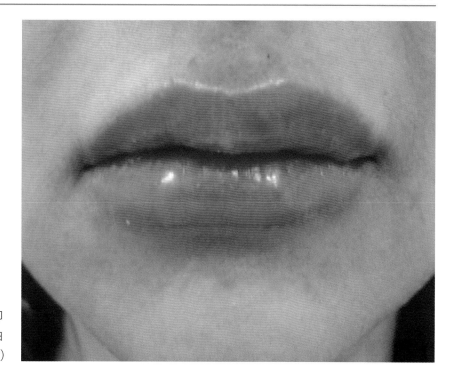

图 8.3 玻尿酸注射即刻出现口唇肿胀（由 Amit Luthra 医生提供）

病变史的患者预防性使用抗疱疹药物。然而，预防性抗疱疹对既往注射填充后有疱疹再激活史的患者有益（图 8.4）[26,27]。

8.4 鼻成形术

鼻成形术后的感染发生率很低。但是术后并发症也需要立即引起注意，因为感染的严重程度可能轻如局部红斑，重如发展至菌血症，后者能够引起中毒性休克综合征、海绵窦栓塞，甚至脑脓肿。鼻成形术为清洁污染类手术。在以下情况中主张术前预防性使用抗生素：免疫抑制患者、感染性心内膜炎高风险患者、存在血肿的复杂鼻腔手术者、使用植入物或移植物者或使用鼻腔填塞物超过 24 小时[1,29-32]。

鼻成形术后的感染通常是轻微的，患者往往表现为局部红斑或蜂窝织炎。在排除过敏反应后，应使用抗生素和鼻内杆菌肽。脓肿形成的患者往往需要切开引流，此类患者甚至可以在手术数年后以缝线周围脓肿的形式表现出来[30,32]。

一些具有美学诉求的鼻成形术患者同时也可能存在功能方面的问题，例如过敏性鼻炎和慢性鼻-鼻窦炎。由于窦口鼻道复合体的变化，此类患者进行鼻成形术会使鼻-鼻窦炎加重。因此，制订一个综合治疗计划是非常重要的，包括给抗感染药物，行功能性内窥镜鼻窦手术和同期鼻成形术[1,33,34]。

毒性休克综合征（toxic shock syndrome，TSS）最常见于使用医用棉球的情况，也与鼻成形术中的鼻腔填塞有关。虽然 TSS 在鼻成形术后极为罕见，但可能危及生命，并且致死率较高。当金黄色葡萄球菌（*Staphylococcus aureus*）将毒性休克综合征毒素 1 释放到易感和先前定植的个体的血流中时，将会发

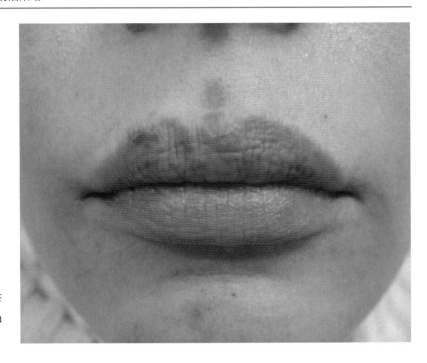

图 8.4 注射填充后疱疹再激活（由 Amit Luthra 医生提供）

生 TSS。TSS 在早期发生，多于术后第 3~5 天出现发热、恶心、呕吐、腹泻、低血压和红斑等症状，进一步导致多器官功能衰竭。TSS 发生后需在重症监护室进行积极的血流动力学支持，同时立即切除鼻腔填塞 / 夹板，全身应用抗生素和请传染病专科医生会诊 [1,34,35]。

在鼻中隔鼻成形术中处理鼻中隔软骨或中位截骨可导致椎板状创伤性骨折或硬脑膜撕裂，继而导致脑脊液漏和颅内相关并发症。此种情况虽然不常发生，但可能危及患者生命，例如海绵窦血栓形成、脑膜炎、硬膜下积脓、脑脓肿、蛛网膜下腔出血或肺气肿。此类并发症一经确诊，建议应用广谱抗生素，多学科合作下行神经外科手术 [36-38]。

鼻结构的重建需要精细的手术技巧以获得足够的通气功能及令人满意的外观。尽管自体移植物感染率较低，但由于植入鼻假体支撑物操作简单、手术时间短和不存在供区

部位损伤而更受欢迎。与任何其他植入材料一样，鼻假体易于感染和外露。

最常用的异体材料是硅树脂聚合物、膨体聚四氟乙烯（Gore-Tex®）和多孔高密度聚乙烯（Medpor®）。硅橡胶或 Silastic® 是一种相对惰性的材料，无孔，不允许组织向内生长和新生血管形成。但是围绕硅树脂植入物的慢性炎症可能导致纤维囊形成和细菌生长。膨体聚四氟乙烯（Gore-Tex®）的孔径范围为 10~30μm，并且由于其小孔径而只有有限的组织向内生长。早期动物研究显示植入物具有良好的锚定性，以及低感染率和炎症反应。多孔高密度聚乙烯（Medpor®）具有 100~300μm 的更大的孔径，可以完成快速组织整合和血管形成。如此一来，假体不易外露，且机体对感染的免疫力增强。总体而言，目前研究表明，不同种类的假体之间的感染概率相似，主要取决于假体位置和手术技术等因素。如前所

述，无论植入材料的类型如何，所有植入物都易于感染。因此，为防止在手术过程中感染细菌，必须遵循严格的无菌操作，尽可能少地接触假体。使用混有抗生素的液体浸泡植入物（杆菌肽，50000U 溶于 1L 生理盐水中）可以进一步降低相关感染的风险 [1,39-41]。

8.5　面部除皱和额部提升

面部提升术又称除皱术，是面部老化的标准治疗方法之一。美国整形外科医师协会的国家数据库显示，1997~2014 年除皱术的数量增加了 27.7%。由于面部区域的血液供应良好，除皱术后患者的感染发生率极低，为 0.3%~1%。高危因素包括男性、肥胖、吸烟、高血压和糖尿病。虽然整体感染率较低，但后果可能很严重，故应在各级患者护理中采取适当的预防措施。用葡萄糖酸氯己定进行术前擦洗和手术区准备是标准的预防措施。

对于围手术期抗生素的有效性，在现有文献报道中意见并不统一。然而，使用抗生素仍然是外科医生的普遍做法。美国整形和重建外科医师协会的一项调查显示，72% 的外科医生使用围手术期抗生素，最常见于经验不足的外科医生。建议在手术切皮前 60 分钟内使用抗生素（万古霉素和氟喹诺酮在切皮前 120 分钟内），并在手术完成后 24 小时内停药。感染通常发生在术后第一周，因此建议在此时间段内对患者进行随访。此外，应教育患者识别感染的早期症状和体征，以便于及时发现。一般而言，除皱术后感染的初始表现是局部红斑，随后伴有疼痛不断加剧。一旦确诊感染，应即刻进行积极治疗，经验性应用抗生素，脓肿切口引流。条件允许时应进行细菌培养和药敏检测以确定感染病原体并相应地针对性调整抗生素治疗 [42-44]。

除皱术后感染最常见的病原体是葡萄球菌属和链球菌属。这些细菌引起的感染可以用经验性抗生素治疗。然而，MRSA 现在是皮肤和软组织感染的主要原因，包括手术部位感染（surgical site infection, SSI）。因此，除皱术后患者中的任何 SSI 都应考虑 MRSA 感染的可能性，尤其在经验性抗生素治疗无效时。对于 MRSA 感染，充分引流分泌物是最有效的治疗方式；但由于担心美容效果不佳，外科医生有时会延误切开引流的时机。然而，不及时控制的 MRSA 感染可以迅速沿手术层次扩散，因此延迟外科干预可能造成更糟糕的后果，如皮肤软组织的坏死和瘢痕形成。针对 MRSA 感染的常用抗生素包括万古霉素、利奈唑胺、达托霉素、替加环素、甲氧苄氨嘧啶 – 磺胺甲噁唑、米诺环素、克林霉素、氟喹诺酮及利福平。然而，考虑到 MRSA 的多样耐药性，强烈建议进行药敏试验以指导抗生素选择。非典型分枝杆菌感染通常表现为沿切口部位的慢性、持久性、低级别肉芽肿感染。非典型分枝杆菌感染可能导致瘢痕形成，即使在感染消退后也是如此，因此建议尽早识别，及时治疗，征求传染科专科医生治疗意见 [7,42-44]。

8.6　睑成形术

鉴于眼部丰富的血运，睑成形术后的感染率很低。据报道，未联合激光换肤术的睑成形术后的感染发生率为 0.2%，联合激光换肤术的发生率为 0.4%。大多数睑成形术后感染是短暂的，并且容易治疗；然而，眼睑感染可能导致严重的并发症，例如海绵窦血栓形成和永久性视力丧失。眶周区域的蜂窝织炎分为两组：局限于眼睑软组织的眶隔前蜂窝织炎和已扩散到后房间隙和眼眶内的眶隔后蜂窝织炎。眶隔前蜂窝织炎表现为眼睑处的红斑、硬结和水肿，但视力、瞳孔反应和眼球运动功能无明显异常。第三代头孢菌素或氟喹诺酮可有效治疗眶隔前蜂窝织炎，并且此类患者常可在门诊进行治疗。但若经验性抗生素治疗 48 小时后病情无明显缓解，则应考虑将患者收入院进行密切观察和静脉注射抗生素治疗。

与眶隔前蜂窝织炎相反，眶隔后蜂窝织炎表现为严重疼痛、突眼、结膜水肿、眼肌麻痹、瞳孔传入障碍和视力下降。由于这些可能存在的严重后果，眶隔后蜂窝织炎患者最好收入院进行治疗。患者入院后立即静脉注射抗生素，同时做增强 CT 评估感染的程度，明确有无脓肿，除外海绵窦血栓形成。在眶内密闭空间里的扩张性脓肿与球后出血相似，均可导致视网膜中央动脉和视神经受压，进一步发展可导致永久性视力丧失。因此，当眶周脓肿伴随不断恶化的视力损害时，应立刻行手术治疗。当出现视力急剧恶化和眼压持续升高时，为避免永久性视力丧失应床旁紧急行内眦切开或内眦分离。甘露醇、地塞米松或噻吗洛尔滴眼液可作为辅助用药以降低眼压。外科手术干预后应进行眼科专科会诊，以进一步治疗眼眶内的脓肿[45,46]。

最常见的致病微生物是皮肤菌群，即葡萄球菌属和链球菌属。睑成形术后 MRSA 感染的发病率逐步上升，尤其当经验性的抗生素治疗无效时，更应该高度怀疑 MRSA 感染可能。

此外，已有关于非典型分枝杆菌感染和坏死性筋膜炎等罕见病例的报道，在治疗这些罕见感染时应征求感染科专家的意见[45-49]。

8.7　耳成形术

与面颈部其他区域相似，耳周血运丰富，耳成形术后的术后感染率往往较低，其发生率为 2.4%~5.2%。在血肿或伤口裂开的情况下可能会出现感染，但不当的无菌操作也会增加感染发生的可能。耳成形术的消毒范围应包括外耳、耳周围的毛发和外耳道。手术过程应使用涂有软膏的棉球对中外耳道进行保护，并且可以在闭合的手术切口上使用抗菌软膏。术后感染最常见的病原菌是葡萄球菌属和链球菌属，而大肠埃希菌和铜绿假单胞菌较少见。围手术期使用的抗生素应涵盖抗假单胞菌。术后感染通常在术后 3~5 天出现，临床可见红斑、水肿、分泌物和与自然病程不成比例的疼痛。未能积极治疗术后感染可能导致软骨膜炎和外耳永久性畸形。因此，在用经验性抗生素治疗的同时可行伤口病原学培养和药物敏感性检测以指导进一步治疗。如果伤口可见脓性分泌物，应适当地排脓和冲洗手术部位，并且仔细清除坏死的皮肤或软骨。皮肤或软骨坏死常常是由进行性血肿或皮瓣闭合张力过大引起的，坏死组织可能成为细菌生长的培养基[50-52]。

术前仔细选择患者也可以降低耳成形术后感染的发生率。外耳道炎症在手术之前应彻底治疗。耳郭性湿疹患者皮肤的金黄色葡萄球菌定植率较高，耳成形术后感染的风险增加。因此，需在湿疹完全治愈以后再安排手术治疗[52]。

8.8 面部植入物

　　面部轮廓是骨骼、脂肪和面部肌肉组织之间的微妙平衡。既往仅通过处理软组织无法充分纠正面部的容量缺陷。最近，骨性组织提升技术的发展彻底改变了面部美容手术和面部年轻化的范围。增加面部容量的技术可以涵盖从矫正大的颅面缺损到细微的缺陷调整。尽管自体植入物具有较低的感染率和炎症反应等优点，但由于供区损伤、手术时间和恢复时间较长，扩增的容量有限，以及不可预测的再吸收程度等原因，自体植入物的使用率一直在下降。面部异体植入物目前应用广泛并且已用于改善面部多个区域的缺陷，例如眶内、眶下缘、颧骨区域、鼻/鼻旁区域、下颌骨、颏部、额部和颞部。然而，异体植入物感染和外露等风险引起了广泛关注。异体植入物感染和外露的概率随植入物的类型、手术区域和手术方法的区别而不同。关于不同种类植入材料之间的感染率存在相互矛盾的文献报道，并且现有研究并未显示某种植入材料明显优于其他种类。最近的一项研究表明，所有异体面部植入物的整体感染率和外露率分别为 0.8% 和 0.4%。

　　最常见的植入材料类型是硅树脂聚合物，膨体聚四氟乙烯（Gore-Tex®）、多孔高密度聚乙烯（Medpor®）和不可再吸收的聚酯纤维（Mersilene®）。多孔植入物，如 Gore-Tex® 或 Medpor®，其相关感染往往会出现在手术早期；相反，表面相对光滑的植入物（如硅胶）引起的感染往往出现在手术晚期，表现为慢性并发症。多孔植入物材料允许血管化组织向内生长，反过来增强了其宿主的免疫力和抗感染能力。然而，多孔材料更容易形成生物膜，并且由于机体组织向

移植物内生长，移除受感染的植入物的难度增加[53-56]。

　　迄今为止，还没有相关的对照研究来比较评估预防异体植入材料感染方法的疗效。然而，外科医生普遍接受并应用一些预防性措施，这些措施主要集中在保证植入物和伤口的无菌。术前静脉和（或）术中应用的抗生素，例如头孢唑啉或克林霉素，需在手术切皮前至少 30 分钟使用。在术中，应遵循严格的无菌技术，尽可能少地接触异体植入物。此外，可以在抗生素溶液（杆菌肽 50000U/L 盐水溶液）中浸泡植入物或用抗生素溶液（克林霉素 300mg/30ml 无菌水）冲洗植入物置放腔隙。为进一步降低感染风险应尽可能避免经口内切口入路；当采用经口入路时，切口应严密缝合。最后，术后短期口服抗生素可进一步降低感染风险。一旦发现感染，应立即开始使用广谱抗生素，然后根据细菌培养和药敏试验结果换用针对敏感菌群的抗生素治疗。随后应取出感染的植入物并反复冲洗手术区。需在本次感染消退 6~8 周后再行考虑二次植入[55,56]。

8.9 毛发移植

　　全球大约有 12 亿人受脱发影响，毛发移植手术（hair transplant surgery, HTS）在过去十年中迅速普及。头皮区域血运丰富，术后抗感染能力强，既往报道其术后感染率低于 1%。虽然大多数情况下是轻微和局部的感染，但严重感染的病例报道逐年增多，例如颅骨和颈部的颅骨骨髓炎和带状疱疹。葡萄球菌属是最常见的致病微生物，然而革兰阴性细菌、真菌，甚至非结核性杆菌近年报道也越来越多。虽然毛发移植术后 MRSA

感染较为罕见，但近年来发生率也在逐步上升（图 8.5）[57-60]。

供区和受区均可能发生术后感染，通常与既往存在的合并症、伤口不洁或过度结痂有关（图 8.6）。供区感染多是由于伤口闭合张力过大引起的局部血液循环受损，表现为沿着缝线或伤口形成过度结痂和炎症。受区感染通常表现为局部痤疮样丘疹脓疱。供区、受区处轻微的感染很容易通过拆除缝线/皮钉、清洁伤口和去除血痂，以及局部抗生素软膏来治疗。在一些少见情况下，患者可能出现脓肿和相关的红斑、触痛等症状。此时必须对脓肿行切开引流，并留取分泌物进行细菌培养，同时应用广谱抗生素进行抗感染治疗，待得到药敏结果后再更换敏感抗生素。开放性创面应使用干湿性敷料，待伤口完全二期愈合后可根据需要与患者讨论瘢痕修复相关问题[57]。

结语

由于局部血运丰富，手术部位污染率低及患者选择等因素，面部美容手术很少遇到术后感染。虽然感染的概率相对较低，但一经发生可能对患者身体和情感上都造成巨大的创伤。与其他类型感染一样，面颈部美容手术后预防感染是首要目标。预防感染主要包括无菌区域的准备、精细的手术操作，以及对存在感染高危因素的患者进行术前对症处理。虽然没有明确的研究结果支持围手术期和术前预防性应用抗生素，但其在临床工作中应用普遍。在有关自体组织移植、异体植入物、填充剂或涉及骨、软骨的操作中强烈建议使用抗生素。外科医生应该能够识别感染的早期迹象，并将其与其他炎症反应区分开来。一旦发生感染应立即开始应用广谱抗生素，并密切随访关注患者病情变化。如

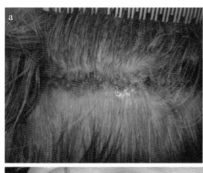
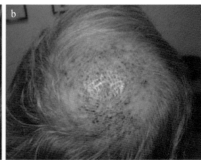
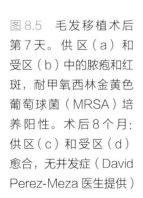
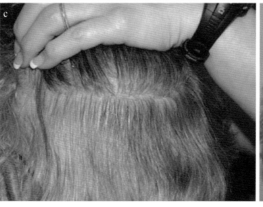
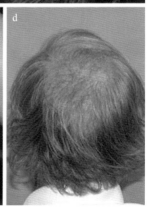

图 8.5　毛发移植术后第 7 天。供区（a）和受区（b）中的脓疱和红斑，耐甲氧西林金黄色葡萄球菌（MRSA）培养阳性。术后 8 个月：供区（c）和受区（d）愈合，无并发症（David Perez-Meza 医生提供）

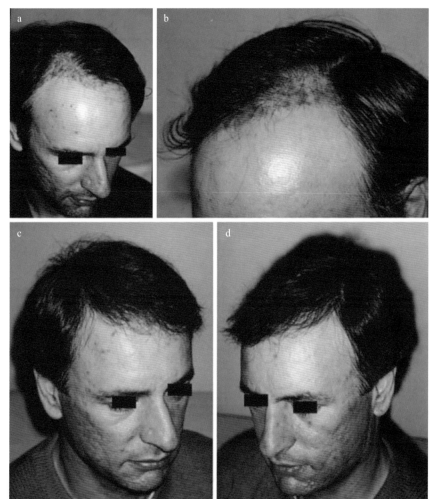

图8.6 毛发移植术后第9天左侧（b）、右侧（a）受区可见术后感染。术后12个月：左右受区（c和d）均完全愈合，无并发症（由David Perez-Meza医生提供）

果有适应证，外科医生应进行清创，移除植入物、填充剂，切开引流，以及行伤口分泌物培养。非典型的、复杂的或慢性感染可能需要与感染科专科医生合作，多学科联合治疗。最后，外科医生必须注意来自患者情绪上的压力，并在整个诊疗过程中心存怜悯，真诚对待患者。

（张文超 译，俞楠泽 审校）

参考文献

1. Hupp JR, Ferneini EM. Head, neck and orofacial infections—a multidisciplinary approach. St. Louis: Elsevier, Inc.; 2016. p. 366–72.

2. Mioton LM, Jordan SW, Hanwright PJ, Bilimoria KY, Kim JY. The relationship between preoperative wound classification and postoperative infection: a multiinstitutional analysis of 15,289 patients. Arch Plast Surg. 2013;40 (5) :522–9.

3. Ariyan S, Martin J, Lal A, Cheng D, Borah GL, Chung KC, Conly J, Havlik R, Lee WP, McGrath MH, Pribaz J, Young VL. Antibiotic prophylaxis for preventing surgical-site infection in plastic surgery: an evidence-based consensus conference statement from the American Association of Plastic

Surgeons. Plast Reconstr Surg. 2015;135 (6) :1723–39.

4. Gravante G, Caruso R, Araco A, Cervelli V. Infections after plastic procedures: incidences, etiologies, risk factors, and antibiotic prophylaxis. Aesthet Plast Surg. 2008;32 (2) : 243–51.

5. González-Castro J, Lighthall JG. Antibiotic use in facial plastic surgery. Facial Plast Surg Clin North Am. 2016;24 (3) :347–56.

6. Hsu P, Bullocks J, Matthews M. Infection prophylaxis update. Semin Plast Surg. 2006;20 (4) :241–8.

7. Zoumalan RA, Rosenberg DB. Methicillin-resistant Staphylococcus aureus-positive surgical site infections in face-lift surgery. Arch Facial Plast Surg. 2008;10 (2) : 116–23.

8. Piersimoni C, Scarparo C. Extrapulmonary infections associated with nontuberculous mycobacteria in immunocompetent persons. Emerg Infect Dis. 2009;15 (9) : 1351–8.

9. Kim HR, Yoon ES, Kim DW, Hwang NH, Shon YS, Lee BI, Park SH. Empirical treatment of highly suspected nontuberculous mycobacteria infections following aesthetic procedures. Arch Plast Surg. 2014;41 (6) :759–67.

10. Kim EK, Hovsepian RV, Mathew P, Paul MD. Dermabrasion. Clin Plast Surg. 2011;38 (3):391–5.

11. Demas PN, Bridenstine JB. Diagnosis and treatment of postoperative complications after skin resurfacing. J Oral Maxillofac Surg. 1999;57:837–41.

12. Messingham MJ, Arpey CJ. Update on the use of antibiotics in cutaneous surgery. Dermatology. 2005; 31: 1068–78.

13. Manuskiatti W, Fitzpatrick RE, Goldman MP, Krejci-Papa N. Prophylactic antibiotics in patients undergoing laser resurfacing of the skin. J Am Acad Dermatol. 1999;40:77–84.

14. Bellman B, Brandt FS, Holtmann M, Bebell WR. Infection with methicillin-resistant Staphylococcus aureus after carbon dioxide resurfacing of the face. Successful treatment with minocycline, rifampin, and mupiricin ointment. Dermatol Surg. 1998;24:279–82.

15. Culton DA, Lachiewicz AM, Miller BA, Miller MB, Mackuen C, Groben P, White B, Cox GM, Stout JE. Nontuberculous mycobacterial infection after fractionated CO2 laser resurfacing. Emerg Infect Dis. 2013;19:365–70.

16. Berliner JG, Aldabagh B, Mully T, Yu SS, Schwartz BS, Berger TG. Non-tuberculous mycobacterial infections following cosmetic laser procedures: a case report and review of the literature. J Drugs Dermatol. 2015;14:80–3.

17. Alam M, Pantanowitz L, Harton AM, Arndt KA, Dover JS. A prospective trial of fungal colonization after laser resurfacing of the face: correlation between culture positivity and symptoms of pruritus. Dermatol Surg. 2003;29:255–60.

18. Graber EM, Tanzi EL, Alster TS. Side effects and complications of fractional laser photothermolysis: experience with 961 treatments. Dermatol Surg. 2004;34:301–5.

19. Beeson WH, Rachel JD. Valacyclovir prophylaxis for herpes simplex virus infection or infection recurrence following laser skin resurfacing. Dermatol Surg. 2002;28:331–6.

20. Winn AE, Kentosh J, Bingham JL. Verruca plana as a complication of CO2 laser treatment: a case report. J Cosmet Laser Ther. 2015;17:96–8.

21. van der Lei B, van Schijndel AW, Blanken R. Exacerbation of multiple plane warts following laser skin resurfacing. Aesthet Surg J. 2006;26:297–9.

22. Sclafani AP, Fagien S. Treatment of injectable soft tissue filler complications. Dermatol Surg. 2009;35 (Suppl 2) : 1672–80.

23. Ledon JA, Savas JA, Yang S, Franca K, Camacho I, Nouri K. Inflammatory nodules following soft tissue filler use: a review of causative agents, pathology and treatment options. Am J Clin Dermatol. 2013;14:401–11.

24. Ferneini EM, Banki M, Ferneini CM, Castiglione C. Hypersensitivity reaction to facial augmentation with a hyaluronic acid filler: case report and review of literature. Am J Cosmet Surg. 2013;30:231–4.

25. Ferneini EM, Boynton T, Almunajed H, Dimitrov K, Banki M. Review of facial fillers and injectable neurotoxins. Am J Cosmet Surg. 2013;30:53–60.

26. Cox SE, Adigun CG. Complications of injectable fillers and neurotoxins. Dermatol Ther. 2011;24:524–36.

27. Lemperle G, Rullan PP, Gauthier-Hazan N. Avoiding and treating dermal filler complications. Plast Reconstr Surg. 2006;118 (3 Suppl) :92S–107S.

28. Christensen L, Breiting V, Bjarnsholt T, Eickhardt S, Høgdall E, Janssen M, Pallua N, Zaat SA. Bacterial infection as a likely cause of adverse reactions to polyacrylamide hydrogel fillers in cosmetic surgery. Clin Infect Dis. 2013;56:1438–44.

29. Ricci G, D'Ascanio L. Antibiotics in septoplasty: evidence or habit? Am J Rhinol Allergy. 2012;26 (3): 194–6.

30. Gryskiewicz JM, Hatef DA, Bullocks JM, Stal S. Problems in rhinoplasty. Clin Plast Surg. 2010;37 (2) : 389–99.

31. Koc S, Uysal IO, Uysal EB, Yenişehirli G, Duygu F. The comparison of bacteremia and amount of bleeding during septoplasty. Eur Arch Otorhinolaryngol. 2012;269 (4) :1139–42.

32. Andrews PJ, East CA, Jayaraj SM, Badia L, Panagamuwa C, Harding L. Prophylactic vs postoperative antibiotic use in complex septorhinoplasty surgery: a prospective, randomized, single-blind trial comparing efficacy. Arch Facial Plast Surg. 2006;8 (2) : 84–7.

33. Reh DD, Chan JY, Byrne PJ. Concurrent rhinoplasty and endoscopic sinus surgery: a review of the pros and cons and a template for success. Facial Plast Surg Clin North Am. 2012;20 (1) :43–54.

34. Millman B, Smith R. The potential pitfalls of concurrent rhinoplasty and endoscopic sinus surgery. Laryngoscope. 2002;112 (7 Pt 1) : 1193–6.

35. Holm C, Mühlbauer W. Toxic shock syndrome in plastic surgery patients: case report and review of the literature. Aesthet Plast Surg. 1998;22 (3) :180–4.

36. Güvenç G, Eren E, Arslanoğlu S, Yüceer N. A rare

complication of septoplasty: tension pneumocephalus without rhinorrhea. J Craniofac Surg. 2014;25 (4) : e360–1.

37. Gürlek A, Firat C, Ozturk-Ersoz A, Tenekeci G, Bilen BT. Pneumocephalus as a fatal but very rare complication of septorhinoplasty. Plast Reconstr Surg. 2008;122 (6) :e218–20.

38. Naraghi M, Ghazizadeh M. Tension pneumocephalus: a life-threatening complication of septoplasty and septorhinoplasty. B-ENT. 2012;8 (3) :203–5.

39. Loyo M, Ishii LE. Safety of alloplastic materials in rhinoplasty. JAMA Facial Plast Surg. 2013;15 (3) : 162–3.

40. Peled ZM, Warren AG, Johnston P, Yaremchuk MJ. The use of alloplastic materials in rhinoplasty surgery: a meta-analysis. Plast Reconstr Surg. 2008;121 (3) : 85e–92e.

41. Winkler AA, Soler ZM, Leong PL, Murphy A, Wang TD, Cook TA. Complications associated with alloplastic implants in rhinoplasty. Arch Facial Plast Surg. 2012;14 (6) :437–41.

42. Gupta V, Winocour J, Shi H, Shack RB, Grotting JC, Higdon KK. Preoperative risk factors and complication rates in facelift: analysis of 11,300 patients. Aesthet Surg J. 2016;36 (1) :1–13.

43. Bloom JD, Immerman SB, Rosenberg DB. Face-lift complications. Facial Plast Surg. 2012;28 (3) :260–72. PICTURES.

44. Dauwe PB, Pulikkottil BJ, Scheuer JF, Stuzin JM, Rohrich RJ. Infection in face-lift surgery: an evidence-based approach to infection prevention. Plast Reconstr Surg. 2015;135 (1) : 58e–66e.

45. Karimnejad K, Walen S. Complications in eyelid surgery. Facial Plast Surg Clin North Am. 2016;24 (2) : 193–203.

46. Whipple KM, Lim LH, Korn BS, Kikkawa DO. Blepharoplasty complications: prevention and management. Clin Plast Surg. 2013; 40 (1): 213–24.

47. Crosswell EG, Leyngold IM. Atypical mycobacterial infection following upper eyelid blepharoplasty. Ophthal Plast Reconstr Surg. 2016;32 (5) :e116–8.

48. Juthani V, Zoumalan CI, Lisman RD, Rizk SS. Successful management of methicillin-resistant Staphylococcus aureus orbital cellulitis after blepharoplasty. Plast Reconstr Surg. 2010;126 (6) : 305e–7e.

49. Lazzeri D, Agostini T. Eyelid and periorbital necrotizing fasciitis as an early devastating complication of blepharoplasty. Plast Reconstr Surg. 2010;126 (3) :1112–3.

50. Handler EB, Song T, Shih C. Complications of otoplasty. Facial Plast Surg Clin North Am. 2013;21 (4) :653–62.

51. Limandjaja GC, Breugem CC, Mink van der Molen AB, Kon M. Complications of otoplasty: a literature review. J Plast Reconstr Aesthet Surg. 2009;62 (1) : 19–27.

52. Owsley TG, Biggerstaff TG. Otoplasty complications. Oral Maxillofac Surg Clin North Am. 2009;21 (1) : 105–18.

53. Chao JW, Lee JC, Chang MM, Kwan E. Alloplastic augmentation of the Asian face: a review of 215 patients. Aesthet Surg J. 2016;36 (8) :861–8.

54. Walker TJ, Toriumi DM. Analysis of facial implants for bacterial biofilm formation using scanning electron microscopy. JAMA Facial Plast Surg. 2016;18 (4) : 299–304.

55. Patel K, Brandstetter K. Solid implants in facial plastic surgery: potential complications and how to prevent them. Facial Plast Surg. 2016;32 (5) :520–31.

56. Soares DJ, Silver WE. Midface skeletal enhancement. Facial Plast Surg Clin North Am. 2015;23 (2) :185–93.

57. Konior RJ. Complications in hair-restoration surgery. Facial Plast Surg Clin North Am. 2013;21 (3) :505–20.

58. Loganathan E, Sarvajnamurthy S, Gorur D, Suresh DH, Siddaraju MN, Narasimhan RT. Complications of hair restoration surgery: a retrospective analysis. Int J Trichol. 2014;6 (4): 168–72.

59. Perez-Meza D, Niedbalski R. Complications in hair restoration surgery. Oral Maxillofac Surg Clin North Am. 2009;21 (1) :119–48.

60. Eustace K, Jolliffe V, Sahota A, Gholam K. Cutaneous Mycobacterium abscessus infection following hair transplant. Clin Exp Dermatol. 2016;41 (7) :768–70.

9 面部美容手术相关法律问题的处理

Christy B. Durant, James R. Hupp

摘要

　　现在，人们对美貌和年轻化的需求越来越大，以此为目标的美容手术的量正在逐年增加。人们越来越多地选择使用皮肤填充剂、激光和化学换肤，甚至进行一些创伤更大的外科手术来改善外观、抵抗岁月，实现面部年轻化。目前，颌面美容外科手术在患者和从业者中越来越受欢迎，虽然其本身属于医疗保健领域，但像其他外科手术一样存在相关法律问题。事实上，鉴于许多求美者寻求治疗的心理因素及其本身对于手术成功的渴望，接受美容手术的患者相对于其他许多需要择期或必要手术的患者而言，手术后出现纠纷的风险可能更大。对大多数患者而言，决定进行美容手术的主要意愿是改变其外貌或功能。然而，患者通常还有一些潜在的意愿，这可能包括提高自尊和整体生活质量（Sykes，JAMA Facial Plast Surg 15：81，2013）。虽然患者未明确告知医生，但这些改善整体生活质量的愿望明显影响患者对其手术结果的最终满意度（Sykes，JAMA Facial Plast Surg 15：81，2013）。考虑到以上这些因素，为降低诉讼或纠纷的可能性，美容外科医生必须根据患者的需求和主观意愿评估和考虑每个病例。只有在准备好完善的医疗记录、患者的书面知情同意书，以及建立坦诚、互信的医患关系前提下，医生才能够在法律纠纷中成功地为自己辩护。

9.1 建立医患关系

随着接受美容手术的患者越来越多，不满意的患者数量和针对医生为其进行辩护的律师也在随之增加[1]。如前所述，在当今社会中患者寻求美容手术有多种原因，其中最重要的是为了改善外观、追求完美。无论是因为工作原因还是仅仅为了满足个人意愿，美容手术都被认为是"被需要的"。追求美是人类与生俱来的欲望，也促使患者寻求美容手术[1]。尽管如此，外科医生不应该对美容手术表现得过于热情，也不必向一味坚持高要求的患者妥协。像其他任何诊疗过程一样，美容手术中的安全问题总是应当优先考虑的方面，而不是一味顺从患者的需求。医生也应该认识到，尽管应该保证患者的安全，但医生的利益也应该得到保障，毕竟所有医护人员的出发点是不伤害患者。

建立健康的医患关系无论对于医生还是患者都是取得良好结果所必需的第一步。这种关系有其特殊性，是接下来医患双方交流的基础。如同从进入诊室起医生便开始评估患者一样，患者也同样在评估医生以确定是否希望他为自己进行手术。患者从外观、语调、同理心和主观上的感知能力等各个方面不断完善对其医生的印象。在医生与患者的关系中，不仅要求医生在患者面前建立信任和信心，还需要保证患者有一定的舒适度，这可以直接影响患者与医生有效和充分沟通的意愿和能力。患者在与临床医生交流时感觉越轻松，双方之间的沟通就越容易。保持开放式沟通可以使医生和患者在责任立场和

医疗质量方面均受益。事实上，研究发现，与手术医生有良好医患关系的患者更愿意将自身的既往病史全面告知医生，并且在讨论涉及其隐私的医疗问题、本次手术的动机以及对手术的期望等方面也更自如。充分了解患者手术动机及手术效果期望，医生不仅可以确定患者的手术期望是否切合实际，也能充分评估患者的心理状况及是否适合接受美容手术。

与患者建立成功医患关系的关键因素之一是始终保持透明化。患者和医生之间的透明化程度直接影响患者的医疗安全，并且可以使医生获得安全有效地进行手术所必需的关键信息。作为医生，有效的沟通是与患者建立信任的重要方式，而有效的沟通则需要依靠医生对手术结果的告知以及患者对手术效果预期的充分了解来实现。对于医生而言，重要的是要记住，非美容手术患者希望外科医生建议不进行手术治疗，而不同的是，寻求美容手术的患者渴望得到改变并且其本身通常要求进行手术。出于这个原因，医生必须清楚地向患者说明其所希望进行手术的详细过程，以及该过程中可能使患者对手术效果不满的各个因素[1]。

维护健康的医患关系是获得良好手术效果不可或缺的部分，除此之外，从法律角度来看，医患关系的形成是确定责任的第一要素。医患关系中的失望会削弱相关人员的信心，并对外科医生和患者产生影响。医患关系的本质是信托关系①，在此过程中建立和维护患者的信任，以及在面对利益冲突时始终站在患者的角度是绝对必要的。从建立医

---

① 信托关系是指一方在特定交易中对另一方完全信任。这种关系不一定是正式确立的，也可能是一种道德层面上的责任，因为与关系的另一方相比，受托人具有更专业的知识和培训经历。

患关系开始，医生不仅承担了对患者的护理和治疗责任，并且还要承担医生的诊治责任。更具体地说，一旦在外科医生同意为患者进行手术的情况下建立了医患关系，该医生就应具备在相同领域内从事相应医疗工作所必需的合理的① 医疗技能和专业知识。当在类似的领域进行医疗行为时，医生还要为患者提供合理、专业的护理，保证足够的诊疗时间。未能履行这些职责容易导致医疗事故。因此，外科医生有责任确定自身是否具有处理患者疾病所需的技能和经验。虽然面对法律诉讼，完成面部美容外科住院医师培训后就有了从业资格，但在道德层面上，外科医生有义务确保他们能够熟练地完成相关手术。此外，有经验的原告律师在试图确定外科医生是否有足够的能力来处理患者病情的时候，可能会更深入地调查被告医生的从业资质。本章将会进一步讨论医疗事故中医生疏忽行为的具体要素。

虽然引起诉讼的原因很多，但判例表明，患者在交流的某些方面对医生不满是许多诉讼发生的原因。患者最常见的抱怨是，在诊疗过程中没有人详细解释治疗的不良反应，医生误导他们，医生不和他们交流或不回答问题，以及医生不倾听他们的担忧[2]。再次强调，医患关系中的有效交流是预防法律纠纷的简单方法。

9.1.1 择期手术与必要手术

在美容手术医疗事故案件中胜诉的最大难点在于此类手术是选择性的，通常认为不是医学上必要的[3]。几乎所有的美容手术都

是择期的。因此，患者必须了解医生所建议进行的手术的性质以及择期手术和必要手术之间的本质区别。对手术的详细说明能使患者建立信心并帮助患者事先了解手术的性质。择期手术是一种有计划的非紧急外科手术。此类手术可以是医疗上需要的手术（如白内障手术），也可以是选择性的手术（如乳房假体植入）。虽然某些手术是择期手术，但此类手术在生理上和（或）心理上可延长患者生命或提高其生活质量。面部提升术、腹壁整形或鼻成形术等美容和重建手术可能从医疗层面来讲不是必要的，但这些手术可以提高患者的自尊从而使其受益。其他一些在医疗技术上被定义为"可选的"或择期的手术一样可以改善患者的生活质量。还有一些择期手术是延长生命所必需的，例如血管成形术；虽然上述手术并非像急诊手术一样需要立刻进行。择期手术可以安排在患者和外科医生都方便的时候进行。个体之间都有差别，无论患者寻求必要的或者可选性的美容手术的原因是什么，医生都必须告知患者所建议手术的全面信息。如果患者不清楚主观选择的与那些寻求改善生活质量的手术之间的区别，容易导致术后的责任索赔。

在与患者讨论建议的治疗或手术类别时，医生应避免对最终结果做出保证，如同外科医生不会与患者签订保证书或确保特定治疗、手术效果的书面合同一样[4]。话虽如此，但从法律角度来看，可以使用某些语言、图表、示意图或电脑投影为患者解释手术可达到的效果。当手术效果与医生之前的解释存在实质性差异时，患者会凭借这样的

---

① 请注意，当在法律讨论中使用"合理"一词时，最终确定什么是合理的将由陪审团在审判中做决定。

语言和图片要求索赔。在与患者的讨论中，外科医生可能会弱化手术的某些风险或夸大益处；但在出现医疗过失时，特别是当外科医生的口头陈述与任何书面免责声明或同意书之间存在显著差异时，法官倾向于允许引入此类差异作为证据以证明医生在医患关系中存在重大失实陈述[4]。法院关注的重点在于医生术前的陈述属于"治疗上的保证"范畴还是超过"底线"的保证。例如，告诉患者"你情况很好并且我们会仔细照顾你"只不过是让患者放心的保证，即使最终结果与患者或医生所期望的不同。然而，告诉做鼻成形术的患者"再也不会出现呼吸问题"则是对特定结果的保证。在向患者传达保证和担保信息方面肯定存在灰色区域，为实现与患者的有效沟通应避免这些灰色区域，特别是与手术的性质、风险和获益相关时[4]。因此，外科医生在使用电脑程序生成的手术结果来向患者解释手术后的最终外观时要特别谨慎，需要说明实际可能与该结果不同，并告知患者原因。

9.1.2 病史

对患者既往病史信息的掌握程度直接关系到手术安全，并且有助于了解患者对于手术效果的最终期望。强调仔细询问病史及进行全面临床检查非常重要，因为诊断和制订治疗计划以此为基础。准确、清晰的原始病史记录对于评估治疗后的进展至关重要。无效的沟通或严重忽略某些信息导致医生未能全面了解患者病史，可能会引起后续医疗事故。对患者病史的充分了解不仅能保证患者可以安全地按计划进行手术，并且还能帮助发现可能改变计划手术或麻醉预期效果的可能因素。

在问诊之前，应向患者发放简洁明了的病史调查问卷。该书面文档应使用非专业语言编写，以使患者可以轻松理解。按照医疗保险携带和责任法案（HIPAA）相关规定，此问卷还应包含一份简短声明以告知患者，除非患者明确授权向第三方披露，否则文档中记录的所有信息都将被保密。问卷应为患者留有相应空白以便患者列出可以披露保密信息的第三方机构。最后，病史调查表应包含患者签名和填写日期的区域，签名表明患者理解问卷内容并保证所提供答案的准确性。

在患者完成病史调查表的同时，医生应该花时间与患者坦诚地交流患者的病史，这是医患关系中重要的一部分。使用有效的沟通技巧并与患者坦诚地交流可以获得一些可能患者自身甚至都不确定是否应该告知外科医生的额外信息，这不仅包括患者的病史，还包括他们所处的社会环境和职业等。在问诊过程中，医生可以根据病史调查表中确定的信息有针对性地询问患者，作为获取补充信息的有效办法。初次问诊是发现在医学上或心理上可能存在问题的患者的最佳时机。首先让患者写下想做美容手术的主要理由（诉求），书面陈述有助于患者和医生就患者的问题达成一致意见。这也可以帮助医生识别那些对自身认识不清楚的患者。既往有医疗事故诉讼，经常进行面部手术或在面部的相同部位反复手术，或者对先前手术医生不满，这些都是医疗过程中的"危险信号"。

从一开始就选择合适的患者是美容手术成功的必要条件。虽然外科医生可以明确如何以及何时进行手术，但明确何时不手术却需要有丰富的经验和良好的判断力。对有经验的外科医生来说，他们很少会后悔放弃为特定患者进行手术；然而，选择不适宜的患者（身体或心理状况不佳的患者）进行手术往往会使患者和医生双方均产生愤怒和沮丧的情绪，并可能导致患者投诉医生[5]。在讨论患者的病史和治疗方方面面时，反应性聆听是医患沟通的一项有用工具[5]。反应性聆听包括重复或解释患者的话语，如"我听到你说的是……"或"所以你听起来像是在说……"等都很好。与患者进行类似交流可以让患者感受到被聆听的尊重，同时可以提示医生可能的误解。使患者感受到医生理解并正在倾听他们所说的，能让患者安心，并且可以使医患双方沟通更加有效，特别是在沟通既往病史、手术动机及对手术效果期望方面。医生应在病例中记录与患者进行讨论的所有内容和对问题的回答。

9.2 知情同意

给患者详细解释手术的相关事宜，包括手术过程中潜在的重大风险等，同时请患者签署知情同意书，是医生在医疗事故中分清医疗责任的基础。临床上可以通过使用宣传册或视频等方式宣传计划手术和相关风险的知识。"同意"一词意味着给予批准、赞成或许可[6]。简单来说，患者签署知情同意书就是在了解相关的医疗事实和风险之后，仍愿意接受医生的治疗，是医生和患者之间沟通的一种方式。术前与患者签署知情同意书以自愿和隐私为原则，并且这是在医疗保健和研究中的道德要求。患者自愿意味着患者有权与医生一起参与自己的医疗决策[6]。根据这一道德原则，他们可以自由决定自己的身体应该或不应该发生什么，并在进行检查、操作及手术之前收集有效信息。完整

的知情同意书通常应该满足以下7个条件：①患者有理解和做决定的能力；②自愿原则；③向患者说明重要信息，如风险和替代治疗方式；④为患者提供治疗计划建议；⑤为患者解释医学术语；⑥患者同意治疗计划；⑦患者授权医生进行治疗[6]。只有满足以上7个条件时，患者才算真正知情并同意。如果满足所有条件但患者仍拒绝治疗建议，则认为该患者明确拒绝医生提出的治疗计划。美国的一些州有法规或案例先例，要求医生有义务与患者讨论其他可用的治疗方案。因此，医务人员必须熟悉他们各自国家相关规定。然而，美国大多数州要求患者与医生讨论他们可能有的问题或疑虑。医生要在手术前获得患者的有效知情同意书，并分配足够的时间与患者讨论他们的问题和疑虑。获得知情同意的过程建议有证人在旁。

9.2.1 披露风险、受益和并发症的标准

不仅在美国，在全世界范围内患者在临床实践中了解医疗保健决策的权利都经常受到审查。知情同意对患者自主权至关重要，其在道德-法律程序上也是根深蒂固，一直以来都是许多法律案件的主题。在2015年英国最高法院案（蒙哥马利诉拉纳克郡健康委员会）中，最高法院判决医生告知患者治疗风险、受益和替代方案的标准将不再由责任医生决定，而是由患者决定[7]。根据这项判决，法院确立了以患者为中心的新标准。在美国，超过一半的州也采用了该标准，从患者的角度来看待知情同意的沟通过程。在采用该标准的州行医时，医生和其他医疗保健从业者需要告知患者所建议治疗的风险、受益和替代方案的所有信息，以便患者

有足够资料做出是否继续进行治疗的正确决定。

患者找医生进行咨询并表达其医疗问题，常可视为默许（或暗示）同意一般身体检查和常规问诊。然而，患者接受较私密体检、进行有创检查或接受危险性操作（特别是手术）时，需要其明确表示同意[8]。虽然明确表示同意可以用口头或书面形式，但推荐采用书面形式，特别是在美容手术、其他手术中，避免医生日后被患者指控治疗前未尽告知义务。为了获得患者的知情同意，医生必须向患者充分介绍自身掌握的、与手术有关的信息。缺乏知情同意的索赔在医疗事故中常见，但通常是可以避免的。若医生没有为患者提供足够的信息以供其做出正确合理的决定，患者往往会对治疗产生怀疑。因此，必须使用大部分患者可以理解的非专业术语，以简单的书面形式提供给患者，信息应真实、充分。而一些医生将通用知情同意书模板用于所有手术或治疗，这种笼统的（全球）知情同意书通常是无效的，且易导致患者混淆。我们鼓励医生使用针对所计划进行的治疗、手术类型的更详细的知情同意书，以便患者了解他们所选择治疗的利弊。医生应与患者讨论所选治疗方案的优点、缺点、替代方案、可能的不良反应、一般预期结果，以及在手术前后患者应该遵循的医嘱。向患者发放针对治疗且内容全面、客观的宣传册或传单是医生向患者提供补充信息的有益方式，患者可将资料带回进一步考虑与医生讨论的治疗方案。医生将已向患者提供相关说明资料的做法记录在病历中是值得鼓励的，因为这可以从侧面证明医生已向患者完整全面解释了治疗方案。这可以作为知情同意最后阶段的补充，最终获得知情同意时应在病历中标注，包括书面同意书。对于使用电子档案的机构，允许患者使用电子签名是另一种获取和记录知情同意的有效方法。

签署知情同意书的好处并不限于履行法律义务。使患者完全了解自己病情的性质并对治疗效果有实际和明智的期望，出现医疗纠纷时患者一般不会提起诉讼。此外，面临由于对治疗存在错误理解或对治疗效果抱有不切实际期望而引起的索赔时，详细的书面知情同意书是为医生辩护的有效证据。

9.2.2 遵守《健康保险流通与责任法案》与《经济和临床健康信息技术法》

1996 年 8 月，美国国会通过《健康保险流通与责任法案》（HIPAA）。这是第一个全面保护健康信息隐私的联邦法案。设立该法案的主要目的是建立健康隐私保护的国家框架，通过赋予患者查询其健康信息的权利，控制对健康信息的不当使用或泄露，同时重新确立所有相关人员对医疗保健系统的信任，帮助提高医疗质量，最终保护患者权利并提高医疗服务的效率和效果[9]。HIPAA 隐私规则的核心原则是保护，使用和公开受保护的健康信息（protected health information, PHI）。受保护的健康信息是指以电子或其他媒介存储的可识别个人身份的健康信息[9]（图 9.1）。隐私法则保护持有或传输所有 PHI 的实体，包括医疗服务提供者、健康计划和医疗保健信息中心。"使用"和"公开"是 HIPAA 隐私法则中的两个基本内容。根据 HIPAA，"使用"限制在被覆盖实体内的信息共享，而"公开"则限制了持有信息实体之外的信息共享[9]。在与任何人共享该信息之前，必须获得患者的书面授权，除非在

- 姓名
- 家庭住址
- 电话号码
- 传真号码
- 日期（出生、死亡、入院、出院等）
- 社保号码
- 电子邮箱
- 病案号
- 健康计划获益人
- 账号
- 证书或驾驶证号码
- 车辆标识符和序列号，包括车牌号码
- 网络同用资源定位符
- IP 地址

图 9.1　可单独识别的健康信息 [9]

未经授权的情况下披露患者信息属于有限的例外情况之一（图 9.2）。隐私法则旨在提供强大的隐私保护，并同时保证不会干扰患者获得医疗保健服务的权利或降低医疗保健服务的质量。

告知患者《健康保险流通与责任法案》保护内容的第一步是使患者了解自身权利。必须向所有患者提供一份《隐私实践通知》

- 法律要求
- 公共卫生活动
- 虐待、忽视或家庭暴力的受害者
- 卫生监督活动
- 殡葬师或验尸官
- 执法部门确认或定位失踪人员或逃犯；涉嫌犯罪的受害者；警报死亡；信息是犯罪或医疗紧急情况的证据
- 惩教机构
- 调查研究
- 器官、眼睛和组织捐赠中心
- 对健康和安全的严重威胁
- 政府基本职能
- 工人抚恤金
- 基于患者要求或在传票、法院命令的指示下进行司法诉讼或行政诉讼

图 9.2　未经书面授权许可的健康信息公开 [9]

的书面文件，该文件以简单明了的语言介绍了如何使用和公开患者的医疗信息及如何获取信息。医生办公室应有《隐私实践通知》，使所有患者都可以轻松查阅。从业者保护自己并确保患者了解办公室使用和公开受保护健康信息的简便方法是让患者签署书面文件确认他们已被告知相关事宜，并向患者提供《隐私实践通知》副本或告知其可查询副本的地点。

过去 10 年，在美国，注重患者可识别医疗保健信息的隐私和保护不仅是联邦政府工作的重中之重，也是各州的首要任务。不仅医疗保健提供者必须了解 HIPAA 隐私法和违法的后果，行政管理和临床工作人员也必须接受有关培训。医生必须依靠合理的行政管理、硬件和技术保障措施保护个人的健康信息，避免向第三方意外泄露。最近要求可访问患者机密信息机构的所有业务伙伴也采取这些保护措施。为了减少在工作中违反保密规定，必须指定一名负责医生办公室安全的安保人员，并进行风险分析以规避信息安全的风险和漏洞。医院必须有恰当的政策和流程，仅在需要知情时访问患者受保护的健康信息。员工应该接受培训以了解保护患者健康信息私密性的重要性。最后，相关单位必须确立处理违反《健康保险流通与责任法案》的书面政策和确定流程，并且应在员工手册中明确违反相关规定要面临的惩罚。

随着电子医疗记录的使用越来越多，医生必须清楚患者信息在办公室存储或递送的流程。《健康保险流通与责任法案》的相关安全规定明确了如何在电脑、内部网络、互联网、硬盘和其他外联网上保护患者信息。作为 2009 年《美国复苏与再投资法案》

的一部分，《经济和临床健康信息技术法》（HITECH）于 2009 年 2 月 17 日签署并形成法律，以促进健康信息技术的引进和使用[10]。HITECH 的 D 附件强调了健康信息电子传播的隐私与安全有关的问题，在某种程度上通过若干条款加强 HIPAA 法案的民事和刑事执法。HITECH 的 D 附件要求强制执行在处理和传输电子病历中保护隐私，使用电子病历的部门应熟悉该要求。

最近，修订后的联邦隐私法也将违反 HIPAA 行为的责任扩大到商业伙伴。因此，医生应确保与任何有权访问患者可识别健康信息的部门合作者签署最新的业务协议。同时医疗服务提供者还应了解其所在州有关保护医疗信息机密性的法律法规。与联邦法律相比，各州法律在保护个人可识别医疗保健信息方面可能更为严格。州法律与联邦法律发生冲突时，必须遵守要求更为严格的法律。再怎么强调充分注重保护患者医疗信息和保密法也不过分。侵犯受保护医疗保健信息不仅会导致补救过程中的财力损失，而且在某些州，患者可以就单独违背 HIPAA 提起医疗事故诉讼。此外，联邦卫生和公共服务部下属的民权办公室增加了对医疗保健设施和个人行为的审查，没有适当的保障措施、政策及限制医疗保健违法行为的程序可能面临巨额罚款。

患者必须信任医生及其医疗行为，并且相信他们的医疗保健信息的私密性将得到保护。如果没有该基础，患者就不太可能有信心向医生披露重要的医疗信息。任何影响患者与医生有效沟通和向医生传达必要医疗信息的因素可能都不利于取得良好的治疗效果，并有可能引发医疗问题（图 9.1 和 9.2）。

9.3 病历

实际上，病历几乎是影响所有医疗纠纷结果的最重要因素之一。大多数医疗责任索赔的关键在于病历的质量。优质的病历可以维护医生和患者的共同利益，因为病历是记录患者病史、临床表现、诊断检测结果、术前和术后护理、患者进展和药物治疗等细节的文件。病历保管已经发展成为一门科学，并且需要医生有意识地努力学习并掌握它。病历的妥善保管通常是医生证明其治疗方案正确的唯一方法[11]。面对已经发生的医疗责任索赔，医疗记录往往是还原事实的唯一证据，并且比记忆更可靠。在法律中，简洁易懂的病历记录被视为一项重要证据，比医患双方或证人的回忆具有更大的证据强度。未能记录相关数据本身被认为是严重违反和背离医护标准的行为。完善的病历除了可以为处在医疗纠纷中的医生提供保护外，也是记录患者病情变化和相关医疗护理的唯一资料，并可同时作为急诊治疗和保障质量的重要参考。

许多医疗工作者认为病历记录的篇幅越长质量越好；然而，简单高效记录与患者治疗密切相关的内容更有价值。医疗工作者应牢记病历记录的三个主要原则，这些原则与医疗决策分析的原则相似[12]。第一个原则是记录患者临床医疗中重要决策的风险－受益分析，该分析应包括明确的或假设的风险和受益。在审查医疗记录时，很常见的是医生将大部分注意力集中在接受治疗或手术的患者的风险方面，而没有同等地关注治疗的受益方面。对于患者的所有决策都应该进行此分析，不仅应只记录治疗或手术本身的风险－受益，还应涉及规定用药以及术后治疗相关建议的风险－受益。第二个基本原则是面对关键决策时进行临床判断[12]。临床判断通常被定义为"对临床情况的评估和基于该评估采取的措施"。记录这一基本要素有助于责任预防的理由中，一个明显的是基于临床医生对患者的实际遭遇所做的客观和主观临床判断，没有其他人与患者有直接接触。为了从即时性观察中获益，确定并记录临床治疗的决策过程至关重要。当外科医生发现有必要调整术前计划或常用技术时，则尤其如此。一旦出现医疗过失行为，专家将负责审查病历以确定治疗是否规范。虽然在患者的病程或手术时医生正确的处理行为将会使其在事件产生疑问时获益，但如果没有及时记录，就会失去这种益处。第三个原则是记录患者具有参与治疗的能力。这包括记录患者可以理解为他们推荐的治疗、手术等，以及了解处方药物作用和出院医嘱的内容。

9.3.1　证明文件

主治医生应重视病历书写，做到清晰、易懂。医生在书写病历时要考虑患者需求，内容应足够简单明了，切忌表达含糊，使病历更好地起到记录治疗效果及区分医生责任的作用。在美国 50 个州中，大多数州允许患者查看自己的病历记录，因此不应该篡改医疗记录以至于与原始实际情况不符。如果需要对病历进行更正或补充，应当在当前日期下创建一个新条目作为原始条目的附录，并具体描述更正的内容。医务人员应始终避免在病历中删去、插入或使用箭头来纠正错误。如果病历中删除了某些单词或短语，请保留原始病历记录，以供参考，并在修改处署名和标注修改日期。建立新条目修改是纠正病历错误或不准确处的首选方法，符合透

明化原则。

电子病历也是如此，计算机取证可以显示电子病历何时被修改以及修改的具体内容。电子病历进一步消除了人们认为病历具有误导性并且可以任意篡改的观念。在关于医疗过失的法律条文中，人们普遍认为"如果事件没有在病历中记录则代表其没有发生"。换句话说，糟糕的病历意味着支持证据缺乏，而没有病历意味着没有证据支持。如果出现不良医疗结果，无论医生如何回忆有关患者的具体情况都无济于事，在法官和陪审团看来，病历是主要的和最值得信赖的信息来源。

病历除了记录患者的病史、病情的讨论交流、风险－受益分析等，也应该包括手术记录、麻醉记录以及患者已签署的知情同意书。

9.3.2　麻醉记录

随着美容医生越来越重视麻醉管理，完整和清晰的麻醉记录就显得愈加重要。在与麻醉管理有关的不良事件中，麻醉记录准确反映了手术过程中的相关事件，可以作为辩护的关键证据。就记录患者麻醉管理的关键要素而言，呈现的信息越多越好。除了患者的一般身份信息（例如：姓名、出生日期、身高和体重、BMI 和 Mallampatti 评分）之外，麻醉记录应至少包含手术全程患者所使用麻醉药物的名称和剂量，每种药物的给药时间，以及患者的生命体征。麻醉记录还应记录手术过程中所有参与者的姓名缩写或全称，以及麻醉开始和停止时间。最后，麻醉医生应该在麻醉记录上签字确认。多个专业协会和学会的指南编制了麻醉记录模板，包括美国牙科协会及美国口腔颌面外科医师协

会。此外，随着电子病历的更新，一些计算机软件可根据医生的个人需求量身定制麻醉记录模板。最后，如果在手术过程中使用监测患者生命体征的监护仪器，宜将打印的记录纸附在麻醉记录中并放入患者的病历中。如果患者在麻醉期间有任何异常，这些记录就显得尤为重要。

9.3.3 出院记录与出院须知

认真在病历中书写出院记录，并为患者准备详细的书面出院须知，这与记录患者初次咨询情况同样重要。术后护理和患者须知应以口头和书面形式清楚地传达给患者。确保患者完全理解术后护理须知对于防止由于信息混淆或缺乏而使患者依从性不佳是至关重要的。向患者提供医疗建议的书面文件和与患者口头沟通同样重要。在出院时，如果医生没有给患者开具恰当的医嘱，如需口服的药物、身体上需注意的事项、术后并发症及时就诊处理、长期随访等，医生可能会被控告存在医疗过失行为。对于患者出院前各项指标应达到的值，应该有严格的标准。在医院，麻醉恢复室可能有出院标准的具体模板。

与知情同意书类似，应采用简单的非学术性用语撰写出院须知。医生还应让患者签署一份出院须知并放入病历中，证明患者已知道并理解出院相关注意事项。出院时应告知患者所有应遵循的术后须知，包括治疗药物和应及时就诊治疗的体征和症状。告知患者出院后出现问题或有疑虑时应该联系的手术医生或其他医生的具体联系方式也很重要。

9.4 意外的结果

外科手术出现意外结果有时是不可避免的，尤其在颌面美容外科。颌面美容手术的最终效果直接影响患者的外观，并且手术是成功还是失败几乎完全取决于患者的主观感知。无论手术意外的发生是由于患者不满意、患者依从性差，还是医生出现的临床错误，医护人员都应该迅速有效地解决所有这些问题。无论不可预期的手术结果多么微小或复杂，对其忽视肯定会对医生产生负面影响，并且往往会引起医疗诉讼。

9.4.1 不满意的患者

即使是经验最丰富、技术最熟练的外科医生也可能遇到对手术效果不满意的患者，接受美容手术的患者不满意的可能性则更高，因为其寻求治疗或手术的动机通常非常个性化。既往存在心理问题的患者对手术效果不满意的发生率较高。对患者进行有效、彻底的初步咨询和体检可帮助医生识别那些有心理问题的患者。即使整个治疗过程都按照计划进行，这类患者也可能对手术、治疗结果不满意或感到沮丧。如本章前面所述，寻求美容手术的患者都伴有潜在的心理问题，包括抑郁、焦虑等。这些患者往往对美容治疗可以达到的治疗效果抱有不切实际的期望，因此结果几乎难以使其满意。这是选择合适的患者进行手术对于避免因患者不满意发生医疗事故索赔不可或缺的另一个原因。

如果遇到不满意的患者，医生必须仔细聆听患者的疑虑。在大多数对手术效果不满意的情况中，医生和患者往往可以就如何纠正这种情况达成相互理解，患者最终会感到满意。建立强大而健康的医患关系可以帮助补救不满意的结果。如果患者认为自己的医生缺乏共情和沟通技巧，尤其在处理患者对手术不满的问题时，就更有可能提起诉讼。

9.4.2　依从性差的患者

依从性差的患者通常不听从医生建议。患者无法或拒绝遵守术后须知更有可能导致不满意的临床结果，并且增加手术、治疗后并发症的风险，包括严重的术后感染。主治医生必须确保患者依从性差不是由于出院须知不清楚，或由于医生没能适当地告知患者必要的术后护理引起的。如果发生责任诉讼，医生未能做到上面内容将不利于为自己辩护。如果患者由于自身原因不遵医嘱，医生也必须继续提醒患者遵守医嘱和所有术后护理措施对避免并发症的重要性，并在病历中仔细记录患者的不遵医嘱行为。医护人员应该将这些内容以书面和口头方式传达给患者。医生应将和患者的每次沟通内容记录在患者的病历中，包括给患者的建议，同时也应该记录医生对于患者不遵医嘱倾向的担忧。这些关键步骤虽然看似微不足道，但在发生医疗纠纷时可以起到保护医生的作用。不幸的是，即使医生从治疗开始到结束都花费额外的时间和精力告知患者遵守医嘱的重要性，仍然会遇到那些依从性差的患者。面对这些患者最好的方法就是不断沟通，并在病历中详细记录。

9.5　医疗过失及应对策略

2015 年，美国有 1590 万例外科手术和微创美容操作，包括肉毒毒素注射、面部填充、激光脱毛和脂肪抽吸术[13]。鉴于此类手术操作数量庞大，感染、过敏反应、肤色不均、血肿、组织坏死、异常瘢痕甚至死亡等医疗后果导致患者要求大量赔偿就不难理解了[14]。患者会因各种理由提起医疗事故诉讼，包括与医生关系不佳抢先提起医疗事故诉讼、寻求法律补救措施的医疗建议及媒体广告的宣传。大多数外科医生将在其职业生涯中的某个时期以不同身份遇到医疗事故，例如被告外科主治医生、事实证人或专家证人。无论诉讼的情况如何，都需要能够将医疗事故案件置于一定背景中并理解不当行为的具体细节。在美国不同的州、不同的国家，法律法规、相关流程和司法程序均不同。按发生频率排序，常见的医疗事故诉讼类型依次是：①不够细心；②缺乏知情同意；③替代责任、雇主责任原则、管理疏忽；④伤害第三方；⑤放弃[15]。

从患者的角度理解医疗事故可能相对容易。通常，在寻求医学治疗（无论医学上是否必需）时，患者都希望医生或专业人员提供基于他们知识和技能的最好治疗，并且此专业人员将不会做任何由于自身或其他工作人员的疏忽、粗心而伤害患者的事情。

医疗事故诉讼最常见的原因是患者觉得没有得到应有的关怀，这里将重点讨论该情况。在任何医疗事故或医疗过失案件中，患者需要向法院证明以下四点才能胜诉：①医生未尽到注意义务；②医生由于某种疏忽违反了注意义务；③疏忽造成了他们遭受的伤害；④损害足够严重，应予赔偿[16]。为了反驳医疗事故指控，医生必须提供以下证据：①医生没有像患者描述那样未尽到注意义务（如本章前面所述）；②医生在提供医疗服务时没有发生疏忽行为；③患者声称遭受的伤害不是医生行为的直接结果；④患者受损害程度不足以获得赔偿。简单地说，提出医疗过失或医疗事故索赔的一方必须证明医生有可能存在医疗疏忽，并且该医疗疏忽是他们受损伤的直接原因，以及伤害是否严重到足以得到赔偿的程度。

如前所述，医患关系的建立产生了医生对患者的信托义务，并使得医生需对患者进行适当的治疗。患者带着医疗问题寻求医生帮助并期望得到缓解，如果医生此时接受该患者的求助，医患关系也就随之产生[17]。正如本章前文详细描述的那样，医患关系往往采取合同①（基于上述原因达成知情同意并为特定服务支付费用等）的形式，医生违反该合同的任何行为都将导致相应的后果。然而，重要的是要理解，医患关系看似有合约性质，也与侵权行为联系紧密，但医生常因为疏忽而违反对患者的合约责任；因此，法院通常不按照合同法来判决医疗事故结果。在不同领域中，"责任"经常被定义为个人在履行各种工作职责时应该遵循和坚持的道德准则。这一概念在医学界尤为普遍，因为医学的目标主要是保护生命。除了存在这种道德准则，医疗人员对患者也负有相应法律责任。

大多数医疗过失索赔都难以成功，原因在于原告（此处指的是患者）在这种情况下不能明确证明伤害是由医护人员过失行为或不作为直接造成的[18]。需要注意的是，不能仅凭借有不良结果就推断医护人员存在过失行为。任何手术都有发生不良结果的风险，除非患者能够证明他们的不良结果与医生的过失直接相关，即医生未能以

其他外科医生在类似情况下拥有的技能和判断来治疗患者，否则该案件将以法律形式予以驳回。在某些情况下，原告可能依据"事实自证"的过失理论胜诉。在这种情况下，虽然证据表明正在接受调查的医生不是造成伤害的直接责任人，但可以确定伤害不可能无理由"自主发生"，而且手术过程中的某种过失行为一定可以造成该伤害。此时医生可能仍需对原告的伤害负责。参阅：Shepard v. UnitedStates, 811 F. Supp. 98（1993）。

但是，医生如何知道医护的标准是什么，以及他们是否真正违反了医护标准？在美国，医生通常参照国家医护标准，这意味着医生在同样情况下都会采取合理的行动。从历史上看，情况并非如此；一些地区有着强制执行的、严格的地方性规定，意味着要求医生采取同一地区另一名医生在相同或类似情况下决定的措施。然而，随着现代医学和技术越来越复杂，以及在程序上难以劝说同一领域的医生作为鉴定人出庭相互作证，所以地方性法规应服从国家医护标准。

根据以上信息，我们可以推断，违反这一义务是对国家医护标准的背离，换句话说，也是对一名医生在相同或类似情况下所采取合理措施的背离。虽然医生可能并不总是能采用正确的方案，但他们仍被希望适当地使用其专业知识和技能，同时把患者的利益放在心上。如本章前文所述，为避免过失、渎职和违反职责的行为，医生手术前必须得到患者的知情同意。获得知情同意的过程必须包括在操作前获得患者的许可，同时还要告知患者他们正在接受的手术操作的

---

① 在这种情况下，隐含合同仍具有法律约束力。

潜在风险、益处和替代方案，这一点再怎么强调也不过分。询问患者个人和家族病史、日常生活和饮食习惯及整体健康状况可以在治疗之前为医生提供所需的有用信息。如果医生可以与患者开放地沟通交流以上问题，就不太可能因医疗过失而面临诉讼。

9.6　10条建议

试想有两名医生都刚刚卷入一场医疗事故诉讼中，其中一位医生刚结束住院医师阶段，而另一位医生年纪更大、职称更高。虽然两位医生面对被指控医疗过失的情况明显都会紧张，但年轻的医生则更为心烦意乱，并在患者指控其有不当医疗行为时不断地表现出极度失望。就在此时，高年资医生对年轻医生说"恭喜你真正认识到临床医疗，直到面对患者指控时你才真正成为了一名外科医生"。实际问题是我们生活在一个爱打官司的社会中，医生容易遇到责任索赔，特别是外科医生。对于卷入其中的人来说，医疗事故的发生都是难以预料的，处理起来也并不简单。同样需要牢牢记住的是，仅提起诉讼并不意味着一定存在过失行为。但是假如面临医疗过失指控，你可以回顾每天行医的方式，然后充满信心地说在自身能力范围内你已尽一切努力为患者提供最安全的医疗服务，并做到与患者坦诚交流、准确书写病历、与患者建立健康的医患关系、并为患者提供整体安全的医疗环境，那么你更有可能胜诉。不要等到发现自己处于医疗过失之中才意识到必须改变自身的行医方式。以下建议只是帮助医生避免责任，并在纠纷发生时做好应对。

1．坚持透明化原则

医生不仅要和患者之间保持透明化关系，同事之间也应如此。透明化和有效的沟通将有助于建立健康的医患关系、营造健康安全的工作环境。

2．愿意花精力

医生应花精力给予每位患者应有的关注。无论日程安排有多忙及等候室患者如何多，始终要认识到每位患者都在寻求你的专业建议和帮助，而这通常是一个超越医学领域并深入内心的问题。患者需要时间来充分了解他们正在考虑的颌面美容手术的方方面面，并询问可能遇到的问题。留下充足的时间与患者沟通也可以帮助医生了解患者完整的病史并充分评估患者的手术动机和对手术效果的期望。仓促的问诊、预约，甚至手术，不会使任何人受益。

3．病历

在病历中详细记录从患者评估到手术后评估的所有信息。病历相当于患者情况的一种日记，应该明确记录手术的风险和益处、患者接受治疗的适应证、替代治疗方案、预期的结果和可能出现的并发症。请记住"没有记录，没有发生"。

4．诚实

不要害怕对患者说"不"。医生永远不要忘记自己对患者的道德义务，以及提供安全、经济、优质的治疗。

5．合理的判断

相信直觉。在评估患者和治疗时，无论是否进行手术，如果有令你犹豫的因素或顾虑，则不要继续进行该治疗。你的训练、教育和经验都对临床判断起重要作用。医生永远都不要低估临床判断在决策中的重要性。停止可能有问题的手术相对于术后反复怀疑当初的决定一定是更好的选择，特别是在可能承担责任后果时。

6. 仔细记录

不要低估完整和清晰的麻醉记录的重要性。随着临床越来越多地关注麻醉管理，特别是诊室麻醉，医生对患者安全认识的提高及对接受麻醉的患者进行必要的评估和监测的需求从未如此强烈。

7. 保持谦逊

要认识到自己的局限性，不要害怕寻求帮助。医疗事故案件中一个不变的主题包括医生超出其经验和专业范围行医，并且未能咨询或征求其他意见。

8. 准备

诊室中，在紧急情况发生之前为患者做好准备。这包括以下方面：制订适当的书面计划，提出在外科手术紧急情况下所有工作人员可遵循的议定书和流程；让做一同工作的人员了解措施、计划，以便他们熟悉各自的职责；定期进行应急演练并随后向诊室工作人员进行汇报，包括分配现场和事后文件病历记录（特别是不良麻醉事件）；最后，切实遵守该计划。请记住，不遵循既定政策还不如没有政策。

9. 了解法律

熟悉自身所在地区的法律，还要掌握适用于行医及允许开展的美容手术种类相关的地区和国家监管机构的规则和条款。

10. 不断更新

确定年度时间表，以确定审查、修订和更新办公室规定或流程，患者表格及信息手册或宣传单。在此计划中添加审查和检查办公设备的具体日期，包括所有患者监护仪、放射照相设备和应急设备。

结语

虽然颌面美容手术是安全的，但仍然存在与其他外科手术相同的医学法律问题。为了降低诉讼或法律问题的可能性，外科医生在单独评估和考虑每名患者时，都必须强调详细有序的病历、知情同意和健康医患关系的重要性。

（张文超 译，俞楠泽 审校）

参考文献

1. Sacchidanand SA, Bhat S. Safe practice of cosmetic dermatology: avoiding legal tangles. J Cutan Aesthet Surg. 2012;5 (3) :170–5.
2. Roter D. The patient-physician relationship and its implications for malpractice litigation 9. J Health Care Law Policy 304;2006.
3. Horrific cosmetic surgery gone wrong statistics. healthresearchfunding.org; 16 Nov 2014.
4. Rich JD, Ben A. Breach of the physician-patient relationship. In: Etiology of malpractice, the medical malpractice survival handbook. American College of Legal Medicine, Elsevier Health Sciences; 2007.
5. Sykes J. A contemporary review of the management of a difficult patient. JAMA Facial Plast Surg. 2013;15 (2): 81–4. https://doi.org/10.1001/ jamafacial.2013.932.
6. Nejadsarvari N, Ebrahimi A. Different aspects of informed consent in aesthetic surgery. World J Plast Surg. 2014;3 (2) :81–6.
7. Spatz ES, Krumholz HM, Moulton BW. The new era of informed consent: getting to a reasonable-patient standard through shared decision making. Section of Cardiovascular Medicine, Yale University School of Medicine, New Haven, Connecticut. JAMA. 2016;315 (19) :2063–4. https://doi.org/10.1001/ jama.2016.3070.
8. Satyanarayana Rao KH. Informed consent: an ethical obligation or legal compulsion? J Cutan Aesthet Surg. 2008;1 (1) :33–5.
9. U. S. Department of Health & Human Services. Summary of HIPAA Privacy Rule, HHS.gov; Oct 2016.
10. U.S. Department of Health & Human Services. HITECH Act enforcement interim final rule, HHS. gov; Oct 2016.
11. Bali A, Bali D, Iyer N. Management of medical records: facts and figures for surgeons. J Maxillofac Oral Surg. 2011;10 (3) :199–202.
12. Guthell TG. Fundamentals of medical record documentation. Psychiatry. 2004;1 (3) :26–8.
13. New Statistics Reflect the Changing Face of Plastic Surgery. New statistics reflect the changing face of plastic surgery. American Society of Plastic Surgeons,

www. plasticsurgery.org; 25 Feb 2016. Web. 3 July 2016.

14. Daniels E. 5 Botched plastic surgery verdicts. National Trial Lawsyers.org; 27 May 2015.

15. Gittler GJ, Goldstein EJC. The elements of medical malpractice: an overview. Clin Infect Dis. 1996;23:1152–5.

16. Storey I. Duty of care and medical negligence. Contin Educ Anesth Crit Care Pain. 2011;11 (4): 124–7.

17. Pandit MS. Medical negligence: coverage of the profession, duties, ethics, case law, and enlightened defense—a legal perspective. Indian J Urol. 2009;25 (3): 372–8.

18. Marei HF. Medical litigation in oral surgery practice: lessons learned from 20 lawsuits. J Forensic Legal Med. 2013;20 (4) :223–5.

下　篇

各类美容手术的
临床并发症

10 面部换肤术并发症

Luke L'Heureux, Andrew Sohn, Elie M. Ferneini

摘要

　　面部换肤术包括可以改变肤质和外观的微创操作。这些操作的满意度高，并发症少。而一旦出现并发症，将会引起患者的不满。本章将回顾面部换肤术的相关并发症和预防方法。此外，还将讨论如何恰当处理这些并发症。

10.1 引言

　　面部换肤术是指改变面部肤质和外观的治疗。人们做面部换肤术最常见的原因是为了逆转光老化和痤疮瘢痕[1]。在这类美容治疗中，高并发症发生率和频繁出现效果欠佳都是不能被接受的。因此，考虑进行面部换肤时，预防并发症是极为重要的。选择合适的患者、进行适当的术前和术后护理并引导正确的术后心理预期可以避免绝大多数并发症。在并发症出现时，及时识别并给予恰当处理对于确保治疗的远期良好疗效也至关重要。

　　同许多手术一样，有些众所周知的因素会使一些人不适合进行面部换肤术。面部换肤术的相对禁忌证包括任何增生性瘢痕、瘢痕疙瘩或伤口愈合不良的病史，以及严重的活动期玫瑰痤疮或痤疮。其他涉及皮肤的全身性疾病，如疱疹感染史、白癜风、扁平苔藓、银屑病和疣等，也可能被诱发或传染到术区（Koebner 现象），因此这类人应当避免进行换肤术。最后，任何直接影响毛囊皮脂腺单位的治疗都可能对愈合产生负面影响。例如，异维 A 酸（爱优痛；Accutane）会抑制毛囊皮脂腺单位的活性，进而影响术后皮肤正常愈合。

　　尽管术前进行了充分的面诊和治疗准备，但一些并发症还是不可避免的。一般来说，与面部换肤术相关的并发症可分为以下几类：色素性的、瘢痕性的、感染性的、炎症性的或全身性的[2]。

10.2 色素性并发症

10.2.1 暂时性色素沉着

　　皮肤色素异常是换肤术最常见的并发

症，尽管有适当的术前准备及准确的病史采集，其发生率仍相当高。色素改变的风险和严重程度与治疗的类型和深度直接相关。例如，由 Jessner 溶液或低于 20% 的三氯乙酸（TCA）等剥脱剂造成浅表损伤可导致色素异常，但其绝大部分是可逆的[3]。

暂时性色素沉着很普遍，皮肤分型是 Fitzpatrick Ⅲ 型和 Ⅵ 型的患者发生率有 36%~37%[4, 5]。其通常于术后 1 个月内出现，而在接下来的几个月中不需干预即可恢复。炎症后色素沉着（post-inflammatory hyperpigmentation, PIH）的发病机制可能为换肤术中黑色素细胞和角质细胞对热损伤、化学损伤或机械损伤的正常反应，因为在皮肤炎症后黑色素生成过多，且色素分布异常[6]。为了加快恢复，可以建议炎症后色素沉着的患者在术后一个月开始使用含氢醌的制剂或外用维 A 酸、壬二酸或乙醇酸复合制剂。这些制剂可能会刺激皮肤，故应局部联合使用较温和的类固醇制剂[7]。日晒可加重病情，故应避免或妥善防护。经过适当的治疗，色素沉着通常在几个月内改善。

术前使用维 A 酸、氢醌或乙醇酸等外用制剂并不能降低 PIH 的发生率[8]。相比之下，至少一项研究发现，在术后即局部短期外用类固醇制剂可将换肤术区的 PIH 发生率从 75% 降低至 40%[9]。在此研究中，患者在术后使用 0.05% 丙酸氯倍他索软膏治疗 2 天，然后再使用凡士林 5 天。此外，丙酸氯倍他索也被证明对 UVB 诱导的红斑和色素沉着有最强的抑制作用[10]。

10.2.2 色素减退

迟发性色素减退是一种可发生于换肤术后较为严重的色素异常。在术后 6~12 个月残留的红斑和色素沉着消失后它才显现出来。在应用点阵激光技术前，迟发性色素减退发病率高达 19%，其中只有不到一半被证实为真性色素减退[11]。现今一些研究表明，应用二氧化碳点阵激光进行换肤，长期色素减退的发生率为零[12]。尽管新型点阵系统的安全性很高，但如果使用不当，它们仍有可能造成不可逆转的损害，扰乱正常黑色素的生成。

需要强调的是，换肤治疗应该考虑面部美容分区。对迟发性色素减退，可将化学剥脱剂［30%~40% 乙醇酸或稀释三氯乙酸（15%）］少量应用至未治疗区域，或在未治疗区域进行低能量点阵激光治疗，如此可以淡化从一个区域到另一个区域的色差和不美观的过渡[7]。利用彩妆也可以达到同样的效果。

10.3 感染性并发症

皮肤系统是预防感染的重要屏障。大多数常用的面部换肤术会破坏皮肤屏障，此时便很容易受到细菌、病毒，甚至真菌的感染。面部换肤术最常见的感染（或激活）是单纯疱疹病毒（herps simplex virus, HSV）感染[5]。传统激光手术 HSV 感染的发生率为 2%~7%[5,7]。尽管广泛使用抗病毒预防措施，但这种感染的发生率仍然相对较高。而在一些感染发生率低的新换肤技术应用后，部分权威人士质疑抗病毒预防的必要性[12,13]。目前，点阵激光换肤术的 HSV 感染率仅为 0.3%~2.0%[14,15]。在做换肤治疗之前，常见的 HSV 预防方案包括阿昔洛韦 400mg 每日 3 次，伐昔洛韦 500mg 每日 2 次，或泛昔洛韦 250mg 每日 1 次[16]。手术前 1 天开始治疗，持续到术后 5~7 天。

细菌感染并不常见，但其发生率不容忽视。预防性使用广谱抗生素并不能取代选择恰当的治疗，即使是进行了完善的消毒，在临床上也会出现一定的细菌感染率。一项研究表明，二氧化碳激光换肤术后细菌感染发生率为 8%[17]。当术前应用全身性抗生素（环丙沙星）时，其发生率降低至约 4%[17]。点阵光热效应可进一步降低细菌感染的发生率，通常可降低至 0.1%[14,15]。尽管文献中描述了不同的抗生素治疗方案，但临床上常持续应用到表皮再上皮化完成后[13]。细菌感染多见于术后早期，葡萄球菌、链球菌和假单胞菌是最常见的菌种[2]。

换肤术后真菌感染比较罕见，发生率约为 1%[5,17]。由于发生率很低，没有必要预防性使用抗真菌药物。真菌感染的发生多见于术后晚期，例如术后第 10 天或更晚。

无论是发病时间早晚还是致病微生物的种类，及时和适当的治疗对于预防不良结果至关重要。必须先进行细菌培养，然后多做温和的清洁。日常监测改善情况对于有效治疗面部换肤术后感染也很重要。

10.4 瘢痕性并发症

换肤术最可怕的并发症是瘢痕。对伤口愈合知识有全面掌握才能理解和预防瘢痕并发症。众所周知，表皮再上皮化发生在毛囊皮脂腺单位的基础上，在皮脂腺单位以下及网状真皮内进行换肤术可导致大面积瘢痕形成。因此，应避免过度治疗，并且新手应特别注意在口周、下颌缘、下眼睑等瘢痕发生率较高的区域的操作[18]。此外，毛囊皮脂腺单位密度较低的区域可能更容易形成瘢痕

或瘢痕更明显。例如，颈部的毛囊皮脂腺单位要比面部少许多（面部的毛囊皮脂腺单位是颈部的 30 倍），因此治疗时要避免过于激进[18]。

如前所述，有创面愈合不良史、增生性瘢痕或瘢痕疙瘩病史的患者不适合进行较激进或位置较深的换肤术。另外，在其他地方也提到过，感染与瘢痕密切相关。有研究提到面部换肤术后瘢痕发生率为 3.8%，全归因于术后感染[11]。及时的诊断和治疗可以控制甚至预防感染后的瘢痕形成。

另一个要特别注意的因素是异维 A 酸治疗史[19]。术前甚至术后使用异维 A 酸治疗均可增加术后并发症的风险[19,20]。此外，电解治疗可导致更显著的皮脂腺损伤，易使这些患者在面部换肤术后留下瘢痕。

瘢痕并发症可能直到愈合阶段的后期才出现。严重、持续的红斑可能预示着手术部位存在瘢痕组织[2]。大部分皮肤在换肤术后 2~3 周内痊愈。愈合时间较长的区域可能会形成一些瘢痕组织。皮肤愈合产生的增生性瘢痕通常可以通过外用和病灶内注射类固醇、外用硅酮贴片及脉冲染料激光来治疗[18]。常规治疗无效的瘢痕患者应尽早转至瘢痕治疗专科门诊处理。

10.5 炎症性并发症

面部换肤后出现一定程度的红斑是治疗成功的标志（图 10.1）。与瘢痕并发症一样，术后红斑与治疗深度直接相关。大部分换肤术后的红斑在接下来几天内恢复。持久型红斑是指剥脱性治疗后红斑持续 1 个月以上[21]。统计发现，持久型红斑的发生率高于 12.5%，大多数病例需 2 个月以上时

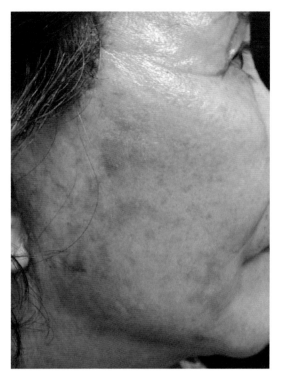

图 10.1 面部换肤术后的红斑（由 Nuveen 医生提供）

间才恢复[21]。有些策略已经成功用于降低此类激光术后并发症的发生，包括半导体（LED）光调节和维生素 C 制剂[18]。虽然不希望发生，但仍应提前告知患者，有些时候术后是会出现红斑的，而且在某些情况下可能会持续较长时间。即使经过积极的治疗，表皮再上皮化一般也需要 2 周完成，此时可以用化妆改善这种暂时的并发症。

10.6 系统性并发症

系统性并发症在某些情况下可能危及患者生命，但幸运的是该并发症非常罕见。在治疗中度光老化和瘢痕时，石炭酸是唯一一种能够产生类似于激光换肤效果的剥脱介质，但它有心脏毒性[22]。在一些研究中，

使用碳酸者心律失常的发生率高达 23%[23]。幸运的是，在化学剥脱过程中出现的心律失常一般比较轻微，包括心动过速和室性期前收缩。但也发生过更严重的心律失常，如二联律和房室性心动过速[24]。在一项回顾性研究中，治疗采用了水化及术前给予普萘洛尔等预防措施，可将心律失常发生率控制在 6.6%[23]。大部分石炭酸通常经肾脏排出或肝脏解毒。该药的其余部分被代谢成二氧化碳和水后排出体外。应用了 3ml 50%碳酸溶液后的碳酸血浓度在此前已被量化（0.68mg/dl）[23]。这一浓度明显低于许多研究中记录的暴露于大量石炭酸并导致严重系统性并发症患者的体内浓度。

在石炭酸化学剥脱过程中观察到的心律失常是否与剥脱剂直接相关仍存在争议。许多研究显示，在一般无症状人群中查出的心律失常的百分比等于甚至超过了石炭酸化学剥脱换肤时出现的心律失常。然而，在石炭酸深度化学剥脱的全过程中仍要进行心肺监测。

另一个与石炭酸相关的系统性并发症是喉头水肿。在一项研究中，1.2% 的患者在石炭酸剥脱后出现喉头水肿并伴随其他呼吸系统症状，如气喘、声音嘶哑、呼吸急促。值得注意的是，所有出现该并发症的患者都是重度吸烟者[3]。幸运的是，这些症状在进行雾化吸入治疗 48 小时内得到了缓解。

中毒性休克综合征是另一种极为罕见的面部换肤术系统性并发症。中毒性休克综合征确实在面部换肤术后被报道过，在此特别提出。尽管人们认为在封闭包扎下更易发生中毒性休克综合征，但临床上并非全都如此[14]。中毒性休克综合征往往出现在术后早期，最常见于术后 2~4 天。诊断应警惕早

期发热伴低血压性晕厥，随后出现猩红热样皮疹和脱屑[3]。本并发症的治疗包括收治留院观察、对症支持护理和迅速使用覆盖葡萄球菌的广谱抗生素。

10.7　痤疮和粟丘疹

粟丘疹是角蛋白潴留性囊肿，最常见的原因是毛囊堵塞。痤疮和粟丘疹在传统的激光及点阵激光换肤术中都很常见，发生率分别为14%和19%[21]。本并发症最常见于过度使用阻塞性软膏时。受累区域往往在术后常规进行清洁后得以恢复。在少数情况下可用针剔除持续性病灶[14]。

痤疮样皮疹是另一种常见的面部换肤术后轻微并发症[25,12]。毛囊单位的损伤和异常的表皮再上皮化是痤疮加重的原因。外用克林霉素可改善轻度痤疮[18]。中度到重度痤疮则需口服一个疗程的四环素类抗生素。患者若有换肤术后严重痤疮的病史，应预防性应用抗生素以控制其持续时间或严重程度[26]。

10.8　患者的满意度

正如之前所述，对患者进行术后预期的引导和术前充分的沟通是确保和谐医患关系的必要条件。在进行美容治疗时，留存照片和影像资料非常重要。术前和术后照片的标准化拍摄将非常客观地展现预定目标的实现情况。

与所有外科手术一样，面部换肤术的成功需要患者的配合和直接参与。例如，磨削治疗应进行磨削前准备，疗效会最理想。那些不愿接受"治疗前准备"的患者不是这类治疗的最佳人选，而且会有较高的概率面临

剥脱后问题[27]。术后医生应常规对患者进行清晰明确的指导，并且要求患者必须遵守。

结语

面部换肤术是治疗光老化和痤疮的一种安全有效的方法。各种设备的发展有助于进一步降低并发症的发生率，特别是在光热效应的应用方面。尽管有这些改进，仍然建议新手操作时要格外小心。目标是避免任何有害的不良事件发生，但如果发生，建议采取适当且及时的治疗措施。

（王晨羽 译，丁文蕴 审校）

参考文献

1. Meduri N. Facial resurfacing: an overview. Oper Tech Otolaryngol. 2007;18:172–80.
2. Sabini P. Classifying, diagnosing, and treating the complications of resurfacing the facial skin. Facial Plast Surg Clin N Am. 2004;12:357–61.
3. Brody H. Complications of chemical peeling. J Dermatol Surg Oncol. 1989;15:1010–9.
4. Ho C, Nguyen Q, Lowe NJ, et al. Laser resurfacing in pigmented skin. Dermatol Surg. 1995;21:1035–7.
5. Nanni CA, Alster TS. Complications of carbon dioxide laser resurfacing. Dermatol Surg. 1998;24:315–20.
6. Sriprachya-anunt S, Marchell NL, Fitzpatrick RE, et al. Facial resurfacing in patients with Fitzpatrick skin type IV. Lasers Surg Med. 2002;30:86–92.
7. Alster TS, Lupton JR. Treatment of complications of laser skin resurfacing. Arch Facial Plast Surg. 2000;2:279–84.
8. West TB, Alster TS. Effect of pretreatment on the incidence of hyperpigmentation following cutaneous CO_2 laser resurfacing. Dermatol Surg. 1999;25:15–7.
9. Cheyasak N, Manuskiatti W, Meneeprasopchoke P, et al. Topical corticosteroids minimise the risk of postinflammatory hyperpigmentation after ablative fractional CO_2 laser resurfacing in Asians. Acta Derm Venereol. 2015;95:201–5.
10. Takiwaki H, Shirai S, Kohno H, et al. The degrees of UVB-induced erythema and pigmentation correlate linearly and are reduced in a parallel manner by topical anti-inflammatory agents. J Invest Dermatol. 1994;103:642–6.
11. Mansukiatti W, Fitzpatrick RE, Goldman MP. Long-

term effectiveness and side effects of carbon dioxide laser resurfacing for photoaged facial skin. J Am Acad Dermatol. 1999;40(3):401–11.

12. Campbell TM, Goldman MP. Adverse events of fractionated carbon dioxide laser: review of 373 treatments. Dermatol Surg. 2010;36:1645–50.

13. Setyadi HG, Jacobs AA, Markus RF. Infectious complications after nonablative fractional resurfacing treatment. Dermatol Surg. 2008;34:1595–8.

14. Demas PN, Bridenstine JB. Diagnosis and treatment of postoperative complications after skin resurfacing. J Oral Maxillofac Surg. 1999;57:837–41.

15. Graber EM, Tanzi EL, Alster TS. Side effects and complications of fractional laser photothermolysis: experience with 961 treatments. Dermatol Surg. 2008;34:301–5.

16. Weinstein C, Ramirez OM, Pozner JN. Postoperative care following CO$_2$ laser resurfacing: avoiding pitfalls. Plast Reconstr Surg. 1997;100:1855.

17. Manuskiatti W, Fitzpatrick RE, Goldman MP. Prophylactic antibiotics in patients undergoing laser resurfacing of the skin. J Am Acad Dermatol. 1999;40:77–84.

18. Niamtu J Ⅲ. Cosmetic facial surgery. St Louis, MO: Elsevier Mosby; 2011.

19. Rubenstein R, et al. Atypical keloids after dermabrasion of patients taking isotretinoin. J Am Acad Dermatol. 1986;15(2):280–5.

20. Katz BE, MacFarlane DF. Atypical facial scarring after isotretinoin therapy in a patient with previous dermabrasion. J Am Acad Dermatol. 1994;30(5 Pt 2):852–3.

21. Metelitsa AI, Laster TS. Fractionated laser skin resurfacing treatment complications: a review. Dermatol Surg. 2010;36:299–306.

22. Kauvar A, Dover JS. Facial skin rejuvenation: laser resurfacing or chemical peel: choose your weapon. Dermatol Surg. 2001;27:209–12.

23. Landau M. Cardiac complications in deep chemical peels. Dermatol Surg. 2007;33:190–3.

24. Truppman F, Ellenbery J. The major electrocardiographic changes during chemical face peeling. Plast Reconstr Surg. 1979;63:44.

25. Shamsaldeen O, Peterson J, Goldman M. The adverse events of deep fractional CO$_2$: a retrospective study of 490 treatments in 374 patients. Lasers Surg Med. 2011;43:453–6.

26. Alster TS, Tanzi EL, Lazarus M. The use of fractional laser photothermolysis for the treatment of atrophic scars. Dermatol Surg. 2007;33:23–8.

27. Hevia O, Nemeth AJ, Taylor JR. Tretinoin accelerates healing after trichloroacetic acid chemical peel. Arch Dermatol. 1991;127:678–82.

11 激光治疗

Prasad S. Sureddi, Virginia Parker, J. Alexander Palesty

摘要

　　激光治疗已成为颌面美容手术中很重要的组成部分。其治疗方法包括脱毛、面部光子嫩肤、激光剥脱换肤和非外科手术的紧肤技术。本章将回顾激光治疗的历史和原理，并讨论可能出现的并发症，同时给出这些并发症的适当处理方法。

11.1　引言

　　激光治疗：在过去 30 年，选择进行面部年轻化治疗的人群急剧增加。

　　随着激光设备和技术的进步及媒体对激光治疗的报道，进行面部年轻化的无创和微创手术操作的需求、手术量及可进行的治疗种类都在快速增加。根据美国整形美容学会（American Society of Aesthetic Plastic Surgery，ASAPS）2015 年美容操作统计，脱毛、面部光子嫩肤、激光剥脱换肤和非外科手术的紧肤技术已经普及。随着手术量的增加，并发症和不良反应的数量也在增加。所以，了解这些并发症的成因很重要，如此才能预防并发症并降低患者的不满意率[1]。

11.2　历史

　　使用光能来治疗皮肤疾病可以追溯到 1899 年，当时使用 Finsen 灯治疗寻常狼疮，而在 1901 年使用人工紫外线光源来治疗创面和佝偻病[2]。现代激光（光能被辐射激发后放大）的诞生归功于阿尔伯特·爱因斯坦（Albert Einstein）。在 1917 年发表的《论辐射的量子性》论文中，他假定游离的激发原子可以通过发出光子返回到较低阶的能量状态，这一过程称为自发辐射。Charles Townes、Nikolay Basov 和 Alexander Prokhorov 进一步推动了他的工作，他们因实现了 MASER（通过受激辐射微波放大）而获得了诺贝尔物理学奖。G. Makov，C.

Kikuchi，J. Lambe 和 R.W. Terhune 在固态 MASER 工作中将其扩展到可见光和红外光区域。1960 年，当 Maimen 在贝尔实验室发明第一台激光器时，该理论终于成为现实[3]。研究者开发的第一个临床激光是红宝石激光，用于视网膜撕裂、脱离以及肿瘤治疗。Leon Goldman 首先发表了应用激光能量来治疗皮肤病变的论文，描述了包括毛囊在内的皮肤色素性结构的选择性破坏[2]。第一批三种不同类型的连续波激光器都是在 1964 年开发出来的，分别为二氧化碳激光器、钇铝石榴石晶体（Nd：YAG）激光器和氩激光器[3]。进一步的研发推出了脉冲激光（快门和 Q 开关）技术，减少了激光治疗的并发症和不良反应。

1983 年，Anderson 和 Parrish 提出选择性光热作用理论，从而彻底改变了激光产业。该理论是指使用具有优先吸收的波长、足够的能量密度和适当的脉冲宽度的激光，可以选择性地治疗目标靶组织，同时保留健康的周围组织[4]。随着激光传输技术的进一步发展，光束"点阵"技术进一步降低了色素沉着、色素减退、水疱和瘢痕形成的风险。最近推出的纳秒和皮秒激光技术将进一步提高激光治疗的安全性。

11.3　激光治疗的原则

激光（受激发辐射的光放大）能量是单色、相干和平行的。这些特性允许使用特定的激光能量来靶向选择载色体：黑色素、血红蛋白、水和文身墨水，同时在治疗过程中减少对周围组织的损伤[5]。在激光治疗期间，一部分能量被皮肤反射、透射或吸收。被吸收的能量与面部皮肤的临床变化相关。

激光应用在设定临床参数时，需要简单地了解其成分和变量，以便选择最合适的激光参数。正确的激光参数必须考虑除波长之外的 3 个变量：①能量密度或功率密度；②脉冲宽度（脉宽）；③传递模式。

能量密度或功率密度描述了单位面积传递的能量（J/cm^2）。能量密度的调整取决于载色体浓聚的情况，因此，实现临床目标的理想能量密度也和患者的皮肤类型有关。皮肤颜色较深的患者有较多的黑色素，可能会增加不良反应的发生，如继发于副损伤的增生性瘢痕。

脉宽是对组织作用的持续时间。脉宽必须等于或小于热弛豫时间，热弛豫时间是将所产生的 2/3 热量传导到周围组织所需的时间。热弛豫时间与靶基大小直接相关，例如，小的文身颜料应用纳秒甚至皮秒的脉宽，而毛囊作为靶基时应用数毫秒的脉宽[4]。

每种激光的波长决定了靶向载色体，靶基吸收光能并将其转化成热能。皮肤中的 3 种主要载色体是黑色素、血红蛋白及氧合血红蛋白和水。

11.4　头颈部的载色体[5]

激光传递模式可以是连续的或脉冲的，早期应用连续激光引起较多并发症，而脉冲模式能减少并发症的发生。与连续激光能量相比，使用脉冲激光的能量输出模式可在较短的持续时间内产生较高的峰值强度。在两个脉冲激光能量之间，允许靶组织和周围健康组织进行一段时间的冷却，以减少周围组织的损伤。根据选择性光热解作用理论调整 3 个主要参数和波长锁定靶组织，同时减少了对周围健康组织不必要的损伤。头颈部载色体见表 11.1。

表 11.1 头颈部的载色体

载色体	靶基	应用的设备
水	质地改善；皱纹、皮肤松弛改善	1. 点阵和非点阵二氧化碳激光 2. 点阵和非点阵铒激光 3. 强脉冲光设备
黑色素	色素性疾病	1. 磷酸钛氧钾（KTP）激光 2. Q 开关 Nd：YAG 激光 3. 皮秒激光 4. 红宝石激光 5. 翠绿宝石激光 6. 强脉冲光 7. 半导体激光
血红蛋白或氧合血红蛋白	血管性疾病	1. 磷酸钛氧钾（KTP）激光 2. Q 开关 Nd：YAG 激光 3. 皮秒激光 4. 强脉冲光 5. 染料激光 6. 长脉冲波长
脂肪	脂肪堆积，例如颈部	波长为 900~1500nm

11.5 局灶性光热作用理论

在 2004 年，一类被称为局灶性光热作用的新型治疗模式问世。这一概念是指治疗时在表皮和真皮中的数千个微点状区域发生热损伤，但角质层基本被完整保留，而不是同时损伤整个表皮区域。这些被称为微热治疗区（microthermal treatment zones，MTZ）的皮肤微治疗区域不受严重影响。局灶性光热作用的主要功能是表皮凝固换肤和真皮受热胶原重塑。点阵激光治疗参数除了能量密度和脉宽之外，还有点阵密度和总能量。点阵密度被定义为治疗区域中 MTZ 的量，即每个 MTZ 之间的空间量。

点阵激光可以进一步分为剥脱激光和非剥脱激光。剥脱激光完整剥脱掉一束狭窄的柱状表皮，同时周围组织形成一定的热损伤区域。剥脱激光的疗效是由剥脱作用和周围区域组织的热损伤相结合所致。相比之下，非剥脱激光不涉及表皮，只有表皮下的柱状区域是热损伤区[6]。

11.6 头颈部美容激光治疗的并发症

头颈部皮肤的美容激光治疗主要用于处理多余的毛发、痣、血管病变、面部红斑、痤疮瘢痕、皱纹，去除文身和减少脂肪。要根据病变中存在的特定载色体来选择适合的激光系统，以减少并发症，提高激光治疗的效率，并获得最佳效果。医生应与患者沟通激光治疗和麻醉可能引发的不良反应和并发症，并获得患者的知情同意[1]。

剥脱激光和减脂激光具有更高的风险。目前非剥脱激光和点阵激光系统相对安全，但需要多次治疗才能达到目标。患者的预期及误工期也决定了治疗激光类型的选择。尽管强脉冲光（intense pulse light, IPL）不是真正意义上的激光，并且其光能包含许多波长（500 ~ 1200nm），但它可用于治疗色素病变、血管病变、脱毛及面部的光子嫩肤。与任何基于光的治疗一样，强脉冲光治疗也可能出现色素沉着、色素减退、红斑、水疱和瘢痕[1]。

11.6.1 激光应用的安全注意

所有外科手术激光器都属于Ⅳ级设备——高功率激光器，在任何条件下（直接或间接发散）都有风险，并且还有起火和损害皮肤的隐患。患者和房间内的所有人员都应佩戴针对特定波长的护目镜。当治疗术野中存在富集的氧气时，应采取预防措施，可使用较低浓度的吸入氧气（FIO_2）预防火花或吸入性灼伤。当使用激光进行眶周年轻化时，角膜眼罩可以防止眼睛受伤[7]。在面部换肤和脱毛时激光治疗可以产生羽状的激光烟尘。使用特制的激光罩和烟尘抽吸设备可以降低羽状烟尘的吸入[7]。

11.6.2 激光治疗的绝对禁忌证

11.6.2.1 感染

当面部和颈部的治疗区域存在细菌、病毒或真菌感染时，应推迟美容操作[8]。

11.6.2.2 皮肤附属器异常

毛囊和皮脂腺异常的患者可能在伤口愈合时存在问题。同时或近期口服类视黄醇（如维A酸）通常被认为是换肤术的绝对禁忌证，停止口服类视黄醇6个月至2年后方可进行。皮肤移植和大面积的电解治疗也被认为是全术野剥脱换肤术的禁忌证，但点阵模式和浅表全术野剥脱换肤是较安全的[8]。

11.6.3 激光治疗的相对禁忌证

面部和颈部激光治疗操作的相对禁忌证包括患者不切实际的期望、瘢痕疙瘩或增生性瘢痕形成史、肤色较深者、既往进行过较深的化学剥脱（石炭酸）治疗和有单纯疱疹病史[8]。

11.6.3.1 并发症分类

根据目标载色体的位置，皮肤激光治疗的一般并发症可分为表皮并发症和真皮并发症[1]。

11.6.3.2 表皮并发症

原发性表皮并发症包括色素沉着、色素减退、术后水疱和术后结痂以及封闭性粉刺形成。

色素沉着可在任何类型的激光和强脉冲光治疗后出现，肤色较深者更常见，近期暴晒的患者也更容易出现色素沉着。色素沉着常见于剥脱类治疗，例如面部二氧化碳激光换肤术。激光脱毛的色素沉着风险与季节变化、患者暴晒情况和患者的皮肤类型有关[1]（图11.1）。

激光治疗也可能导致特异性色素沉着。使用制冷喷雾剂可能因过度冷却表皮细胞使得表皮损伤而出现色素沉着[9]。如果患者有面部皮肤色素沉着的倾向，围手术期可外用类视黄醛制剂和皮肤褪色剂，有助于降低色素沉着的发生率。

11.6.3.3 色素减退

色素减退更常见于以黑色素作为载色体靶基或具有色素特异性的激光治疗，例如应用Q开关红宝石激光、翠绿宝石激光和Nd：YAG激光来进行脱毛、色素病变治疗和去除文身[1]。色素减退在肤色较深的患者和经过多次治疗的患者中更为常见。在应用长脉冲红宝石激光和翠绿宝石激光进行脱毛治疗时色素减退的发生率可高达10%（Nanni & Alster）[10]。同色素沉着一样，色素减退通常是暂时的。但剥脱二氧化碳激光

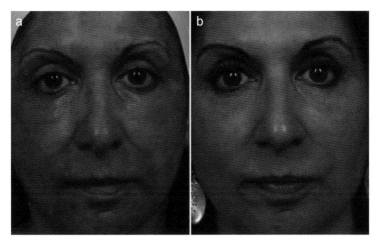

图 11.1 激光换肤术后色素沉着及经过皮肤护理后的恢复情况（经过同意并引用自 Pozner et al: Laser Resurfacing: Full Field and Fractional, Clin Plastic Surg 43:515‐525, 2016）

换肤术后可见到并发症，表现为延迟的永久性色素减退。

11.6.3.4 水疱

激光治疗后的水疱通常是由于表皮的热损伤所致，可见于任何类型的激光和强脉冲光治疗。适当应用术中皮肤直接冷却措施，如用制冷手具尖端、冷冻喷雾剂或制冷风机，可以最大限度地降低水疱发生率，并提高患者舒适度[11]。

11.6.3.5 术后结痂

激光治疗后的结痂常见于用 Q 开关激光去除文身时，在剥脱类激光换肤术后结痂也是无法避免的，但可以通过适当的术后护理来改善[1]。

11.6.3.6 粟丘疹

粟丘疹俗称白头，可在面部换肤术后愈合期间出现。它们可以通过手工排出和外用维 A 酸和（或）乙醇酸化学剥脱进行治疗[1]。

11.7 原发性真皮并发症

11.7.1 紫癜

紫癜通常与脉冲染料激光治疗血管性病变的消融过程相关。脉宽越长，脉冲染料激光越造成的紫癜的发生率越低。紫癜通常是暂时的，持续 7~14 天。选择合适的治疗能量可以将淤血的发生率降到最低[1]。

11.7.2 瘢痕

瘢痕是美容激光治疗时医生最害怕出现的并发症。任何存在组织剥脱的时候，瘢痕都可能发生，而在连续性激光中更为常见。随着脉冲、Q 开关和点阵激光设备的发展，瘢痕的风险已经明显降低。瘢痕大部分是由于真皮胶原的过度损伤、继发于激光导致的热损伤或由于术后感染所造成的。

在应用色素特异性激光、脉冲血管激光、非剥脱激光和脉冲脱毛激光时，瘢痕形成的风险较低。面部换肤术［二氧化碳激光、铒激光钇钪镓石榴石（YSGG）激光］

导致瘢痕形成的风险较高，因为治疗时需要破坏真皮以改善面部皮肤。瘢痕形成的风险可能取决于所使用的激光系统和其他因素，例如发射的脉冲数。这种可怕的并发症甚至可能在经验丰富的医生操作中发生，有时仅出现在治疗区域的某一部分[1]。

11.8 其他并发症

11.8.1 伤口延迟愈合

伤口延迟愈合常与剥脱激光治疗相关，例如二氧化碳激光、YSGG激光换肤。重要的是在有愈合不良史（如红斑狼疮和结缔组织病）、活动性感染或可疑感染的患者中应避免进行这些治疗。术后的低度感染是愈合欠佳或延迟愈合的另一个原因。在去除了延迟愈合的根本原因后，最好应用保守的处理方法对伤口进行后续治疗。

11.8.2 伤口感染

激光换肤术最常见的并发症是伤口感染。浅表的感染可能是病毒性、细菌性或真菌性的。建议在进行所有伤口周、全面部激光换肤和脱毛治疗时进行抗病毒预防。典型的细菌感染通常由金黄色葡萄球菌和假单胞菌属的细菌引起。念珠菌感染可能发生于面部换肤术后。长时间应用封闭式敷料可能增加伤口感染的发生率。

11.9 装饰性文身颜色加深

首次报道肉色的装饰性文身在激光治疗后出现色泽加深变暗的表现是应用了Q开关红宝石激光。激光诱导装饰性文身墨水色素中氧化铁转化为氧化亚铁引起了墨水颜色的变化，在皮肤内产生不溶的黑色素沉着。后来在应用Q开关Nd：YAG激光、Q开关翠绿宝石激光和510nm脉冲染料激光时也报道过这种恼人的副作用。所以应详细进行面部装饰性文身患者的病史采集，并且要在激光治疗时谨慎避开面部文身区域，因为这些颜色变化会永久存在[12]。

11.10 激光治疗后金质沉着病

对于既往应用金制剂治疗其他皮肤疾病的患者，如果后来再接受Q开关激光治疗可能出现持续的色素沉着。这种色素沉着被认为与已经存在于皮肤中的金颗粒性状改变有关[13]。

11.11 文身经激光治疗后的变态反应

已有报道，在Q开关激光治疗文身后可发生变态反应，包括过敏反应，并被认为是激光照射后文身色素抗原性改变的继发性改变[14]。

11.12 术后红斑

所有激光治疗后患者都会出现一定程度的术后红斑，一般是暂时性的并可自行消退。所有剥脱激光面部换肤术后均存在较长时间红斑。红斑的持续时间取决于真皮损伤的深度和程度。铒激光和Er：YSGG激光换肤术后产生红斑情况常规少于二氧化碳激光换肤术后。这可能是铒激光的天然特性所致，其损伤的层次比较浅表，且只留下较轻的真皮热损伤坏死。另外，避免感染是很重要的，它是长期红斑的诱发因素[1]（图11.2）。

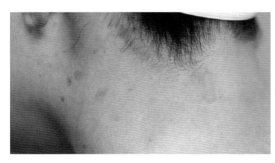

图 11.2 激光脱毛术后局部区域的暂时性红斑（致谢 Dr. Elie M. Ferneini）

11.13 横纹肌溶解

Shin 和 Chang 报道，激光辅助脂肪抽吸术后曾出现横纹肌溶解症[1,15]。

11.14 特定美容激光操作后并发症的预防

临床上有许多本章未提及的激光治疗和操作。下面将讨论针对特定面部美容激光治疗后并发症的预防策略。为目标载色体选择合适的激光技术平台是预防并发症的第一步。

使用适当的参数设置并进行局部光斑测试来为患者个体化选择合适的能量密度、脉宽是非常重要的，尤其是在治疗肤色较深的患者（皮肤为Ⅳ~Ⅵ型）时。围手术期应用 4% 氢醌和外用类视黄醇进行皮肤护理，可以减少不理想的皮肤色素变化。当黑色素是目标载色体时，不应该对有近期暴晒史的患者进行治疗。

11.14.1 激光脱毛

最常用的脱毛平台包括长脉冲翠绿宝石激光（755nm）、二极管激光（810nm）和长脉冲 Nd：YAG 激光（1064nm）。翠绿宝石和半导体激光设备可安全用于Ⅲ型和Ⅳ型皮肤。Nd：YAG 激光则是Ⅳ~Ⅵ型皮肤的首选。需要多次治疗才能有效减少毛发生长并维持毛发量少状态。治疗间隔时间应在 4~6 周，以配合毛发再度进入生长期。有一些报道称激光脱毛治疗后毛发生长增加。如果患者发现毛发生长增加，应停止继续治疗。

肤色较深的患者表皮层中存在较大量的黑色素。长脉冲 Nd：YAG 激光和具有表皮冷却装置的设备有助于保护黑色素，以使激光脱毛治疗安全有效[16]。

11.14.2 血管病变和面部红斑

面部皮肤的红斑和毛细血管扩张仍然是美容患者最常见的主诉之一。可变和长脉冲的脉冲染料激光（585~595nm）、翠绿宝石激光（755nm）、二级管激光（810nm）、长脉冲 Nd：YAG 激光（1064nm）和强脉冲光治疗都可将氧合血红蛋白作为靶基，治疗面部和颈部的血管病变。

选择合适的能量密度和脉宽，加上测试光斑试验，可以最大限度地减少并发症[16]。

11.14.3 色素和文身去除

在用激光治疗色素性病变之前需要进行仔细评估，存在可疑恶变风险的病灶应进行活体组织病理学检查。它们可安全地用 Q 开关激光治疗，在极短的脉冲持续时间内提供高强度能量，靶向各个黑素细胞。最近推出具有皮秒级脉宽的超短脉冲激光设备可有效地治疗文身。尽管安全性增加了，但仍需要多次治疗[1,8-10,13]才能令人满意地去除色素。不良反应包括瘢痕和色素沉着，特别是在较深色的皮肤类型患者容易见到。尽管采取了所有的预防措施和治疗方法，有的文身可能永远不能完全消除，这一事实应成为知情同意的内容，患者要明确[16]。

11.14.4 激光面部换肤术

从 Manstein D.，Herron GS，Sink RK 等引入局灶性光热作用理论进行皮肤重塑以来，点阵面部换肤已经成为面部美容治疗的重要组成部分[17]。点阵面部换肤包括非剥脱治疗和剥脱治疗。目前剥脱点阵激光治疗系统以二氧化碳、Er：YAG、YSGG 和 Nd：YAG 激光平台为主[18]。点阵面部换肤的适应证包括光老化、痤疮和面部瘢痕及色素紊乱。

医生应仔细进行病史采集，包括患者既往激光治疗史及结果、所有延迟愈合及增生性瘢痕形成史、单纯疱疹病毒感染史及免疫缺陷状态和焦虑水平等，可在个体化治疗时作为参考。

医生应谨慎对待有结缔组织病、糖尿病，有毒品、酒精和烟草滥用史的患者。自身有白癜风和有白癜风家族史的患者不应进行面部换肤治疗。在过去 6 个月至 1 年内使用异维A 酸的患者出现愈合困难的风险增加。需要多次非剥脱治疗才能达到单次剥脱面部换肤术的效果。但剥脱治疗具有较高的伤口愈合风险，而且伤口愈合需要较长的误工期[18]。

所有患者均应接受单纯疱疹的抗病毒预防。可应用阿昔洛韦 400mg 每天 3 次，或伐昔洛韦 500mg 每天 2 次，从手术当天开始吃，持续 7~10 天。对围手术期是否给予预防性抗生素仍存在争议，因为细菌和真菌感染的发生率较低[18]。深色型皮肤和有黄褐斑病史的患者可以术前开始应用 4% 氢醌和围手术期防晒剂，同时注意防晒，这样做有助于预防色素相关的并发症[18]。

11.14.4.1 并发症

进行剥脱点阵面部换肤治疗的并发症比传统的剥脱换肤治疗少。并发症包括感染、痤疮爆发、长期红斑、色素改变和瘢痕形成。

11.14.4.2 感染

如前所述，面部点阵剥脱换肤术后最常见的感染是单纯疱疹病毒爆发，发病率为 0.3%~2%（传统剥脱换肤术的发病率为 2%~7%）[10,19]。在所有治疗病例中，点阵换肤术的细菌感染发生率极低（0.1%）。主要的感染菌株包括金黄色葡萄球菌和铜绿假单胞菌。另外，已见 1 例龟分枝杆菌感染的报道。鉴于耐甲氧西林金黄色葡萄球菌（MRSA）的流行，如果伤口未能按预期改善，则需要特别注意伤口培养结果并调整治疗方案[19]（图 11.3）。

11.14.4.3 痤疮爆发

点阵换肤术后痤疮爆发的发生率较低（2%~10%），但高达 19% 的病例发生了粟丘

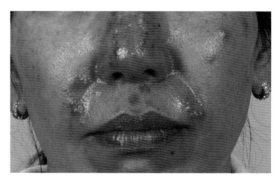

图 11.3 激光换肤术后疱疹感染（经过同意并引用自 Pozner et al: Laser Resurfacing: Full Field and Fractional, Clin Plastic Surg 43:515-525, 2016）

疹。封闭式敷料和保湿剂会加重痤疮。短程口服四环素有助于治疗和预防痤疮爆发[20]。

11.14.4.4 长期红斑

长期红斑指在非剥脱换肤术后持续超过 4 天，在剥脱治疗后超过 1 个月的术区发红表现。非剥脱治疗的长期红斑发生率低于 1%，而剥脱治疗超过 12.5%。发红与热休克蛋白持续存在有关，预示新的胶原蛋白形成和重塑[19]。

11.14.4.5 色素沉着的变化

在换肤术后，肤色较深患者（Fitzpatrick Ⅲ~Ⅵ型皮肤）的炎症后色素沉着发生率较高。但与传统的换肤术相比，点阵换肤术后色素沉着的发生率较低。高危患者应在术前、术后 2 周避免日晒，并在恢复期早期在皮肤表面外用 4% 氢醌[21]。

11.14.4.6 瘢痕

传统换肤术和点阵激光换肤术后出现增生性瘢痕都是不良反应。使用过高的能量密度、在相同区域重复发射或扫描的技术问题以及在拥有较少的皮肤附属器结构的区域（例如颈部和胸部）进行治疗可导致增生性瘢痕形成。眶周、口周和下颌皮肤被认为是易形成瘢痕的区域，需要较保守的治疗方案。如果这些区域被感染，可能出现瘢痕。

早期治疗增生性瘢痕包括外用皮质激素制剂、硅凝胶产品、病灶内皮质激素注射和脉冲染料激光（PDL）治疗[22]。低能量和低密度参数的剥脱和非剥脱点阵激光也可用于改善已形成的瘢痕（图 11.4）。

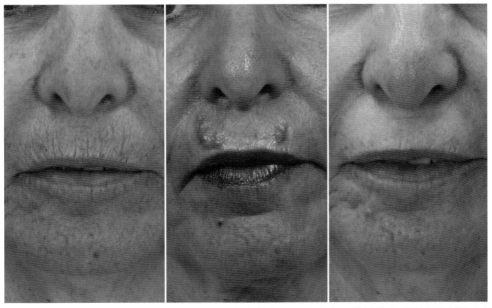

图 11.4　激光换肤术后出现的增生性瘢痕经过铒点阵激光、强脉冲光和病灶内皮质激素注射治疗修复改善（经过同意并引用自 Pozner et al: Laser Resurfacing: Full Field and Fractional, Clin Plastic Surg 43:515‑525, 2016）

11.14.4.7 睑外翻

下眼睑皮肤激光换肤术后出现睑外翻（巩膜外露 1mm 或超过 1mm）的发生率为 0.3%，可进行外眦悬吊收紧松弛的下眼睑，并采用经结膜入路进行脂肪去除[23]。

结语

随着微创面部美容手术需求的增加，激光治疗的数量和范围也在增加。虽然少见，但在不同的治疗形式后可能会出现特定的并发症，尽量减少并发症对于实现预期的治疗效果非常重要。医生应该熟悉特定面部美容激光治疗后的并发症预防策略。如果出现这些并发症，医生必须能够及时地诊断并适当地处理。

（王晨羽 译，丁文蕴 审校）

参考文献

1. Ross EV, Zelickson BD. Biophysics of non-ablative dermal remodeling. Semin Cutan Med Surg. 2002;21(4):251–65.
2. Brown CW Jr. Complications of dermatologic laser surgery. n.d. http://emedicine medscape.com/article/1120837-overview#ab
3. Geiges ML. History of lasers in dermatology. Curr Probl Dermatol. 2011;42:1–6.
4. Maiman TH. Stimulated optical radiation in ruby. Nature. 1960;187:493.
5. Anderson R, Parrish J. Selective photothermolysis: precise microsurgery by selective absorptions of pulsed radiation. Science. 1983;220(4596):524–7.
6. Framck P, Henderson P, Rothaus KO. Basics of laser history, physics & clinical applications, in minimally invasive rejuvenation of the face and neck. Clin Plast Surg. 2016;43:505–13.
7. Chan HH, Manstein D, Yu CS, et al. The prevalence and risk factors of post-inflammatory hyperpigmentation after fractional resurfacing in Asians. Lasers Surg Med. 2007;39:381–5.
8. Low DW. Lasers in plastic surgery. In: Grabb & Smith's plastic surgery. 6th ed. 2007.
9. Pozner JN, DiBernardo BE. Laser resurfacing. Clin Plast Surg. 2016;43:515–25.
10. Handley JM. Adverse events associated with non-ablative cutaneous visible and infrared laser treatment. J Am Acad Dermatol. 2006;55(3):482–9.
11. Alster T, Zaulyanov L. Laser scar revision: a review. Dermatol Surg. 2007;33:131–40.
12. Roberts TL Ⅲ. Laser blepharoplasty and laser resurfacing of periorbital area. Clin Plast Surg. 1998;25:95–108.
13. Nanni CA, Alster TS. Complications of carbon dioxide laser resurfacing. An evaluation of 500 patients. Dermatol Surg. 1998;24(30):315–20.
14. Willey A, Anderson RR, Azpiazu JL, et al. Complications of laser dermatologic surgery. Laser Surg Med. 2006;38(1):1–15.
15. Anderson RR, Geronemus R, Kilmer SL, Farinelli W, Fitzpatrick RE. Cosmetic tattoo ink darkening. A complication of Q-switched and pulsed-laser treatment. Aesthet Dermatol. 1993;129(8):1010–4.
16. Geist D, Phillips TJ. Development of chrysiasis after Q-switched ruby laser treatment of solar lentigines. J Am Acad Dermatol. 2006;55(2 Suppl):559–60.
17. Ashinoff R, Levine VJ, Soter NA. Allergic reactions to tattoo pigment after laser treatment. Dermatol Surg. 1995;21(4):291–4.
18. Shin JY, Hang H. Rhabdomyolysis after cosmetic laser assisted liposuction. Aesthet Plast Surg. 2015;39(4):635–8. [Medline].
19. Nelson AA, Lask GP. Principles and practice of cutaneous laser and light therapy. Clin Plast Surg. 2011;38:427–36.
20. Manstein D, Herron GS, Sink RK, et al. Fractional photothermolysis: a new concept for cutaneous remodeling using microscopic pattern of thermal injury. Lasers Surg Med. 2004;34:426–38.
21. Saedi N, Petelin A, Zachary C. Fractionation: a new era in laser resurfacing. Clin Plast Surg. 2011;38:449–61.
22. Metelitsa AL, Acster T. Fractionated laser skin resurfacing treatment complications: a review. Dermatol Surg. 2010;36(3):299–306.
23. Alster TS, Tanza EL, Lazarus M. The use of fractional laser photothermolysis for the treatment of atrophic scars. Dermatol Surg. 2007;33:295–9.

参考书目

Alster TS, Lupton JR. Treatment of complications of laser skin resurfacing. Arch Facial Plast Surg. 2000;2:279–84.
Einstein A. Zur Quantentheorie der Strahluny [On the quantum theory of radiation]. Physika Zeitschrift. 1917;18:121–8.
Fitzpatrick TB. The validity and practicality of sun-reactive skin types Ⅰ through Ⅵ. Arch Dermatol. 1988;124(6):869–71.
Gregory RO. Overview of lasers in plastic surgery. Clin Plast Surg. 2000;27(2):167–71.
Moore R, Martinzex J, Lee K. Prevention and treatment of laser complications, 2011:365–77.
Richter AL, Barrera J, Markus RF, Brissett A. Laser skin treatment in non-Caucasian patients. Facial Plastic Surg Clin North Am. 2014;22(3):439–46.

12 A 型肉毒毒素在美容应用中的并发症

Whitney Florin, Jacob Haiavy

摘要

A 型肉毒毒素（BTX-A）已成为世界上最常使用的非手术治疗方法。自从 A 型肉毒毒素被美国食品药品监督管理局（FDA）批准用于改善眉间纹后，它在美容领域的使用范围大大扩展了。有经验的临床医生已经将 A 型肉毒毒素超适应证应用在其他领域来改善皱纹及面部和谐度。与 A 型肉毒毒素相关的不良反应较少见，且往往是轻微且暂时的，如注射部位的挫伤、肿胀和疼痛。更严重的并发症也可能发生，如眉下垂和眼睑下垂。这些并发症可通过熟悉面部解剖和强化注射技巧来避免。

12.1 引言

面部老化的特征是光老化、容积缺失和皱纹。非手术治疗面部老化最有效，它能解决上述这些问题。动态性皱纹导致了面部老化，在面部的上 1/3 处最显著。随着时间的推移，面部表情肌的收缩会导致真皮萎缩并形成静态性皱纹 [1-3]。

A 型肉毒毒素（Botulinum toxin type A, BTX-A）已成为全世界最常被患者要求的非手术治疗方法 [4-6]。在 2015 年，有 670 万例患者接受了 A 型肉毒毒素治疗，比 2014 年增加 1%，比 2000 年增加 759% [5]。A 型肉毒毒素最初于 1989 年被美国食品药品监督管理局（FDA）批准用于治疗斜视和伴有肌张力障碍的眼睑痉挛 [4,6,7]。1992 年，Carruthers 的研究发现，注射 A 型肉毒毒素治疗眼睑痉挛的患者眉间纹外观也有所改善 [8]。2002 年，A 型肉毒毒素被批准用于暂时改善成人患者中重度眉间纹 [4,6,7]。此后，A 型肉毒毒素被广泛应用于眉间纹及头颈部其他超适应证部位的治疗。现在 A 型肉毒毒素被 FDA 批准用于多种适应证，包括眉间纹、偏头痛、多汗症、斜视、面肌痉挛、眼睑痉挛、颈肌张力障碍和上肢痉挛[4,6,7,9]。

目前有三种 A 型肉毒毒素的配方已被 FDA 批准用于美容治疗且可以进行商业销售：onabotulinum-toxin A［保妥适（Botox），美国艾尔建有限公司（Allergan Inc）］；abobotulinum-toxin A［丽舒妥（Dysport），高德美实验室（Galderma Laboratories）］；incobotulinum-toxin A［西马（Xeomin），德国梅尔茨制药（Merz Pharmaceuticals，LLC）］。FDA 批准这些制剂用于暂时改善 18 ~ 65 岁患者眉间纹的外观[9-11]。保妥适（Botox）是唯一一种被 FDA 批准用于治疗鱼尾纹的产品[9]。值得注意的是，这些产品在美容领域的其他应用都是超适应证使用。BTX-A 的作用一般持续 3~6 个月[9-11]。

这三种产品在效力、起效时间和持续时间方面存在差异[12]。三种剂型的单位剂量是不可等价互换的，主要是 Dysport 与另外两种剂型（Botox 和 Xeomin）有显著的区别[9-11]。Botox 与 Xeomin 的剂量单位相当，而 Dysport 需要自身单位值的 2.5 ~ 3 倍（Speywood 单位）才能达到同样的效果[9-11]。值得注意的是，本文所列 A 型肉毒毒素推荐剂量只适用于 Botox 和 Xeomin 的单位。临床医生应适当调整 Dysport 的使用单位。

12.2　患者的选择与宣教

患者的选择和宣教是避免出现神经毒素应用后并发症的重要因素。使用 A 型肉毒杆菌毒素的禁忌证很少。当患者有神经肌肉疾病，例如重症肌无力、肌萎缩侧索硬化、Eaton-Lambert 综合征、运动神经元疾病等时，应用 A 型肉毒毒素会加重病情[9-11]。某些药物（如氨基糖苷类抗生素、钙通道阻滞药、神经肌肉阻滞剂、抗胆碱酯酶等）可能干扰神经肌肉信号的传递，应避免应用，以免增强 A 型肉毒毒素的麻痹作用[13,14]。

其相对禁忌证包括服用抗凝药物。如果可能，应要求患者在治疗前 7~10 天停止服用阿司匹林和非甾体抗炎药（NSAID），以避免出现较重的瘀青[1]。BTX-A 是妊娠及哺乳期的 C 类药物，孕妇或大量母乳喂养者应避免使用[9-11]。

为患者讲解神经毒素的起效机制是很重要的。许多患者不了解神经毒素如何发挥作用，它们与填充物有何不同，以及这些治疗的局限性有哪些。在临床上，医生会要求患者在镜子中指出哪些皱纹困扰他们，然后医生评估哪些区域可以通过使用神经毒素来改善，尤其要区分动态皱纹和静态皱纹。医生需告知患者神经调节剂将主要改善在前额、眉间和外眦区域的动态皱纹；但由于长期面部表情肌活动而产生的静态皱纹不能仅用神经毒素来治疗，需要同时应用换肤治疗或填充（如填充剂或脂肪移植）来处理[1,3,4]。

医生发现任何双侧不对称的情况应向患者指出并记录在病历中。新患者在接受治疗前应拍摄静态和动态表情的照片。此外，应在治疗后鼓励他们 2 周后复诊，以评估是否需要进行补充治疗并拍照存档。这能够使注射者明确该患者下一次治疗的最佳注射量和注射位置。A 型肉毒毒素有推荐的治疗剂量范围，但仍需针对每名患者进行个体化的调整，以改善疗效和提高患者满意度。2 周后的复诊对新手注射者会有很大的帮助。

12.3　安全性

虽然患者必须了解 A 型肉毒毒素潜在的不良反应，但应该对其长期的安全性感到放心[1,2,4,15]。与 A 型肉毒毒素相关的不良反应较少见且往往是轻微和暂时的。常见的副作用包括瘀青、肿胀、注射部位疼痛、头痛和流感样症状[1,2,4,15]。较严重的并发症如眉下垂或眼睑下垂有时也会发生，这会令患者和医生都很不舒服[1,2,4]。这些并发症可以通过对面部解剖的深入了解和细致的注射技术来避免，本文将对此进行概述[1,2,4]。

患者在治疗前 7 ～ 10 天应避免使用抗凝药物，如此可以减少瘀青的发生[1,2]。应注意避开较明显的静脉以减少较重的瘀青。静脉照明设备可以帮助识别较小的静脉，特别是对深色皮肤的患者。

12.4　上面部注射技术

12.4.1　眉间

眉间复合体是形成眉间纵行皱纹的主要构成肌群，也是最常见的 A 型肉毒毒素注射部位。皱眉肌、降眉肌和眼轮匝肌内侧肌的收缩产生眉间的垂直的动态皱纹，如同"11"。降眉间肌和降眉肌在鼻梁上形成水平线。综上所述，这些眉间皱纹会让人看起来生气或焦急，而且显得苍老[1,2]。进行保妥适的产品注射推荐 5 个注射点（降眉间肌 1 个点，双侧皱眉肌各 2 个点）（图 12.1）[9]。一些注射者喜欢沿皱眉肌长轴增加注射点（图 12.2）。针对眉间复合体的推荐使用剂量约为 20U。然而，大多数临床医生会根据患者

的性别、肌肉的力量、皱纹的分型和对称性调整注射方式。女性通常比男性所需的神经毒素剂量稍低一些[2]。同时应了解患者只是想要减缓这些肌肉的活动度，还是想要消除肌肉的运动。大多数患者并不想出现"僵硬的外观"且希望这些肌肉仍能做出表情[1,2]。

注射时必须谨慎，注射点应距离眶缘上方至少 1cm，并垂直注射到肌肉的肌腹中。神经毒素的扩散可引起上睑提肌麻痹，并导致上睑下垂[2,13,14,16]。Abobotulinum-toxin A［丽舒妥（Dysport）；高德美实验室］已经被证明具有比其他 A 型肉毒毒素制剂更大的扩散半径。因此，作者认为对于已出现上睑下垂和衰老的年长者，临床医生在进行眉外侧区域 Dysport 注射时应更加谨慎[17]。0.5% 的安普尼定滴眼液（每天 3 次）可以治疗上睑下垂，直到症状消失[13,14,16]。安普尼定是一种 α2 肾上腺素受体激动剂，可刺激米勒肌使上睑升高 2mm[1]。

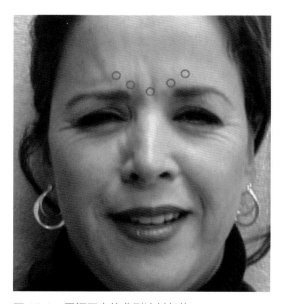

图 12.1　眉间五点的典型注射部位

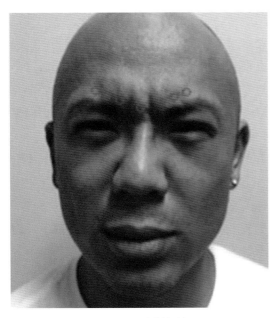

图 12.2　眉间七点的典型注射部位

12.4.2　额部

额肌抬高眉毛并导致前额的水平皱纹。额肌是一面积较大、方向垂直并且个体之间存在显著差异的肌肉。虽然它通常被描绘为两个扇形带，但其中线纤维也可能存在重叠。那些有中央肌腱附着带的可能不需要中线注射。前额的形状在水平和垂直方向上都有所不同 [1,2]。不同患者皱纹的模式也有差异，有的患者有许多细纹，而另一些患者只有一条或两条较深的皱纹。这些解剖变异和患者想保留的额部活动水平，会影响注射方式和使用神经毒素的剂量。

一般来说，治疗的目标是在保持表情和避免眉下垂的同时，使前额的皱纹变柔和。有人建议在前额中线以上注射，以避免眉毛下垂；而另一些人则认为应在位于眶缘上方 2.5～3cm 的安全区注射。在通常情况下，眉间和前额一起注射可以获得更和谐的效果。额部的经典给药剂量为 10～25U 之间，根据皱纹类型可分布于 4～10 个注射点（图 12.3）[1,2,6]。

患者在接受 A 型肉毒毒素前额注射后，可能会再次出现眉不对称或外侧眉峰高耸的症状（图 12.4）。在术前仔细评估眉毛的位置和运动有助于避免注射神经毒素后出现不对称。将注射位点选在侧方及前额足够高的位置，可以减少发生外侧眉峰高耸，同时避免眉毛下垂 [1,2]。可以在门诊复查时，在运动相对多的区域注射少量的神经毒素，由此来轻松地改善类似情况。对于外侧眉峰高耸者，可以在前额外侧注射 2~3U 的 A 型肉毒毒素。因为肌肉对神经毒素的反应速度可能有所不同，建议在首次注射后 2 周再进行补充注射 [2,9]。把所有进行的补充注射修饰都记录下来是很重要的，如此就可以对后续的治疗进行相应的调整。在给患者注射之前，应告知他们在复诊时可能需要进行补充注射。

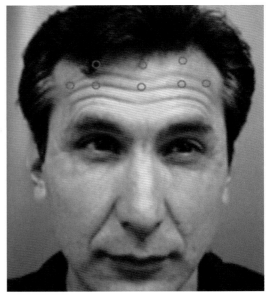

图 12.3　额肌的典型注射部位。在眶缘上方 2.5~3cm 处注射。总量 10~25U，根据皱纹类型可分布于 4~10 个注射点

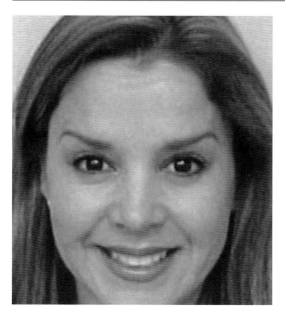

图 12.4　额肌注射神经毒素后可出现外侧眉峰高耸。该女性在额肌注射 15U 2 周后出现外侧眉峰高耸

12.4.3　眉上提

　　眉毛所处的位置取决于降眉和升眉（额肌）之间的平衡。在眉间复合体中注射神经毒素，可使眉内侧升高 2mm。直接注射于眉下的眼轮匝肌上外侧区域可以达到该期望部位的眉上提。此类注射应位于浅层。这个区域注射位置过高会导致神经毒素扩散到额肌，可能出现矛盾的眉下垂。注射部位离眶缘太近会导致不必要的神经毒素扩散，可能出现上睑下垂 [1,2]。一般来说，女性比男性更愿意做眉上提 [2]。

12.4.4　鱼尾纹

　　眼眶外侧皱纹（鱼尾纹）是眼轮匝肌收缩和光老化的结果。眼轮匝肌包围眼睛，是一种括约肌样的肌肉。微笑或眯眼会引起肌肉收缩。久而久之会产生从外眦向外放射状

伸展的皱纹。该区域的注射方法应与皱纹的类型相匹配，注射层次必须浅表，并呈现特征性的皮丘。BTX-A 可应用的总剂量为 10 ~ 30U，每侧分为 2 ~ 5 个注射点（图 12.5）[1,2]。通常情况下，男性比女性更能接受鱼尾纹的存在 [2]。

　　为了避免神经毒素不必要的扩散，注射点应距眶缘 1 ~ 1.5cm，距外眦 1.5cm[1,2,18]。神经毒素向眶内扩散会减弱外直肌或下直肌肌力，导致复视 [18]。操作者要注意注射位置不能过低。无意中注射至颧大肌会影响上唇发音，并且导致唇部不对称 [13,14,16]。

　　在注射前应进行下睑牵拉试验评估下睑松弛度。下睑松弛者出现睑外翻的风险会增加，因此注射的位点不应太靠内或太靠下 [2]。一般来说，不应将注射位点选在瞳孔中线的内侧，否则会增加眼睑外翻和溢泪的风险 [19]。眼外侧通常有细小而迂曲的静脉，因此注射时可能会出现瘀青（图 12.6）。使

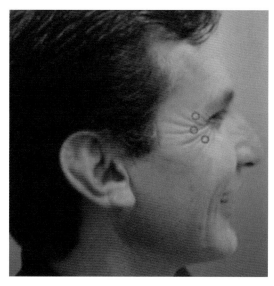

图 12.5　眼轮匝肌（鱼尾纹）的典型注射部位。可应用的总剂量为 10~30U，每侧分为 2~5 个注射点。注射点应距眶缘 1 ~ 1.5cm，距外眦 1.5cm

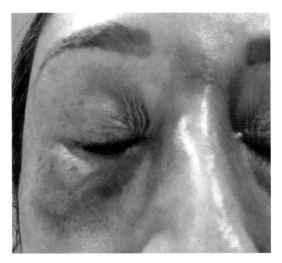

图 12.6　A 型肉毒杆菌毒素注射鱼尾纹后出现的严重瘀青

用静脉照明装置有助于避开静脉。注射前后冰敷也有助于减少瘀青的发生。

12.5　兔纹

　　"兔纹"是由眼周区域的表情和鼻部皱纹共同产生。鼻肌横向部分的收缩导致鼻外侧壁皱起[1,2]。鼻肌起源于上颌骨,斜行穿过鼻梁[2]。由于注射方式不同,区分兔纹和因降眉间肌收缩而产生的鼻横纹是很重要的[2]。

　　可以在每侧鼻肌横向收缩的部位进行小剂量注射(1~4U)(图 12.7)。因为这是一片血管区域,因此注射层次要浅[2]。必须仔细触诊以避开沿鼻侧向上走行的角动脉[1]。注射部位应远离提上唇鼻翼肌和提上唇肌,以避免上唇下垂。不应对注射部位用力向下方按摩,否则可能导致神经毒素不必要的扩散[2]。

12.6　口周注射技术

　　日晒伤、吸烟、老化和表情会导致口腔周围出现过多的垂直皱纹。这些不美观的细

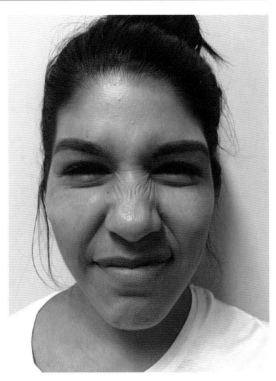

图 12.7　鼻肌收缩形成典型的兔纹外观。每侧浅表地注入 1~4U

纹最好用神经毒素、填充剂和换肤等方法综合治疗[1-3]。应该与患者充分沟通每一种治疗方法的优势和局限性。因为肌肉之间有复杂的相互作用,尤其是口轮匝肌、降口角肌和颏肌,所以有经验的操作者才适合进行口周区域的神经毒素注射[2]。

12.6.1　口轮匝肌

　　口轮匝肌是一种括约肌样的肌肉,它环绕口唇,参与口周皱纹的形成。注射位置应该浅表且对称,其通常沿着上唇和下唇,口周每 1/4 至少有 1 个注射位点。应该避开中线,因其可能会导致唇部扁平。上下唇的总注射剂量为 5~6U,每个注射点 0.5~2U(图 12.8)。注射点可以紧贴红唇边界上方,也可以在边界上方几毫米处。注射过高会对

上唇造成不良影响，如外翻、内陷或下垂。可用冰敷和（或）表面麻醉剂缓解疼痛[2]。

口周区域的过度治疗可导致严重的功能障碍，如构音（"b"和"p"音）、进食、用吸管喝水、噘嘴、刷牙等功能受限及本体感觉减退。患者的选择和宣教至关重要。对于职业需依赖唇部活动的患者（如音乐家、歌手、演说家）不适合口周的神经毒素注射，治疗应保守并谨慎[2]。

12.6.2 降口角肌

降口角肌（depressor anguli oris, DAO）起源于下颌骨，走行进入口角。降口角肌将口角向下后方牵拉，形成撇嘴的表情和木偶纹。

降口角肌应进行低剂量注射（每侧2~5U），通常每侧选 2 个注射点（图 12.9）。如果降口角肌的注射位置太靠近口周可出现神经毒素不必要的扩散，导致口唇功能不全、不对称的微笑和流涎（图 12.10）[2]。

12.6.3 颏肌

颏肌是位于颏部中线两旁成对的肌肉。它起源于下颌骨，覆盖颏部，插入下唇下方的皮肤。颏肌的收缩提高了下巴的高度，并使下唇外翻。肌肉的收缩及胶原蛋白和皮下

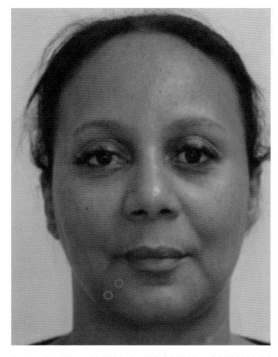

图 12.9　降口角肌的典型注射部位。每侧共注射 2~5U

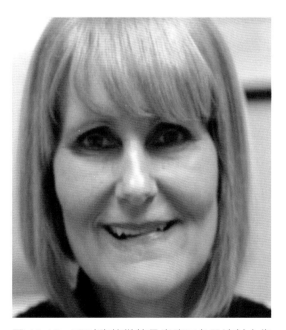

图 12.10　不对称的微笑是当降口角肌注射太靠近口周时可能出现的并发症。这是这位女性在接受了 5U 颏肌注射和双侧各 2.5U 降口角肌注射 2 周后的表现

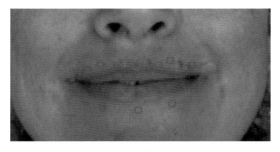

图 12.8　口轮匝肌的典型注射部位。总剂量为 5~6U，每个注射点 0.5~2U

脂肪的流失，会导致颏部出现橘皮样外观
（凹陷）。虽然颏肌是成对的肌肉，但只需
要给予神经毒素单点中心注射。注射位置为
颏肌的中线，角度向上。需横向按摩肌肉。
通常 A 型肉毒毒素的常规起始注射剂量为
4 ~ 6U，可以增加至 10 ~ 12U[2]。

　　颏部注射应该小心避免过量，其可能会
影响口轮匝肌并导致口唇功能不全和流涎。
避免注射至降下唇肌，否则会导致下唇下
垂。部分颏部有橘皮样凹陷的患者可能存在
颏肌肥大并伴有颏部后缩及口唇功能不全。
这些人不适合神经毒素治疗，否则可能会加
重口唇功能不全[2]。

　　部分患者没有注意到自己颏部的橘皮样
凹陷，这一般见于说话和有表情动作时，可
以手持镜子来演示。女性比男性更容易表现
出橘皮样凹陷，因此接受治疗者更多。这
个区域的治疗对于假体隆颏术后患者是有
益的[2]。

12.7 颈部注射技术

12.7.1 颈阔肌带

　　颈阔肌带可能会随着年龄增长或在接受
除皱术后变得突出。对于皮肤弹性好、下颌
脂肪少的患者，注射 A 型肉毒毒素是一种
有效减轻颈阔肌带的方法。颈阔肌降低下颌
骨，使下唇下降，并将口角向后下方牵拉。
每条条带选择 3 ~ 5 个注射位点，位点沿条
带彼此间隔约 1cm。（图 12.11）。注射总量为
20 ~ 30U，取决于有多少条带和每条条带有
多少个注射点。医生应要求患者配合收缩，
并用非惯用手握住条带，同时直接将神经毒
素注入肌肉的肌腹。这项技巧减少了神经毒

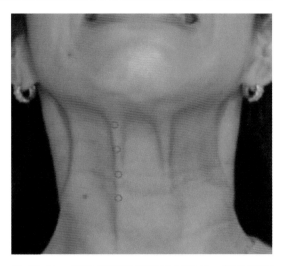

图 12.11　颈阔肌带的典型注射部位。每条带选
3~5 个位点，位点沿条带彼此间隔约 1cm，用量
总计为 20~30U

素在带状肌内不必要的扩散，从而避免出现
颈部无力、吞咽困难和发音困难[2,19]。

　　患者的选择很重要，皮肤弹性好的年轻
患者最佳。因为颈阔肌带注射不能代替手
术，也不能改善皮肤弹性，所以患者的期望
要理性。在下颌吸脂或换肤术前 2 周左右进
行颈阔肌带注射是恰当的。颈阔肌带注射可
与降口角肌注射和恢复口周区域容积的填充
剂注射结合应用[2,19]。

结语

　　虽然不是真正的并发症，但注射神经毒
素可能产生不良反应，如肿胀、注射部位疼
痛、针刺痕、轻度红斑、瘀青及罕见的血
肿[1,9-11,13,18]。一个解剖部位的活动出现得更
早，这很常见，不是真正的并发症[1]，比如
可能表现为眉毛运动不对称，应将这一现象
提前告知患者。最好等待 2 周让神经毒素完
全发挥作用后再进行补充修饰注射，因为随

着神经毒素充分发挥作用，微小的差异可能会自行纠正[9,10]。

医生可以通过使用较细的针头来减轻注射部位的疼痛，也可以外用冰敷或使用表面麻醉剂。医生可以通过在手术前 7～10 天停止抗凝治疗、注射前即刻冰敷、避开血管注射、浅表注射等方法尽量减少出血和瘀青。也可以通过局部加压和冰敷来减少出血。

最令人不愿见到的并发症是神经毒素扩散至非目标区域和出现非目标肌肉的神经肌肉传导阻滞。例如，前额注射位置过低可能导致眉下垂，眉间注射太靠近眶缘可能导致上睑下垂，鱼尾纹注射的位置太靠近眼部可能会导致复视，在颊部注射鱼尾纹的位置过低会导致上唇不对称，在口周区域注射可能会导致口唇功能不全、说话和进食困难、唇部不对称和流涎，颈阔肌带注射可能导致发音困难、吞咽困难和颈部无力[1,2,13,14,16,19]。一般而言，这些并发症是很少见的，并且可以通过深入学习面颈部的解剖及细心注射操作来避免。

自从 A 型肉毒毒素被美国 FDA 批准用于改善眉间纹以来，它在美容领域中的应用大大地扩展了。保妥适也被批准用于鱼尾纹的治疗[9]。经验丰富的临床医生已在其他部位超适应证使用 A 型肉毒毒素，以改善皱纹并保持面部的和谐。

这里的建议和图示仅作为参考指导。医生必须根据患者个体差异调整治疗计划。对面部表情肌和皱纹类型进行充分的术前评估和仔细谨慎的注射操作可以避免大部分与神经毒素使用相关的并发症。了解患者的治疗目标并告知其中的局限性可以改善预后并提高患者满意度。

（王晨羽 译，丁文蕴 审校）

参考文献

1. Qaqish C. Botulinum toxin use in the upper face. Atlas Oral Maxillofacial Surg Clin N Am. 2016;24:95–103.
2. Carruthers J, Fagien S, Mattarasso SL, et al. Consensus recommendations on the use of botulinum toxin type A in facial aesthetics. Plast Reconst Surg. 2004;114:1S–22S.
3. Coleman K, Carruthers J. Combination therapy with Botox and fillers: the new rejuvenation paradigm. Dermatol Ther. 2006;19:177–88.
4. Carruthers J, Carruthers A. Botulinum toxin in facial rejuvenation: an update. Dermatol Clin. 2009;27(4):417–25.
5. American Society of Plastic Surgeons. New statistics reflect the changing face of plastic surgery. https://www.plasticsurgery.org/news/press-releases/new-statistics-reflect-the-changing-face-of-plastic-surgery
6. Tremaine AM, McCullough JL. Botulinum toxin type A for the management of glabellar rhytids. Clin Cosmet Investig Dermatol. 2013;3:15–23.
7. Ramirez-Castaneda J, Jankovic J. Long-term efficacy and safety of botulinum toxin injections in dystonia. Toxins. 2013;5(2):249–66.
8. Carruthers JDA, Carruthers JA. Treatment of glabellar frown lines with C. Botulinum A exotoxin. In: Carruthers J, Carruthers A. Botulinum toxin in facial rejuvenation: an update.
9. Botox Cosmetic Onabotulinumtoxin A: full prescribing information. Allergan Inc. 2010. http://www.accessdat a.fda.gov/drugsatfda_docs /label/2011/103000s5236lbl.pdf
10. Xeomin Incobotulinumtoxin A: full prescribing information. Merz Pharmaceuticals, LLC. 2010. http://www.accessdata.fda.gov/drugsatfda_docs/label/2010/125360lbl.pdf
11. Dysport Abobotulinumtoxin A: full prescribing information. Ipsen Pharmaceuticals and Galderma Laboratories. 2016. https://www.dysport.com/pdfs/Dysport_Full_Prescribing_Information.pdf.
12. Chen JJ, Dashtipour K. Abo-, inco-, ona-, and rima-botulinum toxins in clinical therapy: a primer. Pharmacotherapy. 2013;33(3):304–18.
13. Klein AW. Contraindications and complications with the use of botulinum toxin. Clin Dermatol. 2004;22(1):66–75.
14. Matarasso SL, Matarasso A. Treatment guidelines for botulinum toxin type A for the periocular region and a report on partial upper lip ptosis following injections to the lateral canthal rhytids. Plast Reconstr Surg. 2001;108(1):215–7.
15. Rzany B, Zielke H. Safety of botulinum toxin in aesthetic medicine. In: Botulinum toxin in aesthetic medicine. Berlin: Springer; 2007. p. 119–25.
16. Klein AW. Complications, adverse reactions, and insights with the use of botulinum toxin. Dermatol Surg. 2003;29(5):548–56.
17. Brodsky MA, Swope DM, Grimes D. Diffusion of botulinum toxins. In: Louis ED, editor. Tremor Other Hyperkinet Mov. 2012;2:tre-02-85-417-1.

18. Matarasso A, Shafer D. Botulinum toxin injections for facial rejuvenation. In: Nahai F, editor. The art of aesthetic surgery: principles and techniques. 2nd ed. St Louis, MO: Quality Medicine Publishing; 2011. p. 243–6. (4 in Qaquish).

19. Sorensen EP, Urman C. Cosmetic complications: rare and serious events following botulinum toxin and soft tissue filler administration. J Drugs Dermatol. 2015;14(5):486–91.

13 面部软组织填充并发症

Paul M. Bucking, Moniek V. Ferneini, Elie M. Ferneini

摘要

面部软组织填充在颌面部美容手术中正愈发流行。这手术操作简便、相对安全，这使其成为一种有价值的医美治疗方案。虽然副作用不常见，但如果出现则给诊治带来了挑战。本章将讨论面部软组织填充相关的并发症，并介绍其诊断、处理和预防方法。

13.1 引言

近年来，面部美容手术已经被用于非手术和手术治疗过程中，以满足衰老、瘢痕和皮肤缺陷的治疗需求。可注射的皮肤填充物可以提供安全可靠的面部软组织填充，也常以低价位和低风险获得市场青睐。与创伤更大的外科手术相比，此类治疗更受欢迎且更安全。美国美容整形外科协会报道，2014~2015 年，非手术治疗的数量增加了 22%，自 2011 年以来增长了 44%[1]。随着此类治疗的迅速增多，并发症数量亦可能增加。与填充剂注射有关的并发症大多数是暂时性的，可自行恢复，不需要进一步治疗。严重并发症的发生率相对较低；但一名称职的美容外科医生应该了解面部解剖结构、皮肤填充物的性质、注射技术及相关的副作用。本章将介绍在软组织填充时可能发生的并发症，并介绍其诊断和治疗方法。

13.2 填充物类型

软组织填充物引起的许多并发症是源于其本身的物理和化学性质。了解这些属性有助于避免发生意外。这里将介绍最常见的临时性和永久性软组织填充物。

13.2.1 临时性（生物可降解）软组织填充物

13.2.1.1 透明质酸

由于其功效、安全性、生物相容性和可逆性，透明质酸（hyaluronic acid, HA）目前仍然是软组织填充物的代表。透明质酸是人类细胞外基质中的一种多糖，是胶原和弹性蛋白的支架。理化特点使其成为理想的软组织填充物。透明质酸以其保湿特性而闻名，它是一种亲水分子，由线性聚合物二聚体组成无分支的长链。交联度越高，黏度和弹性越强，而且越不易降解，进而延长了其在体内的存在时间[2]。透明质酸通常能在体内维持 6~8 个月，具体取决于其交联程度、浓度、均匀性和大小。

13.2.1.2 胶原蛋白、自体脂肪和羟基磷灰石钙

胶原蛋白、自体脂肪和羟基磷灰石钙也是天然物质，可以被用来填充软组织。牛、人或猪组织来源的胶原蛋白可以消除细纹，但其效果比使用透明质酸难预测。与之相似，自体脂肪的效果也不可预测，并且需要手术室及选择合适供区。羟基磷灰石钙的作用原理是通过产生炎症反应以刺激胶原蛋白沉积[2]。

13.2.2 永久性（不可生物降解）填充物

永久性（不可生物降解）填充物利用人体的免疫防御系统来获得预期的效果。这类填充物包括聚甲基丙烯酸甲酯（PMMA）微球、聚丙烯酰胺水凝胶及硅油。这些填充物通过产生异物反应起作用。人体的成纤维细胞在无法吸收的微球周围沉积胶原和纤维蛋白[3]。例如，在为期 1~3 个月的观察中，植入的 PMMA（含 80% 牛胶原和 20%PMMA 微球）中的胶原全部降解，只剩下被纤维蛋白包围的微球[3]。硅胶发挥作用的方式与之相似，也是通过硅胶颗粒周围的胶原起作用。虽然这些物质是有效的皮肤填充物，但

可能会有永久性并发症，可长期持续或在填充数年后出现。

13.3 轻度并发症

同任何外科治疗一样，风险和受益并存。使用软组织填充物的并发症可以是轻度和暂时性的，也可以是长期和永久性的。这些并发症会给患者留下身体上和情感上的不良影响。

13.3.1 过敏性反应：瘀斑、红斑和水肿

瘀斑：瘀斑或淤伤是注射过程中局部血管损伤的结果。淤伤通常发生在真皮和真皮下平面注射后，在骨膜前平面很少见[2, 3]。避免这种皮肤反应的最好方法是预防，要详细询问患者病史，注意是否应用过影响血小板聚集的物质（如华法林、阿司匹林、氯吡格雷、非甾体抗炎药、草药制剂）[4]。操作技术和外科医生的经验也会影响临床效果。使用细针头，缓慢少量注射，以及使用钝针能减轻瘀青。在组织菲薄的部位，如眼睑或口唇，瘀斑可能是难以避免的[5]。推荐的治疗方法包括冷敷，使用含类肝素或维生素 K 的软膏，在极少数情况下，使用脉冲染料光或磷酸钛钾激光[2]。

红斑：治疗后产生的红斑要么代表一个轻微、短暂的反应，要么正相反，代表一个潜在的更严重的并发症。红肿通常意味着注射过浅，并标志着轻微的炎症反应[6]。持续性红斑则可能代表一种严重的过敏反应，而明显的红斑则提示有坏死或感染。过敏反应引起的红斑虽然很少发生，但通常伴随着明显的肿胀、瘙痒和疼痛[5]。

水肿：是注射填充剂后可预期的后果。短期创伤后水肿是多种填充物亲水性的结

果，通常在 36～48 小时消失。外科医生和患者可以用冷敷、加压来处理水肿并注意观察。长期（延迟）水肿可能由抗体介导的水肿或非抗体介导的水肿两种生物反应机制引起。血管性水肿（一种抗体介导的水肿）由免疫球蛋白 E（IgE）诱导，并介导超敏反应[2]。非抗体介导的水肿由 T 淋巴细胞诱导，在注射后 24 小时内发生。这两种反应的处理方法取决于所用填料的类型及反应的大小和严重程度。虽然相对少见，但实际上任何非自体填充材料都可能引起超敏反应。

综上所述，出现在注射部位或其附近最常见的表现有瘀斑、红斑、水肿和（或）硬结[7]。在一份已发表的病例报道中，一名患者在接受鼻唇沟内注射一种常见透明质酸填充剂——瑞蓝 -L 后出现过敏反应的症状。注射数天后，患者出现眶周水肿和红斑，注射部位出现硬结（图 13.1 和 13.2）[8]。

治疗方法为静脉注射地塞米松和注射后第 5 天开始口服甲泼尼龙 6 天。患者于注射后第 7 天再次出现眶周水肿和红斑。在注射部位出现硬结。在这次随访中，患者接受了透明质酸酶注射，在注射后第 9 天和第 10 天给予更多的逆转剂治疗。在接下来的几周，患者症状有明显改善（图 13.3 和 13.4）[8]。

13.3.2 美学问题：肿块、注射物分布不均和丁达尔效应

肿块、注射物分布不均、丁达尔效应等美学并发症影响患者满意度。所有这些并发症都与外科医生的技术和经验有关。硬块可能表明填充物一致性有问题，而产品分布不均匀可能表明不恰当地使用了连续穿刺、线性隧道、扇形或交叉注射技术[9]。丁达尔效应指一种可肉眼观察到的局部皮肤变为浅蓝色的现象，是由材料被浅表地注射于真皮浅层所造成的。

13.3.3 细菌和病毒感染

每个外科操作都有术后感染的风险。虽

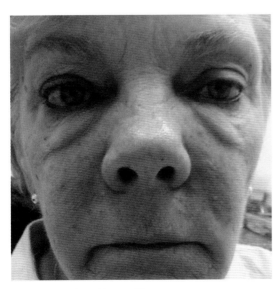

图 13.1 注射后第 4 天[8]

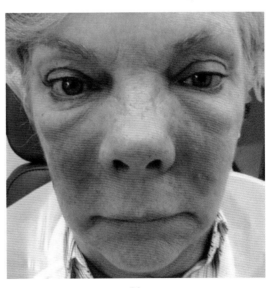

图 13.2 注射后第 7 天[8]

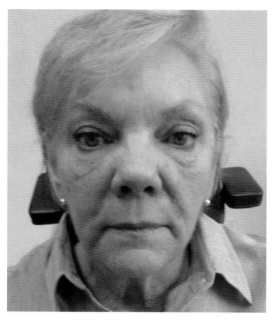

图 13.3　注射玻尿酸酶后 2 周[8]

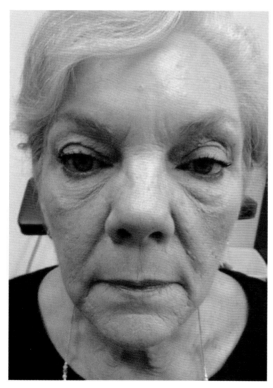

图 13.4　注射玻尿酸酶后 4 周[8]

然风险很小，但注射治疗也存在这一风险。感染被认为是注射时受污染所致。这包括无菌技术不当，注射通过了含有细菌的腺体，皮肤正常免疫作用的不稳定性，以及注射时患者体内存在暂时性菌血症[10]。与填充物有关的病毒感染和并发症也有文献报道。

13.3.3.1　细菌感染

细菌感染的早期征象有红斑、水肿、疼痛、痤疮或结节形成，可在治疗后数天出现。痤疮杆菌及表皮葡萄球菌是最常见的引起轻度感染的细菌，其原因是这些细菌定植于皮肤。注射填充剂后由耐甲氧西林金黄色葡萄球菌和链球菌引起的脓肿发生率较低，它们通常发生在因人类免疫缺陷病毒（HIV）相关脂肪萎缩而接受治疗的患者身上，常表现为红斑结节。生物膜给外科医生的诊断提出了挑战。生物膜是被保护性基质包围的微生物集落，这种代谢缓慢且有强黏着力的基质形成了抵抗人体免疫系统的屏障，细菌培养结果常为阴性[11]。生物膜可能在注射数周到数月后出现，常表现为痛性结节。这些生物膜对抗生素的耐药性比普通细菌高 100 倍，需要使用透明质酸酶或长期使用抗生素治疗[3,11]。小心预防是处理填充剂注射相关细菌感染的最好方法。治疗过程的各个环节都正确无菌操作是至关重要的。因此，必须使用外用消毒剂（如 70% 异丙醇、络合碘或含氯己定的溶液）对注射部位进行消毒。有些外科医生会预防性使用抗生素，但目前没有相关证据支持这种做法[10]。表 13.1 列出了引起注射填充物相关感染的常见微生物及其对各种抗生素的敏感性[10]。

表 13.1 口服抗生素对革兰阳性菌的抗菌活性谱[10]

项目	MSSA	MRSA	CoNS	β 链球菌	痤疮丙酸杆菌
青霉素 VK	−	−	−	+	+
阿莫西林	−	−	−	+	+
阿莫西林 / 克拉维酸	+	−	−	+	+
双氯西林	+	−	+/−	+/−	−
头孢氨苄	+	−	−	+	+
头孢泊肟	+/−	−	−	+	+
莫西沙星	+/−	−	−	+	+
环丙沙星	−	−	−	+	−
阿奇霉素	−	−	−	+/−	+/−
利奈唑胺	+	+	+	+	+
复方新诺明	+	+	−	−	−
克林霉素	+/−	+/−	+/−	+	+
多西环素	+/−	+/−	+/−	+/−	+/−
甲硝唑	−	−	−	−	-
利福平 a	+	+	+	+	+/−

a 利福平只能用于联合治疗。

MSSA：甲氧西林敏感的金黄色葡萄球菌；MRSA：甲氧西林耐药的金黄色葡萄球菌；CoNS：凝固酶阴性链球菌[10]

13.3.3.2 病毒感染

在口周注射填充剂后，可再次激活单纯疱疹病毒。有研究发现，社会经济地位高的患者有 50% 感染此病毒，并会因治疗过程中的按摩、按压及局部肿胀而重新被激活[5,12]。这种特征性病变通常出现在鼻黏膜、硬腭黏膜和口周区[2]。对于有既往病史的患者，使用阿昔洛韦预处理是避免该并发症最安全的方法。

13.4 中度和重度并发症

13.4.1 皮肤颜色改变：色素沉着、色素异常和增生性瘢痕

虽然有人认为皮肤颜色改变是轻微并发症，但由于皮肤颜色改变会对患者心理产生影响，因此作者将色素沉着、色素异常和增生性瘢痕定义为中度并发症。所有患者都会出现皮肤色素沉着现象，是局部感染或炎症的结果，与患者皮肤类型及肤色无关。正如前文所述，色素异常（或丁达尔效应）是由填充物太浅造成的，可能需要做一个小切口取出填充物来解决此问题。增生性瘢痕是注射的结果或其并发症，是一种罕见但严重的并发症。其病因往往难以确定，有时无法避免。

13.4.2 异物肉芽肿

炎性肉芽肿是宿主对异物产生的可见的免疫反应。肉芽肿是Ⅳ型超敏反应的产物，是一种局限性的结节性炎症反应，发生率为

0.1% ~ 1%[13]。它们可能会在注射几个月至几年后出现，表现为柔软的暗紫色或红色结节[5]。目前最有效的治疗方法是在病灶内注射类固醇激素。

13.4.3 栓塞及动脉闭塞

13.4.3.1 组织坏死

动脉闭塞导致的组织坏死，通常是由填充物直接注射到动脉内或由动脉邻近部位被填充物压迫所造成的即刻反应。据估计，这是在注射填充物后，特别是在颌面部可能发生的一种罕见（发生率仅为 0.001%）但非常严重的并发症。将填充物注入动脉会产生

栓塞，有可能发生顺行性或逆行性组织坏死。那些依赖单一动脉分支供血、没有或很少有侧支循环的区域是易感区域。患有导致血液循环不良疾病的患者出现此并发症的风险较高。

颌面部发生组织坏死风险较高的区域是鼻、鼻唇沟和眉间区[11]。在大血管和孔（如角动脉、滑车上动脉、眶上切迹和眶上孔，以及眶下孔）附近进行注射时应非常谨慎（图 13.5）[11,14]。

临床预警症状包括注射后即刻或数小时内出现剧烈疼痛、皮肤变白及发绀。治疗方案的选择取决于组织坏死情况。应立即停止注射填充物，如果可能应进行回抽；尝试无

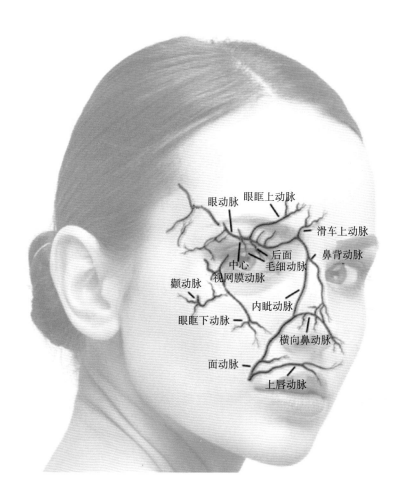

图 13.5　面部动脉血供[14]

创处理，如按摩和热敷；外用硝酸甘油膏和透明质酸酶（如果适用的话）也可以改善预后[14]。

13.4.3.2 视网膜动脉阻塞

视网膜动脉阻塞可能是最严重的并发症，因为它有可能导致失明。视网膜动脉阻塞通常是由填充物经眶上动脉或滑车上动脉注入形成逆行栓塞所致。避免这种并发症的最好方法是全面了解面部解剖，并在骨膜前水平注射，注射前必须先回抽。如果外科医生担心误入血管，可局部加压以封闭注射部位的近端血管。视网膜动脉阻塞的症状包括急性视力丧失、严重疼痛、头痛、上睑下垂及眼肌麻痹[14]。出现此并发症需要立即请眼科专家会诊。治疗方法包括：通过降低眼压、扩张血管和眼部按摩的方法将填充物输送到更远端的动脉分支，以期减少视力损害。

结语

随着患者对于皮肤填充物接受度的提高，手术量和并发症也会增加。虽然这些并发症的发生率各不相同，但重要的是要让求美者了解到治疗的风险和益处，以及这些风险的严重性和严重程度。预防是避免这些不良后果的关键。当发生并发症时，外科医生必须经过训练才能识别并能妥善处理这些并发症。

（阎昱丞 译，丁文蕴 审校）

参考文献

1. American Society of Plastic Surgeons: 2015 Plastic surgery statistics report. http://www.surgery.org/sites/default/files/2015-quick-facts.pdf. Accessed 22 Aug 2016.
2. Funt D, Pavicic T. Dermal fillers in aesthetics: an overview of adverse events and treatment approaches. Clin Cosmet Investig Dermatol. 2013;6:295–316.
3. Kulichova DMD, Borovaya A, Ruzicka T, Thomas P, Gauglitz G. Understanding the safety and tolerability of facial filling therapeutics. Expert Opin Drug Saf. 2014;13(9):1215–26. https://doi.org/10.1517/14740338.2014.939168.
4. Niamtu J Ⅲ .Complications in fillers and Botox. Oral Maxillofacial Surg Clin N Am. 2009;21:13–21.
5. Winslow CP. The management of dermal filler complications. Facial Plast Surg. 2009;25:124–8.
6. Park TH, Seo SW, Kim JK, et al. Clinical experience with hyaluronic acid-filler complications. J Plast Reconstr Aesthetic Surg. 2011;64:892–6.
7. Ferneini EM, et al. Complications associated with facial soft-tissue fillers. Am J Cosmet Surg. 2014;31(4):238–42.
8. Ferneini EM, et al. Hypersensitivity reaction to facial augmentation with a hyaluronic acid filler. Am J Cosmet Surg. 2013;30(4):231–4.
9. Nettar K, Maas C. Facial filler and neurotoxin complications. Facial Plast Surg. 2012;28:288–93.
10. Ferneini EM, et al. An overview of infections associated with soft tissue facial fillers: identification, prevention, and treatment. J Oral Maxillofac Surg. 2017;75(1):160–6.
11. Ozturk CN, Li Y, Tung R, et al. Complications following injection of soft-tissue fillers. Aesthet Surg J. 2013;33:862.
12. Arduino PG, Porter SR. Oral and perioral herpes simplex virus type 1 (HSV-1) infection: review of its management. Oral Dis. 2006;12:254–70.
13. Lemperle G, Duffy DM. Treatment options for dermal filler complications. Aesthetic Surg J. 2006;26:356–64.
14. Ferneini EM, Ferneini AM. An overview of vascular adverse events associated with facial soft tissue and fillers: recognition, prevention, and treatment. J Oral Maxillofac Surg. 2016;74:1630–6.

14 正颌外科手术并发症

Frank Paletta, Douglas Johnson, Carlo Guevara, Tian Ran Zhu

摘要

正颌外科手术是一种复杂的手术，需要对面部解剖结构有深入的了解，并且熟知相关软硬组织之间的关系。彻底了解患者术前颌面部的形态和功能，并掌握各种相关的手术技术，能避免许多潜在的并发症。此外，与患者及其家属就并发症问题开展充分、细致的讨论可防止患者将来失望或抱有不切实际的期望。本章会对上颌及下颌截骨手术相关的并发症进行综述，并探讨识别和矫治这些并发症的方法。

14.1 引言

在颌面手术中，正颌外科手术具有光辉的历史，疗效满意度很高。跟其他手术一样，正颌手术也会出现并发症，本章会讨论最常见的并发症。医生在术中必须提高警惕，随时准备处理意外情况。许多因素都会引起手术并发症，包括手术部位、手术入路、手术持续时间、伤口污染程度、患者的心理状态、术后护理，以及术者发现和处理并发症的技能[1]。医生通常会与患者就术中和术后常见的不良事件进行探讨。之后患者和家属会将这些"并发症"视为潜在的后遗症，并提前了解。然而，如果术前双方没有对这些内容进行沟通，患者潜意识里会将任

何预期之外的偏差归咎于医生。本章内容包括上颌手术和下颌手术的常见并发症，并会讨论一些少见的并发症。

14.2 术前阶段

跟普通牙医和正畸医生的团队协作是防止沟通不畅和手术差错的关键。一旦开始最初的正畸和手术分析，就需要自始至终与正畸医生保持协作，并针对即将开展的手术达成一致。患者、监护人、配偶及近亲属等均应参与进来，并了解序列治疗的时间和需要完成的手术，以防止患者不满意。医生倾听并理解患者的诉求，针对其主诉进行治疗非常重要。如果医生和患者不能就治疗重点达

成一致或者有分歧，那么就不应该进行手术，直到双方均对治疗计划满意。一旦外科医生、正畸医生、普通牙医及患者就总体治疗计划达成一致，患者就应该明白他们将要开始一项长期的治疗，如果他们不自始至终按照计划进行治疗则会对效果产生严重影响。外科医生应该要求正畸医生从以下这些方面为手术做好牙齿准备。正畸医生需要确保患者牙齿整齐排列，处理好各种根尖分歧或阶梯咬合，为计划中的节段性截骨术做好准备。所有的牙齿代偿均应该得到解决。外科医生必须分析患者是否有绝对或相对的横向宽度不调，并决定治疗策略。根据横向不调的程度，外科医生可决定是否先进行手术辅助的上颌扩张，再做 Le Fort 截骨，或者一次手术中同时进行截骨和横向扩张。应当注意的是避免进行激进的正畸治疗来扩张牙弓，这会导致倾斜过度、牙周缺陷及颊侧骨缺损。如果没有做好牙齿在牙槽骨中的准备，则会发生软组织萎缩或变薄、牙根缩短、复发等情况。一旦患者准备好进行手术，精确的记录和建立模型对手术成功至关重要。医生要选择是通过传统头影测量和模型外科还是采用计算机辅助的虚拟手术设计。虚拟手术设计可以进行三维分析，正快速发展为正颌外科的常规工具。无论如何，术前设计阶段的错误都会带到手术中。外科医生应该确保手术导板的设计制作合理、匹配，并将其放在最终的模型中进行评估。讨论和放置适合术中力量和术后稳定性的正畸托槽和弓丝类型，并进行确认。弓丝最终应该处于被动位，这样医生最终做出的模型才不会发生变化。总而言之，术前设计对手术能否成功和最终效果如何至关重要。

14.3 下颌手术

14.3.1 双侧下颌升支矢状劈开截骨术

14.3.1.1 术中并发症

双侧下颌升支矢状劈开截骨术（bilateral sagittal split ramus osteotomy, BSSRO）的潜在并发症包括劈开截骨不良、下牙槽神经损伤、颞下颌关节（temporo mandibular joint, TMJ）功能障碍、出血、感染、位置不良及髁突吸收。

14.3.1.2 劈开截骨不良

当讨论未按既定计划进行的截骨时，常使用诸如"不规则截骨和（或）劈开不良"等术语[2]。文献中引用的发生率在0.2%~14.6%[3,4]。当出现劈开不良时，近段颊板（52.7%）和远段后面舌侧骨折（49.9%）最常见，髁突和喙突骨折也可能发生[2,3,5]。第二磨牙远端的颊板骨折常继发于该处骨板变薄及截骨不充分（尤其在下缘处）。小的骨折段可以去除；大的骨折应当显露并行内固定，操作时尽量不将骨膜完全掀起。在文献报道中，做正颌手术时拔除嵌入的第三磨牙和意外骨折之间的关系尚存在一定争议[5,6]。目前普遍认为正颌手术时可以拔除完全阻生齿，并且不会明显增加劈开不良的风险。如果不想在 BSSO 时拔掉阻生的智齿，那就要在手术前 6~9 个月进行拔除。髁突骨折时，应将髁突置于关节窝，使其处于自然被动位。包含髁突颈或高位升支骨折的意外骨折最好采用闭合复位。沿升支的低位骨折通常用内固定板和螺钉治疗。舌段骨折较难固定。这种骨折最常见于第三磨牙区，当第三磨牙存在时，该处骨皮质较薄[3]。

近端和远端的截骨段可通过单层皮质螺钉和内固定板沿颊面固定，舌侧骨折需用双层皮质螺钉固定。

14.3.2 神经损伤

尽管下颌升支矢状截骨前移是减少下牙槽神经损伤的首选术式，但仍要重点关注该神经损伤的风险。Turvey 等报道，BSSRO 发生下牙槽神经横断的概率为 3.5%，但当联合颏成形术时，有近 70% 的患者在 1 年内存在某种程度的感觉神经障碍[7]。这种障碍被视为下牙槽神经支配区域的皮肤感觉异常或感觉减退，最常见于下唇。Iannetti 等做了一项基于 3236 例正颌手术（含 BSSRO）的回顾性研究，他们认为感觉神经的并发症源于手术失误，最常发生于矢状截骨过程中（97.6%）[8]。此外，Seo 等证实，下牙槽神经损伤是因为截骨时过度牵拉和骨刀操作时的机械剪切力[9]。尽管如此，这种感觉神经失调多是暂时性的，通常在术后 6~12 个月会完全恢复。

14.3.3 颞下颌关节功能紊乱

如文献所述，BSSRO 后下颌骨髁突放置不当可导致截骨近段的旋转及 TMJ 相关症状，包括疼痛、说话受限、髁突吸收及骨性复发。Valladares-Neto 等对一些有争议的文献进行评价后证实，尽管下颌骨进行了前移和固定，但邻近的软组织包括肌肉和支持韧带都被牵拉，并且趋于将远段截骨块复位至初始位置[10]。此外，为矫正下颌后缩或前突将下颌前后移动，以及下颌骨内固定带来的关节负荷增加，都会导致 TMJ 位置不良、关节盘不稳定、移位及髁突吸收[8,11]。作者建议在咬合力和骨块推进 >7mm 的患者

中使用更多的刚性大的内固定装置（定位螺钉），而对仅需要少量推进的患者采用刚性较小的内固定（小内固定板），从而将颞下颌关节功能紊乱最小化。在内固定前，应将近段截骨块置于可使下颌骨髁突移动至被动解剖位的位置。

14.3.3.1 出血

下颌手术发生致命性出血的风险较上颌手术低，很少发生[12]。随着手术技术的改进，低血压麻醉、器械使用，以及医院失血流程的完善，输血的需求很少。潜在的出血源包括上颌、面部、下牙槽的动脉和下颌后静脉。在骨膜下恰当地使用器械，控制器械突破的深度，能使出血最小化。通过应用低血压麻醉、机械压迫、局部止血药等方法，出血多数是可控的。在极少数情况下，采用颈外动脉结扎或血管造影栓塞进行止血。血管造影适用于活动性出血，并且能诊断血管异常，比如血管畸形。

14.3.3.2 截骨后骨块放置不良

截骨后骨块放置不良可导致开颌或下颌侧移。远端截骨块朝一侧移动不足或髁突未能在内固定时放于合适位置均可致中线侧移。开颌源于近段截骨块逆时针旋转后固定不足。

14.4 经口下颌升支垂直截骨术

14.4.1 手术指征

经口下颌升支垂直截骨术（intraoral vertical ramus osteotomy, IVRO）很流行，用于矫正下颌不对称、下颌前突及有症状的

TMJ 功能紊乱。IVRO 的目标是从下颌升支下颌孔后方进行全厚的垂直截骨。截骨形成的近段骨块包括髁突、后方升支，远段骨块则包括前方升支、喙突、下牙槽神经和下颌牙。

IVRO 的好处包括改善下颌多余、下颌关节盘和髁突的稳定性，提高美学效果，以及增强联合对侧矢状劈开截骨改善下颌不对称的效果[13]。此外，相比 SSRO，IVRO 还有一些优势。IVRO 不需要进行内固定，减少了手术时间和术中出血，面部和下牙槽神经损伤的风险也更低[14]。然而，IVRO 相比 SSRO 也存在一些缺点，最常见的并发症是髁突从关节窝中移位或脱位，导致截骨劈开不良。其他主要并发症包括出血、感染、截骨后骨块放置不良等。

14.4.2 截骨劈开不良继发髁突脱位

在下方行升支垂直截骨时偏向后侧会减少肌肉附着，并导致髁突松弛。髁突脱位是 IVRO 的一个主要并发症。Hall 等报道，改良髁切开术后发生髁突前移的概率达 0.2%[15]。

翼内肌从其骨性附着点剥离的程度被认为是导致该并发症的一个因素。垂直截骨后近段截骨块朝前下方移位，继而发生髁突松弛，也被认为与髁突脱位相关。翼内肌在下颌下缘形成的前向力量也参与了髁突脱位。最近 Kawase-Koga 等报道发生髁突脱位最关键的时间是麻醉拔管和清醒时，此时由于呕吐和咳嗽形成前向的力量增加了髁突向前移动的概率[13]。截骨线的形态也会影响髁突脱位的倾向。在 Kawase-Koga 的研究中，比较了 3 种截骨类型（垂直、"C"形和斜形），结果出乎意料，斜形截骨并发症最少，而垂直截骨最多[13]。这些结果表明，仅含少量

翼内肌附着的斜形截骨可使翼内肌肌束剥离更少，继而发生髁突脱位和松弛也更少。此外，翼外肌在截骨近段的活动失去了拮抗，也增加了髁突半脱位的可能[16]。因此，选择正确的截骨位置，保留翼内肌在截骨近段足够的附着，对预防髁突松弛至关重要。

14.4.3 神经损伤

相比 BSSRO，IVRO 中发生下牙槽神经损伤更加少见[17,18]。Westmarker 等报道，下牙槽神经损伤与截骨近段向内侧移位有关，发生率约为 8%[18]。最常见的原因包括下颌骨截骨近段的前向旋转，神经在进入下颌孔处发生挤压。这种机械性损伤导致的感觉障碍常表现为下颌牙和牙龈感觉异常及下唇和颏部麻木，因为这些部位的皮肤感觉由下牙槽神经延续的颏神经传导。因此，在下颌孔后方的下颌升支行全层垂直截骨可将下牙槽神经损伤的风险降到最小。在截骨开始时，术者应该先找到对小舌，它是下颌升支侧面定位下颌孔的重要解剖标志。术前应进行恰当的全景摄片或通过虚拟现实软件测量升支后缘到下牙槽管的距离。术后出现任何感觉神经的变化都需要进行早期临床评估，如果可能，立即复位前旋的骨块来减轻对下牙槽神经的压迫，使出现永久性神经麻痹和感觉丧失的可能性降到最低。

最近，Mckenna 等报道，使用叉形剥离子去除升支前缘的颞部肌腱附着时也可能损伤舌神经，故使用该器械时应该谨慎[19]。同样，在行下半部分垂直截骨时，也可能损伤面神经下颌缘支，在下缘充分掀起下颌骨骨膜可使往复锯和周围软组织之间有足够的间隙，从而将这种风险降到最小[19]。

14.4.4　出血

较大量出血最大的可能是损伤了咬肌动脉和近冠状切迹处的上颌动脉分支[20]。由于这些血管与下颌升支内侧很近，故在垂直截骨时容易损伤。在乙状切迹处恰当地使用Bauer牵开器保护软组织并始终在骨膜下层操作，可预防或尽量减少血管损伤[19]。如果上方的截骨到了末尾，遇到了明显出血，一般较容易完成截骨，移动骨块，并通过填塞加压止血。Hara等的研究证实，某些人群中上颌动脉和乙状切迹关系的变异提高了血管损伤的风险[21]。

14.4.5　截骨后骨块放置不良

术前计划对确保截骨后骨块的正确放置非常必要。否则，近段和远段骨块之间会出现间隙，阻碍两者恰当的接触，并可致非生理性的关节载荷。McKenna等主张将虚拟手术计划软件作为术前计划工具进行初始测量，从而规划下颌骨后移或前推的最大范围[19]。这样做术者可在术前估计近段–远段骨块之间的覆盖程度，以下颌小舌来定位下颌孔，继而计划垂直截骨。在行最后的咬合和颌间固定前，术者必须确认近段和远段骨块处于被动闭合位，以及是否要进行额外的近段骨块修整以调整至合适的位置。近段骨块有任何突出的尖角都可以用Kerrison咬骨钳修剪。下颌骨在水平方向的过度发育，可采用IVRO，并将远段骨块后移。对于较大的下颌后缩，将下方截骨角度前倾会形成更好的覆盖，且避免了因近段骨块狭窄短小而没有足够的翼内肌附着。过度修整近段骨块会导致骨块的后缩和放置不良。修整时要小心谨慎，将近段骨块置于远段骨块侧面，显露骨块间隙，可有效避免上述情况发生。

如此，通过恰当的手术方法，正确放置活动骨块，IVRO可进行下颌后移、前推，以及旋转，是重建下颌骨形态、功能和美学的有效方法。

14.5　颏成形术

颏成形术的并发症很少，但可出现少量软组织挫伤及皮肤过度牵拉等不良后果。更严重的并发症包括大量出血、颏神经和下牙槽神经损伤、咀嚼肌无力及牙齿损伤。

假体植入并发症

颏部植入体，无论是自体髂骨移植物还是人造骨移植物，可替代颏成形术进行隆颏。颏部植入体在技术上不困难，轻中度小颏畸形和颏唇沟过浅的并发症发生率较低。这类手术可在门诊局部麻醉下进行，因此降低了全身麻醉相关的并发症。然而，颏部植入体仅适用于5mm以内的轻度前移。若进行更大幅度的隆颏，那么对下颌联合处的压力会导致骨损害和退变。此外，置入颏部植入体会在颏部皮肤留下切口，可能会形成不好看的瘢痕。由于人工假体属于异物，因此可能引起包膜形成和挛缩、感染，以及免疫排斥。假体可能被置入一个与周围结构没有附着的潜在腔隙；重力作用和颏部肌肉的活动会引发表情畸形和异物感。

14.6　截骨整形颏成形术并发症

14.6.1　神经损伤

颏部水平截骨整形容易损伤下牙槽神经和颏神经。Lindquist等报道颏成形术致下牙槽神经损伤的发生率达10%[22]。Nishioka

等记录，颏成形术后有 12% 的患者在颏神经分布区皮肤出现感觉障碍[23]。Ritter 和 Ousterhout 建议，颏部垂直截骨线应在颏孔下方至少 6mm 处[24,25]。近期，Gianni 等报道，联合颏成形和矢状劈开截骨似乎比单纯颏成形或矢状劈开更容易引起唇部感觉功能损伤。特殊的是，颏神经分布区温度觉比触觉、位置觉和两点辨别觉更不容易受影响[26]。因此，据文献描述，在所有行颏成形术的患者中都会出现一定程度的颏神经感觉障碍，术后会持续几周。尽管如此，一般来说，约 85% 的患者会在术后 1 年恢复正常的唇部和颏部感觉。由于下牙槽管在靠近颏孔处第一双尖牙水平向上方弯曲，故术者应在颏孔下缘下方 2~3mm 处行水平截骨以避免损伤血管和神经束。

14.6.2 出血

颏部截骨整形很少发生出血并发症，发生者多由颏舌骨肌和下颌舌骨肌的撕裂引发。然而，在口腔底部的封闭间隙中发生舌下血肿可将舌后推至咽壁，导致威胁生命的气道梗阻，需要紧急行呼吸干预。Lanigan 等建议，如果出现这种呼吸困难，应建立鼻咽气道或行气管切开来保护气道[20]。一般来说，颏成形术常联合 Le Fort 截骨术和（或）下颌升支矢状劈开截骨术，即使采用改良 Hunsuck 法，它们仍然有相似的损伤下颌后静脉导致出血的风险。该静脉位于下颌骨后缘骨膜上。Lanigan 等所做的 21 例病例报道显示，下颌骨截骨中出现威胁生命的出血主要是术中的问题，其发生率没有上颌截骨高[20]。出血的主要原因是上颌动脉、面动脉和下颌后静脉分支的损伤。这种出血可通过纱布加压填塞控制，很少需要输血治疗。

14.6.3 颏下垂

颏下垂可继发于颏肌横断和对颏肌的重置不当，形成颏部的"脱套"损伤。在这种情况下，软组织失去了唇部的支撑而下垂，临床表现为颏唇沟变平，下颌切牙过度暴露，以及下唇闭合不全。据 Zide 和 McCarthy 描述，颏肌对维持颏部恰当位置和下唇中央活动非常关键；失去了颏肌的支持可导致流涎、颏部凹陷、牙列不稳及下唇功能障碍[27]。作者建议在出现颏肌过伸损伤和（或）移位时，应进行功能康复锻炼以帮助患者重建正常的解剖结构，使下唇更有效地闭合，提升下垂的颏部[27]。预防颏部下垂最好的措施是在关闭切口时重新对合离断的颏肌。如果已形成下垂，需要以 Prolene 缝线重新将颏肌的下斜肌束固定至颏部或舌部黏膜或下颌骨前方。

14.6.4 下颌骨骨折

如 Goracy 和 van Butsele 所述，下颌骨骨折在颏成形术中很少见，其出现是由于截骨时尚未完全截断两层皮质就试图进行骨块移动所致[28,29]。出现下颌骨骨折时，骨折线可能会延伸至下颌骨体部和升支，这样就需要行切开复位及进行内固定处理。

14.7 下颌手术后并发症

14.7.1 过度肿胀

正颌手术后出现肿胀很常见，也是预料之中的。约 50% 的最初肿胀都可在术后第 3 周消退。研究发现，BMI 指数越高的患者最初肿胀越严重，但消肿的速度也更快。行双颌手术的患者术后肿胀都较行单颌手术的患者更明显[5]。术后控制肿胀的一般原则包括抬高床头，用敷料加压包扎，术后使用类固醇激素，以及恰当的术后液体平衡管理。

14.7.2 出血 / 血肿形成 / 血栓

正颌手术后出现不同程度的出血很常见。术者应判断术后何种程度的出血在可接受的范围内。术前谈话和检查时，必须识别患者是否有可能导致凝血功能异常的情况。对新手来说，术后患者发生出血并发症的原因可能是没有掌握恰当的手术技术及缺乏对局部解剖知识的了解。

下颌手术后明显出血可能来自下牙槽动脉、颊动脉、咬肌动脉及面动脉，也可能来自下颌后静脉[1,3,12]。在极少数时候，由于对下颌升支的不当解剖，也可能导致上颌动脉出血[12]。在术中也许会碰到上述血管，可能需要进行止血。BSSRO 术中或术后大出血的发生率在 0.38%~1.2% 之间[4,7]。

对术中出血的处理不当会导致术后并发症。在骨膜下解剖对控制肌肉和各种重要血管的出血非常重要。BSSRO 后行下颌截骨段固定时，常有面动脉被经颊的套管器械损伤的报道。有些医生主张使用 Jackson-Pratt 吸引器或术后立即行加压包扎来减少血肿形成。如果血肿形成明显，那么推荐采用温和、持续的加压包扎，并密切关注患者的气道情况。若采用这些措施后血肿仍然继续扩大，那么必须将患者送回手术室进行探查，清除血肿并止血[3]。

文献中对并发症的报道少见，包括直接损伤血管。双侧矢状劈开截骨术后的钝性损伤及患者体位因素导致的颈内动脉血栓在文献中有详细的描述[1,30,31]。此外，Pappa 等[32]还报道过一例双侧矢状劈开截骨术后

1 周出现严重出血并继发面动脉假性动脉瘤的病例。

14.7.3 急性感染

正颌手术后感染相对少见。然而，细菌可经前庭黏膜的切口、截骨线及螺钉的放置定植于术区。唾液、食物残渣及血凝块可能在手术伤口处积聚，从而为感染的发生提供了适宜的条件。感染的病理生理学过程包括感染原转移至皮下组织，继而到达淋巴和血管系统，最终由网状内皮系统清除。不同文献报道的感染率有所不同[33,6]。在文献报道中，感染的发生率和术中及术后抗生素使用之间的关系仍存在争议。患者年龄、手术时间、正颌手术术式及是否使用抗生素等许多因素均可能对感染的发生有一定影响[6]。Tucker 和 Ochs[33] 报道，下颌手术的感染率为 2.4%，而上颌手术则为 0.5%[12,34]。然而，Chow 等[6] 则报道总的感染发生率为 7.4%，其中 51% 为上颌手术，49% 为下颌手术。感染患者中仅有 21.6% 在术后第一周即发生感染。许多研究表明，感染性血肿或继发于出血的渗出物积聚是双侧矢状劈开截骨术后感染的常见原因。其他感染因素还有术区存在碎屑等[35]。

与单颌手术相比，双颌手术后感染的风险明显升高。尽管有争议，一些研究已证明，相比仅在术中使用抗生素，术后预防性使用抗生素（持续时间不等）能显著降低感染发生率[6]。Bentley 等的研究支持该结果[36]，而 Ruggles 和 Hann 的研究则有不同的结论[37]。Chow 等[6] 发现，分段 Le Fort 截骨的感染发生率较不分段的 Le Fort 截骨高。他们同时发现，患者上颌手术后鼻窦炎发生率为 0.86%，与 Nustad 等报道的一致[38]。

文献报道,尽管术后足量应用抗生素、术后合理换药,但仍有感染病例出现,这与口腔卫生状况不佳和(或)吸烟相关,这两个因素均使创面床易遭受污染,并妨碍伤口血管化,从而导致伤口愈合不良[30]。Iannetti 等报道,经颊入路行 BSSRO 时,致病菌包括草绿色链球菌(变形链球菌、血链球菌)和厌氧菌,口服 7~10 天抗生素对这些细菌治疗效果良好[8]。在第一周治疗结束时,绝大部分感染灶被清除,仅有 0.2% 的病例需要进行经皮或经口引流术[8]。

14.7.4 慢性炎症

许多学者认为术后晚期感染是指出现于术后 6 周以上的感染。根据文献描述,正颌术后感染最早可发生于术 3 日后,最晚达术后 9 年。感染发生概率随时间推移下降,在术后 4 年及以上时为 1%~2%[6]。在术后 1~8 年中,大部分慢性感染并发症可通过口服抗生素治疗和(或)取出内固定板和螺钉消除[6,8]。Steel 和 Cope 在一篇综述里总结了少见的系统性感染[31]。这些病例包括双颌手术后脑脓肿、面颈部放线菌感染及在上颌前移处行髂骨移植所致的髂部脓肿[29-41]。

14.7.5 感觉神经障碍

感觉神经障碍可能是正颌术后立即便会出现的并发症。双侧矢状劈开截骨术后神经损伤可包括感觉神经损伤和运动神经损伤[3]。手术中,在矢状截骨路径上可能碰到下牙槽神经。虽然显露该神经很容易,但横断它却较少见[7]。虽然从翼下颌间隙到前方垂直截骨的任意位置均可能损伤该神经,但其最脆弱的地方是矢状劈开的最前方[3]。

Chau 等[42]报道了 1 例下颌截骨术后直接损伤所致的下牙槽神经创伤性神经瘤。文献中可找到大量术后即出现下牙槽神经感觉迟钝的病例图片。Phillips 等[43]报道,术后即刻有 80%~100% 的患者存在下牙槽神经感觉障碍,而 Kim 和 Park[12]则报道了 BSSO 术后 73.3% 的患者有下牙槽神经感觉迟钝。Colella 等[44]在一篇系统回顾中报道了术后 7 天下牙槽神经功能客观损害的比例为 63.3%,而术后 14 天为 49.2%。在急性期,通常无须做处理。许多作者仅主张在 BSSRO 术后出现感觉迟钝才进行手术干预。Vaughan 和 Cronin[45]报道了 1 例患者在 BSSRO 术后出现下牙槽神经支配区域的痛觉过敏。CT 有助于识别下颌骨内固定区域可能的神经受压。治疗包括神经减压联合或不联合神经移植,手术成功率不等[3]。

慢性下牙槽神经感觉减退对任何术后患者来说都很痛苦。Colella 等[44]发现,术后 1 个月有 42.5% 的患者存在神经损害,术后 6 个月为 33%,而术后 1 年为 12.8%。长期感觉减退的比例在 12%~85% 之间[2,36]。许多因素都可使术后感觉障碍时间延长,包括患者年龄大于 40 岁、手术时间长,以及下颌手术同时行颏成形术等[12]。文献对继发于截骨创伤的下颌舌骨神经支配区域感觉减退有详细描述。感觉减退于术后 6 个月内逐渐恢复[46]。升支垂直截骨对感觉神经的影响较双侧矢状劈开截骨要小很多[47]。尽管如此,仍然可能出现神经的明显损伤,甚至横断[3]。该术式导致长期下牙槽神经损害的比例为 2.3%~14%[2]。

除了下牙槽神经相关并发症之外,下颌正颌术后的其他神经并发症报道较少。根据 Steel 和 Cope[31]的报道,矢状劈开截骨术后患者主观的舌神经功能障碍发生率为 9.3%~19.4%，但总体的客观发生率被认为要低得多。舌神经损伤的机制之一是对两个下颌截骨段进行固定时长螺钉放置不当。Guerissi 和 Stoyanoff[48] 报道了 1 例正颌术后出现 Frey 综合征的病例。下颌升支后缘过度解剖被认为是神经异常再生、神经错位吻合和功能障碍的原因。

文献对双侧矢状劈开截骨术后第Ⅶ对脑神经的损伤亦有详细描述。绝大多数 BSSRO 术后的面神经损伤包括下颌后推，与前移相反。虽然有大量文献支持该发现，但仍有文献报道下颌前移术后出现面神经损伤[12,31]。De Vries 等[49] 报道，在其患者样本中有 0.26% 出现了面神经麻痹。Sakashita 等[50] 报道，正颌术后面神经麻痹的发生率为 0.17%~0.75%。面神经损伤的机制有多种潜在因素。这些因素可能包括来自下颌升支后缘的压迫、下颌骨不良骨折、下颌骨后方过度加压包扎、在下颌周围注射局部麻醉药、血肿形成、在下颌升支后方或下方错误放置手术器械所致的直接损伤、下颌近段截骨块压迫乳突和经皮放置手术器械所致的直接损伤[51,52]。

虽然面神经麻痹在下颌正颌术后很罕见，但告知患者其危险性和预后十分重要。研究发现，有颅面裂和畸形的患者发生面神经损伤的风险更高[51]。根据作者的经验，有解剖变异，特别是患有半面短小的患者，术后发生面神经麻痹的可能性更高。许多作者认为早期使用类固醇激素、维生素或电刺激可能有积极作用[53]。据观察，大多数患者的面神经麻痹可在损伤后数周到 1 年内完全恢复[51,54]。

14.7.6 咬合异常 / 骨不连

正颌术后早期的咬合异常并不少见，且术后早期可能比较明显。早期复发或咬合异常可能是由于对颌骨的游离不足、骨性干扰和内固定不稳定的影响，以及在固定下颌骨时髁突被动置于关节窝不当。术后即刻发现的小的咬合不良可用 2 类或 3 类正畸橡皮圈或矫治器进行处理。大而明显的咬合不良可能需要回到手术室治疗[2]。术后即刻出现的前向开颌可能因为从关节窝移动髁突行内固定时，对后方的干扰去除不足。迟发性的前向开颌则可能是多种原因所致，包括横向扩展塌陷、正畸复发、髁突吸收及升支生长加剧[55]。

下颌骨不连和内固定失败都是外科医生可能遇到的导致术后咬合异常的常见原因。下颌骨内固定失败尤为棘手，会导致骨不连并可能引起近段骨块旋转和吸收。内固定失败或骨不连的临床表现包括下颌骨截骨块活动、持续性感染、开颌畸形伴患侧早接触、患侧第 3 类错颌及面中线向对侧移位[55]。Robl 等[55] 推荐采用固定上下颌、限制其功能和活动的保守治疗，也可以选择更积极的再次手术并加强固定。

14.7.7 颞下颌关节功能紊乱

正颌手术可使咬合平衡和稳定，从而可能使 TMJ 功能紊乱的患者获益。然而，手术结果是很难预料的，一定要和患者进行准确沟通[55]。White 和 Dolwick 发现，术前存在颞下颌关节功能紊乱的患者中，有 89.1% 在正颌术后得到了改善。约有 2.7% 的患者 TMJ 功能未改善，有 8.1% 的患者术后 TMJ 症状变得更重。相比骨性 3 类错颌，骨性 2 类错颌的患者中 TMJ 功能紊乱更为常见，但这两类患者的症状在正颌术后均会有改善[56]。导致术后 TMJ 功能紊乱的可能因素包括下颌固定时髁突扭转、下颌平面角过高，以及影像学证实的髁突变化病史。Turvey 等[7] 在回顾性分析中说，术后存在 TMJ 功能紊乱的患者中症状持续时间超过 6 个月的不到 1%。但最终极少数患者确实需要行保守治疗和使用关节镜治疗。

14.7.8 髁突吸收 / 无菌性坏死

髁突吸收是很可怕的正颌手术晚期并发症。虽然其发生的准确原因尚未探明，但有多种危险因素与之相关，包括术前有下颌后缩的青年女性（往往存在下颌平面角增大），以及在接受使下颌骨髁突后移的下颌手术前有 TMJ 功能紊乱[57,58]。此外，与垂直斜行截骨相比，BSSRO 可更好地保障髁突血供，从而将缺血性坏死的可能性降到最低。该并发症出现的时间窗为术后 7~27 个月。髁突吸收是一个进行性、逐渐发生的现象，多会导致面部后方高度下降而出现前向开颌增加[59]。Posnick 在综述中描述，该过程起初是持续进展的，而后下颌骨高度便不再下降，进入稳定期[60]。目前，对已经发生的髁突吸收尚无有效和规范的治疗方法。通常建议，髁突吸收停止后等待 6 个月到 1 年再开始矫正畸形的治疗[59,60]。Tc99 MDP 定量髁突骨显像可能是评估髁突吸收是否存在的有效手段，但该方法不够精确[60,61]。CT 扫描可能对显示髁突吸收的程度有帮助。

根据 Schnell-Has 的研究[62]，该并发症发生的可能机制有两种，一是因受力改变导致髁突 – 关节窝复合体发生重塑，二是颞下颌关节血供下降引起缺血性坏死。有其他理论认为是颞下颌关节与性激素的相互作用导致了滑膜炎和髁突吸收[60]。关于正颌术后髁突吸收发生率的数据不多，有一项研究报道其术后 2 年发生率为 4%[31,63]。该并发症确切的治疗方法尚有争议。可能的治疗方式包括诸如咬合夹板和正畸治疗的非手术疗法及各种涉及 TMJ 的手术治疗。有些医生强烈建议进行积极手术干预，比如行全关节置换和正颌手术[64]。

下颌骨无菌性坏死在正颌术后极其罕见。Lanigan 和 West[65] 报道了 2 个病例，分别在 BSSRO 和 BSSRO 联合颏成形术后发生了该并发症。有分析认为，BSSRO 患者下颌骨块发生坏死的原因是过度解剖和剥离翼咬肌悬带。应用抗生素和高压氧被认为可限制最终的死骨形成。第二个病例是在颏成形截骨前移 14mm 之后发生无菌性坏死的。这可能是对截骨块的舌侧面肌肉组织过度解剖所致。作者推断，在截骨时通过对黏骨膜和附着的肌肉进行恰当的解剖，应当可以避免该并发症的发生[65]。

14.7.9 外形不佳

对正颌医生来说，熟知骨骼的变化对其表面软组织的影响是最基本的要求。通过外科手术调整下颌骨和颏部的位置会对面下部 1/3 的轮廓产生巨大的影响。下颌后推手术可对颈部轮廓产生不利影响，可能会因美学需要再次手术。对颏部肌肉重悬不当可引起术后发生颏部下垂[2]。此外，术前计划不周可导致下颌骨或颏部最终位置不理想，出现突出过度或不足。手术整形的程度和难度取决于术后变形的程度。

14.8　上颌手术

14.8.1　上颌手术术中并发症

14.8.1.1　气道

外科医生通常需要麻醉团队经鼻插管。术前对鼻部解剖进行评估有利于麻醉时确定经哪侧鼻孔插管更容易。在术中通过胶带固定插管并监控插管位置有助于避免意外拔管。插管风险最常见于在鼻中隔 – 犁骨分离和在插管侧鼻外侧壁截骨[44,49,66]。为了尽量减少插管破损，应使用带保护的骨凿及放置可伸展性导引探条保护气管插管。如果要进行上颌上抬手术，可能需要去除部分鼻甲。

14.8.1.2　切口设计和关闭

设计切口时，保留足够的组织袖以保障血供，并在黏膜牙龈线上至少预留 5mm 组织回缩量[66,67]；采用精细且不激进的剥离是维持组织活力和促进组织愈合的关键。如果患者此前有上颌手术史，设计切口时应注意保留足够组织。

14.8.1.3　截骨 / 劈开不良

上颌骨很少发生影响治疗进程的不良骨折。应该只用手指施压完成降下折断，避免暴力。如果降下折断有困难，应该用骨刀标记存在阻力的地方，最常见于上颌骨后壁或沿鼻腔后外侧壁位置[66,68]。骨折形式的改变最常发生于翼板。对术后 CT 的研究发现骨折形式有多种；在第二磨牙处，曾观察到水平的翼板骨折和经颅底上方的垂直骨折[66,69]。水平截骨在上颌骨位置过低可致齿列活力下降或直接损伤齿列。推荐在根尖上方至少5mm 处行截骨术。

14.8.1.4　出血

和其他外科手术一样，上颌手术也存在一定程度的出血。正颌手术很少出现严重的出血，而一旦出现，往往是在上颌手术中[33,68-71]。有研究说严重上颌出血的发生率约为 1%[70]。上颌动脉及其终末支、蝶腭和腭降动脉、翼静脉丛，以及后上方牙槽是最常见的出血来源。始终在骨膜下进行精确而细致的手术操作，并且熟悉潜在的出血来源有助于减少意外出血。行鼻外侧截骨时，骨刀在盲视下插入不应超过 20mm。行上颌鼻中隔离断时，钝压板可以帮助减少黏膜撕裂。行翼上颌离断时，若要使用骨凿，应选用 15mm 或更窄的尺寸，朝着前下方，并且将手指置于上腭以便直接进行感知。翼板截骨还可利用摆锯，如果骨质硬，离断困难时，还可以经上颌粗隆截骨[69]。出血可源于血管的直接损伤或碎骨片的间接损伤。减少出血的辅助措施有低血压麻醉（MAP 60 mmHg），还可采用反 Trendelenburg 体位抬高头部。当出现急性出血时，术者应完成降下折断，尝试在直视下找到出血源。治疗措施有直接压迫止血、止血夹止血、电凝止血，以及注射含缩血管药物的局麻药。当直视下已无出血时，放置局部止血材料是有帮助的，包括 Avitene、Gelfoam 和 Surgicel 等。如果上述尝试均失败，患者可能需要进行动脉造影栓塞或直接行颈外动脉结扎。若需要栓塞，放射科医生可使用多种产品来控制出血，包括 Gelfoam、聚醋酸乙烯酯、Surgicel、Avitene、onyx 及 Embosphere[2,3,8]。

14.8.1.5 上颌移动不当

良好的术前计划可帮助减少术中上颌移动不当。术中可通过精确的模型外科或 VSP 来确认所需的移动幅度。稳定而准确的测量参考点十分重要。根据术者习惯，参考点可以在体表，也可以在体内或二者相结合。确保在被动位无干扰地进行截骨对手术成功至关重要。如果发生压低过度，可能需要再次手术以获得更好的效果。

14.8.1.6 口 – 鼻黏膜穿孔

该并发症很少见，尤其在非节段性上颌手术中。术中一旦发现黏膜穿孔，其治疗方式取决于穿孔的大小。如果出现小的撕裂，局部伤口护理即可使其自然愈合。如果穿孔较大，达 6~8mm，则需要行腭部全层缝合或分层缝合。其他措施包括使用膜 /PRP/ 生物胶，以及上颌窦术后预防措施。如果腭部发生了穿孔和口鼻瘘形成，那么可在初次手术恢复后（6~8 周后）使用封闭器，直到可采用局部瓣（前后岛状瓣、舌瓣）进行最终的修复。

14.8.1.7 鼻泪管损伤

上颌手术可对鼻泪管造成损伤，尤其是沿鼻腔侧方截骨位置较高时。如果发生溢泪或血泪（泪点处出血），症状通常可在肿胀消退后缓解。若流泪症状持续，可能需要行泪囊鼻腔造瘘术。

14.8.1.8 节段性上颌骨手术

当进行多节段手术时，尽量保留腭降动脉从而保障血供可能有帮助。控制器械的使用，小心冲洗，并缓慢地拉伸，尤其是在多节段手术中，这样的操作有助于减少手术风

险。避免患者低血压时间过长，注意保暖，有助于促进血液流动。

14.8.1.9 齿间截骨不良

正颌外科医生应该和正畸医生进行讨论，后者应保证在牙根之间留出至少 5mm 的间隙。有根尖分歧更好，这有助于防止截骨对牙根的意外直接损伤及出现牙周缺损。可使用安全锯来帮助防止牙根和腭部软组织损伤。如果出现了牙齿损伤，应该和患者进行沟通，本次手术恢复以后应该对牙齿进行牙髓评估。较小的软组织损伤可通过局部处理（局部冲洗）进行治疗，并对患者进行口腔卫生教育。最终可能需要进行软、硬组织的再生治疗。如果牙齿损伤严重，可能需要拔除并讨论替代修复方法。

14.8.1.10 手术辅助的快速腭弓扩张

当进行手术辅助的快速腭弓扩张（surgically assisted rapid palatal expansim，SARPE）时，在一处或多处阻力点截骨不完全（腭中缝、颧上颌支、翼状关节及梨状孔）常继发扩张不对称和疼痛[72]。术中应确认正畸扩张器可以自由、对称地扩张。

14.9 术后阶段

14.9.1 上颌手术术后并发症

14.9.1.1 牙周缺损 / 牙齿失活

恰当的术前准备和模型外科对防止牙列和牙周组织损伤至关重要。通过细致的手术和恰当的黏膜瓣设计，这种并发症是可以预防的。术前正畸时应在牙根之间保留足够的间隙，以便进行上颌截骨手术[2,3,55]。在牙齿

周围截骨时，术者必须识别根尖。截骨位置一定要距离根尖 5mm 以上，如前所述，牙根之间一定要有足够的骨质。钻孔时使用细的器械并恰当水化可防止出现骨损伤。血供不足会使小的软组织病变发展为小的甚至较明显的牙周问题，在少数情况下会引起牙齿脱落及牙周骨缺损。虽然牙齿血供完全缺失的情况很罕见，但可能出现牙髓刺激导致的长期缺血。有上颌正颌术后牙齿挫伤、牙齿颜色改变的报道，但最终都自然恢复了。患者的主治牙医或正畸医生有必要对相关牙齿进行长期评估。若牙齿没有自然恢复，可在影像学上形成根尖周围病变，或者手术对根尖造成了损伤，这时需要行根管治疗 [3,55]。为了替换无法挽救的牙齿，可能需要采用软组织成硬组织再生治疗及种植牙。

14.9.1.2 出血 / 假性动脉瘤 / 动－静脉瘘

如在前面关于出血的章节所述，正颌手术中的创伤通过多种机制造成显著的出血和血管损伤。鼻部出血应当用良好的照明及能提供合适视野的器械进行评估。应该区分是动脉出血还是静脉出血。我们能做的是将患者头部抬高，嘱患者保持冷静。可放置鼻腔填塞物（纱布、鼻塞）止血，但保留时间不超过 3 日。处理更猛烈的出血可能需要前方或后方的加压装置。如果出血持续，应该考虑患者是否有血液系统问题，因为这次手术可能是患者接受的第一次和唯一的手术，此前其血液系统问题可能未被诊断。假性动脉瘤、血栓及动－静脉瘘均被报道过 [73,74]。虽然术后严重出血是择期手术最可怕的并发症，但在正颌手术患者非常罕见。绝大多数的术中明显出血与 Le Fort I 型截骨及其对腭降动脉和蝶腭动脉的损伤有关。术后出血多

出现在术后 10 周内，其中大部分在最初的 2 周 [75]。上颌正颌手术后严重的鼻出血是不好的征兆 [76]。若双侧不对称的出血出现在术后 2 周以后，应考虑是否有假性动脉瘤形成。虽然文献报道其发生率不足 1%，但蝶腭动脉或上颌内动脉的假性动脉瘤出现致命性出血时，早期可有这种表现 [31,76,77]。假性动脉瘤的诱发因素是术中对血管的直接损伤，导致血管局部闭塞，管腔渗出，最终形成血肿，出现内皮化。翼上颌离断后折断不良，骨折延伸至翼下颌窝，从而导致上颌动脉动－静脉瘘的病例亦有报道。这些血管异常需要进行栓塞 [78]。文献中也报道过一些正颌术后极罕见的异常情况，如海绵窦血栓形成、深静脉血栓形成等 [79,80]。

14.9.1.3 眼部并发症

上颌正颌术后最严重的眼部并发症是失明。Steel 和 Cope[31] 回顾了已发表的正颌术后半盲或全盲的 9 个病例报道。作者认为有 2 例是翼上颌离断经颅底传导所致，1 例是由于视神经血供下降，5 例原因不明，还有 1 例是因为动脉瘤形成。在这 9 例中，3 例没有恢复视力；5 例能有光感，感受到手动或能数手指；有 1 例在较长时间后逐渐恢复到基础视力水平。作者同时也观察到，这些病例中有部分患者有唇腭裂病史或有反复截骨手术史，其翼上颌连接处被认为存在"骨质增厚"。大部分患者在初期用高剂量类固醇激素治疗，影像学诊断方法包括 CT、MR 及血管造影。

虽然术后即刻球后血肿的发生率非常低，许多外科医生都表示正颌手术结束撤下无菌单之后会常规检查眼眶情况。有上颌手术病例报道描述了发生球后血肿时可能有的

临床表现，包括眼球突出和眼睑紧张，用外眦切开治疗，成功率不等[81,82]。

大量文献描述了上颌正颌术后眼部神经的并发症。有文献报道了展神经和（或）动眼神经的麻痹。这些病例大部分表现为术后 5 天内的神经功能障碍[83]。神经损伤的病因学包括尝试上颌离断时翼板折断导致血肿，海绵窦血栓形成，骨折传导引起蝶窦骨折[81,83,84]。这些神经损伤大部分可在术后 10 周内自行恢复。有报道称，翼管神经和岩大神经也可能受到损伤。若患者在 Le Fort 正颌术后出现无泪，则可能损伤到了这些神经[31]。这会干扰副交感神经对泪腺的支配[81]。亦有报道 Le Fort 截骨手术损伤了鼻泪管，从而导致血泪和溢泪。经保守治疗，不到 8 个月痊愈[81,85,86]。

14.9.1.4 神经功能障碍

正如前文所述的神经感觉缺陷和眼部并发症，正颌术后神经功能障碍的报道非常详尽。虽然上颌前庭切开和解剖预期可导致三叉神经分支出现暂时性麻痹，但报道的更多病例在上颌矫正术后发生神经功能障碍的原因不明。Le Fort 截骨中鼻腭神经和上牙槽神经的横断是不可避免的，但几乎没有长期后遗症。脑神经 V2，也就是眶下神经，是上颌手术中最容易受到干扰的感觉神经。通常感觉障碍会在短时间内恢复。文献报道的长期感觉丧失发生率为 1.5%~2%[9,47]。许多作者描述了 Le Fort 手术上颌下降折断时发生大出血，此后出现持续的第 X 、XI 和 XII 对脑神经功能障碍。损伤的可能原因包括上颌下降折断时的操作和（或）为控制术中出血时过度按压[87,88]。有研究报道，外展神经（VI）和动眼神经（III）麻痹通常会在几周

内恢复。其他有记录的病例包括第 II 、III 和 VI 对脑神经损伤。这些少见的神经损伤多由不良骨折上升至颅底所致[9,47]。

有文献报道在正颌术后出现心脑血管意外和偏瘫等灾难性的后果。Newhouse 等[88]报道 1 例上颌下降折断和移动后发生术中大出血的病例。出血控制后，血管造影发现创伤性动 - 静脉瘘形成。作者认为在翼上颌离断时，可能有尖锐的骨片掉入后方，导致血管损伤。最终，患者术后仍然存在偏瘫。另一例双颌正颌术后出现偏瘫的患者是颈部弯曲诱发的内膜撕裂导致了颈内动脉血栓形成[89]。

Le Fort I 型截骨术后少见的神经并发症包括第 III 对脑神经功能障碍、蝶腭神经节功能障碍及听力损伤。Bendor-Samuel 等[84]描述了 1 例 Le Fort I 型截骨导致蛛网膜下腔出血并发颈动脉 - 海绵窦瘘和颈内动脉血管瘤的病例，早期表现为术后第二天出现第 III 对脑神经麻痹。推测其损伤机制为上颌骨下降折断时可能发生了颅骨骨折。有意思的是，跟其他少见并发症类似，该患者有唇腭裂病史。有 1 例术后分泌性鼻病的报道，是由于 Le Fort I 型截骨术后蝶腭神经节处血肿。该患者使用抗胆碱药物治疗成功[90]。Gotzfried 和 Thumfart[91]发表了一篇关于唇腭裂患者 Le Fort I 型截骨术后中耳功能的综述。他们观察发现，暂时性的听力障碍是由于腭部和咽鼓管组织水肿引起的。术后 6 个月，这些患者的症状大部分有明显改善。

良性阵发性位置性眩晕（benign paroxysmal positional vertigo，BPPV）也被认为可能与正颌手术相关。Beshkar 等[92]报道了 1 例双颌手术后出现 BPPV 的病例。其产生的机制在其他行上颌手术的患者中已经进行

了描述。截骨时对上颌骨的应力可沿着颞骨传导，造成内耳迷路的间接创伤，使耳石脱落。BPPV 是自限性的，可用多种治疗手段缓解患者症状，包括 Epley 复位法。Klemm 等[93] 报道了 1 例罕见的 Le Fort Ⅰ 截骨术后咽鼓管功能障碍和耳鸣的病例，其损伤机制也被认为是应力传导到了内耳。

14.9.1.5　骨骼并发症

自从 Bell 等[94-96] 发表了里程碑式的论文之后，在正颌手术中，如何在上颌截骨后维持上颌骨血供一直是一个神秘的话题。值得注意的是，这些早期研究没有考虑大幅度前后向移动、上颌横断面的大幅改变或上颌明显上移导致骨块重叠的影响。Lanigan 等[97] 发表了一篇综述，介绍了 51 例不同程度的上颌骨无菌性坏死。Bell 等[98] 推测其产生的潜在原因包括皮瓣设计、骨重置、上颌多节段截骨、对腭血管蒂的牵拉、低血压，以及腭降血管的横断[31]。Lanigan 观察到这种并发症在唇腭裂患者中可能更常见[97]。经过外科显露、截骨、重置骨块，这些部位的血供可能受到影响，从而累及相应软、硬组织。所幸这些部位血供丰富，故上述情况很少出现。如果确实存在血供不足，术者应该确认是否存在诱发因素，比如吸烟、创面护理不良及手术支架对组织的撞击。治疗方面应该包括密切观察和进行细致的口腔卫生护理，因为这常是一过性的[34]。可局部和全身应用抗生素，并局部直接湿性换药，预防继发感染。如果组织已经明显改变，外观发暗，可考虑回到手术室，拆除内固定，让骨块"松弛"，观察是否有再灌注，也可考虑用高压氧（hyperbaric oxygen，HBO）治疗。高压氧治疗被认为可以促进坏死骨块形成明

显的界限，以便对这些区域进行恰当的清创。该治疗不能防止无菌性坏死，一旦发生无菌性坏死也不能将其逆转，但可以限制其发展的程度[97]。此前有上颌手术史的患者应特别注意，因为他们前次手术的瘢痕组织血供较差。重新设计切口，保留足够的蒂部且避免过度牵拉，尽可能行分期手术，可减少这种并发症。若进行了多节段手术，要确保夹板的腭部覆盖柱没有产生任何压力。要进行保守但细致的卫生护理，还应考虑局部和全身应用抗生素。应该及时对患者进行再评估，轻柔地进行组织清创，暴露死骨。评估组织可见其早期表现为苍白，继而发灰或发暗。早期组织苍白缺血通过解除影响因素（组织牵拉、血管受压等）可能被逆转。而一旦缺血性坏死确认便无力回天了。可以考虑高压氧治疗，但应把握好使用的时间点，它对已经发生坏死的骨组织没有帮助。

正颌外科医生可能看到的另一种并发症为上颌骨不连。术前应当识别和讨论吸烟、营养不良或其他可导致创面愈合不良的疾病状态。单纯从手术角度来说，充分固定，特别是在大幅度推进和下移及前移时，因其具有不稳定性，最容易出现骨不连。要防止该并发症，足够的骨接触十分重要。大于5mm 的移动就应该考虑植骨和二次固定（颌间固定或骨性固定）。若患者已经处于颌间固定（intermaxillary fixation，IMF）且上颌骨可活动，可小心移除 IMF，以便松开下颌骨。对单行上颌手术的患者，术后应仔细观察其橡皮圈，因为下颌骨未手术，下颌可能产生较大的应力，直接传导至上颌骨[71]。术前应识别患者是否有磨牙症，若不加控制可能造成损伤。术后还应该进行严格的饮食控制。若存在骨不连，则应该避免咀嚼任

何硬物；要进行再次手术，应去除纤维组织，充分内固定后植骨。

许多新手外科医生都惧怕的一个并发症是上颌下降折断后移动骨块时发生上颌骨的意外撕脱。这种并发症极其罕见，Bendor-samuel 等[84]报道了1例双侧腭裂患者行正颌手术时发生上颌骨块完全撕脱的病例。其发生的主要原因被认为是对软组织的过度解剖。骨块归位后患者最终存活了下来。

上颌手术的另一个罕见并发症是脑脊液漏。Gruber 等[99]报道了1例患者表现为 Le Fort Ⅰ型截骨压低和 BSSO 术后3天鼻孔出现清亮的溢液。目前认为脑脊液鼻漏的原因是翼上颌分离时骨折向颅底传导或上颌压低时去除骨质太多。这例患者最后通过腰大池引流解决了问题。

术后咬合不良是另一种可能发生的并发症。术后早期咬合不良可能继发于肿胀和感觉神经缺陷，可用引导橡皮圈解决。若佩戴橡皮圈未能改善咬合不良或症状加重，应术后拍摄 X 线片检查，评估固定装置和截骨。若未能发现硬件故障，咬合不良可能因为下颌手术时未能恰当放置髁突，存在没注意到的干扰或截骨缺乏活动性。应当重新评估以确认是否按照既定方案进行了手术操作。在节段性 Le Fort 截骨术中，术中或术后维持扩张不足可导致横向复发并咬合不良。同样的结果也可在内固定失败及上颌骨不连中出现。上颌骨不连或内固定失败的临床表现是咬合不良一侧的上颌骨活动、开颌倾向及接触不足[55]。Roble 等[55]推荐了正颌术后上颌活动的保守和积极治疗方法。保守治疗包括吃无须咀嚼的饮食，调低或去除弹簧圈的牵引力，调整夹板的放置位置及管控感染。中度到重度的咬合不良需要进行再

次手术。手术选择包括重新行上颌截骨，去除所有纤维组织，坚强内固定，若有必要需植骨。对于中度到重度的咬合不良需要进行再次手术。

14.9.1.6 腭咽闭合不全

众所周知，腭裂患者行正颌手术的潜在后果就是上颌前移后的腭咽闭合不全（velopharyngeal insufficiency，VPI）。虽然这些患者此前可能进行了很好的腭裂修复，但患者讲话时腭咽复合体封闭鼻咽和口咽的功能可能有障碍。这种腭咽复合体功能障碍使得讲话时有部分空气会从鼻部逸出，导致患者鼻音重并存在多种构音异常。术前最好筛查出这些患者，并恰当记录。治疗全过程与语音病理师协作对各方均有益，让人放心。在非腭裂患者中，上颌前移并不会造成这种问题，因为他们有在新的软腭位置上进行代偿的能力[100]。

关于 Le Fort 上颌前移手术对腭咽复合体的影响有大量的研究。Watzke 等[101]发现，腭裂患者上颌前移的程度和腭咽功能之间没有关联。然而，在做上颌前移手术之前，若腭咽功能已经处于临界状态，术后则可能出现腭咽退化[102,103]。术前一定要同患者充分沟通术后鼻音加重的可能性。McComb 等[104]证明术前通过头影测量分析腭部长度和咽部深度有助于预测哪些腭裂患者在正颌术后可能发生 VPI，需要进一步手术矫正。Costello 等[100]指出，大多数患者的 VPI 可能在术后6个月内逐渐缓解。因此，作者认为在对腭咽复合体进行手术干预前应至少等待6个月。对那些进行了语音治疗，但 VPI 仍持续6个月到1年的患者，可进一步行鼻内镜或透视造影检查。若 VPI 明

显且没有改善，可采用的手术为咽瓣或咽括约肌成形术[103]。

14.9.1.7　美学效果欠佳

正颌手术的美学效果是手术操作对牙齿、骨骼和软组织改变的结果。相关的并发症可通过恰当的诊断、制订治疗计划及进行患者教育来最大限度地避免。根据瑕疵的种类和程度，美学缺陷的治疗包括从骨骼矫正到软组织修整等内容[2,105]。正颌外科医生必须明确骨移动对其表面软组织的影响。上颌骨重置会使唇部和鼻部发生显著改变，这也是患者极其关注的。上颌最终的位置会影响鼻翼宽度、唇长度和鼻尖突出度。上颌骨过度后移和过度抬高是正颌术后最常见的两种美学效果欠佳的情况[105]。如果出现，建议进行手术调整。通过鼻翼基底缝合来重新确立鼻基底宽度。采用唇部切口的 V–Y 缝合有助于保持恰当的唇长度。若上颌移动引起鼻尖改变，那么鼻尖旋转度也会发生变化。较小的鼻尖变化可能效果尚可，但鼻尖大幅改变则可能需要在做上颌手术的同时行鼻成形术。为年老患者做后移型手术有使其"显老"的风险，因为软组织失去了下方的支撑而松弛。颌骨手术对年老患者软组织的改变不容易显现，最终效果也更难预计[105]。

上颌手术后，鼻部解剖的多个维度都可能发生变化，包括鼻中隔偏斜、鼻翼宽度改变、鼻尖旋转和鼻背畸形等[55]。要预防鼻中隔偏曲或偏斜，对鼻中隔头侧应进行适当修剪和（或）在上颌嵴开一个槽。可将鼻中隔固定在鼻棘上以便维持其位置。在手术室里，若手术结束时发现鼻中隔偏斜，应立即尝试鼻中隔的闭合复位，通常可以成功，特别是在拔管时不小心碰到鼻中隔时。如果失

败，可尝试在病房里局部麻醉或镇静下复位。若鼻中隔偏斜是因鼻中隔尾侧端去除不足，那么初次手术恢复后可进行鼻中隔整形术。虽然大量术后小问题都可以在病房解决，但未来仍可能需要进行正式的鼻中隔–鼻成形术来矫正不满意的结果。除鼻中隔偏斜之外，还可能出现鼻阀障碍、气流改变。鼻翼基底应维持其术前的宽度，缩窄缝合有助于恢复其解剖结构。上颌移动可引发鼻唇角的改变，这在做术前设计时应该想到。

结语

正颌外科是明显改善患者面部骨结构和咬合不协调最有效的手术。尽管正颌外科是处理牙面部异常的有力武器，但其潜藏着许多严重的并发症。多年的训练和对局部解剖的专注学习，以及掌握相关手术技巧是避免这些问题的唯一真理。此外，外科医生必须随时保持警惕，并对手术中的每个细节都格外留心。为了避免这些并发症，对所有潜在问题都充分了解非常关键。当出现并发症时，能尽早识别极为重要。外科医生还必须有实际经验，能灵活采用不同的策略使手术的效果达到最优化。

（杜奉舟 译，黄久佐 审校）

参考文献

1. MacIntosh RB. Experience with the sagittal osteotomy of the mandibular ramus: a 13-year review. J Maxillofac Surg. 1981;9:151–65.
2. Patel PK, Morris DE, Gassman A. Continuing medical education: complications of orthognathic surgery. J Craniofac Surg. 2007;18:4.
3. Bayes RA, Bouloux GF. Complication of orthognathic surgery. Oral Maxillofacial Surg Clin N Am. 2003;15 (2) : 229–42.

4. Tuinzing DB, Greebe RB. Complications related to the intraoral vertical ramus osteotomy. Int J Oral Surg. 1985;14:319.

5. Van der Vlis M, Dentino KM, Vervloet B, Padwa BL. Postoperative swelling after orthognathic surgery: a prospective volumetric analysis. J Oral Maxillofac Surg. 2014;72:2241–7.

6. Chow LK, Singh B, Chiu WK, Samman N. Prevalence of postoperative complications after orthognathic surgery: a 15 year review. J Oral Maxillofac Surg. 2007;65:984–92.

7. Turvey TA. Intraoperative complications of sagittal osteotomy of the mandibular ramus: incidence and management. J Oral Maxillofac Surg. 1985;43:594.

8. Iannetti G, Fadda TM, Riccardi E, Mittro V, Filiaci F. Our experience in complications of orthognathic surgery: a retrospective study on 3236 patients. Eur Rev Med Pharmacol Sci. 2013;17:379–84.

9. Seo K, Tanaka Y, Terumitsu M, Someya G. Characterization of different paresthesias following orthognathic surgery of the mandible. J Oral Maxillofac Surg. 2005;63 (3) : 298–303.

10. Valladares-Neto J, Cevidanes LH, Rocha WC, Almeida G de A, Paiva JBB, Rino-Neto J. TMJ response to mandibular advancement surgery: an overview of risk factors. J Appl Oral Sci. 2014;22 (1): 2–14.

11. Kobayashi T, Izumi N, Kojima T, Sakagami N, Saito I, Saito C. Progressive condylar resorption after mandibular advancement. Br J Oral Maxillofac Surg. 2012;50 (2) :176–80.

12. Kim S, Park S. Incidence of complications and problems related to orthognathic surgery. J Maxillofac Surg. 2007;65:2438–44.

13. Kawase-Koga Y, Mori Y, Fujii Y, et al. Complications after intraoral vertical ramus osteotomy: relationship to the shape of the osteotomy line. Int J Oral Maxillofac Surg. 2016;45 (2) :200–4.

14. Ritto F, Parente E, da Silveira HM, Medeiros PJ, de Moraes M. Avoiding condylar displacement after intraoral vertical ramus osteotomy. J Craniofac Surg. 2010;21 (3) :826–9.

15. Hall HD, Navarro EZ, Gibbs SJ. One- and three-year prospective outcome study of modified condylotomy for treatment of reducing disc displacement. J Oral Maxillofac Surg. 2000;58 (1) :7–17; discussion 18.

16. Yamauchi K, Takenobu T, Takahashi T. Condylar luxation following bilateral intraoral vertical ramus osteotomy. Oral Surg Oral Med Oral Pathol Oral Radiol Endod. 2007;104 (6) :747–51.

17. Monnazzi MS, Real Gabrielli MF, Passeri LA, Cabrini Gabrielli MA, Spin-Neto R, Pereira-Filho VA. Inferior alveolar nerve function after sagittal split osteotomy by reciprocating saw or piezosurgery instrument: prospective double-blinded study. J Oral Maxillofac Surg. 2014;72 (6) :1168–72.

18. Westermark A, Bystedt H, von Konow L. Inferior alveolar nerve function after sagittal split osteotomy of the mandible: correlation with degree of intraoperative nerve

encounter and other variables in 496 operations. Br J Oral Maxillofac Surg. 1998;36 (6) :429–33.

19. McKenna SJ, King EE. Intraoral Vertical Ramus Osteotomy Procedure and Technique. Atlas Oral Maxillofac Surg Clin North Am. 2016;24 (1) :37–43.

20. Lanigan DT, Hey J, West RA. Hemorrhage following mandibular osteotomies: a report of 21 cases. J Oral Maxillofac Surg. 1991;49 (7) :713–24.

21. Hara S, Mitsugi M, Kanno T, Nomachi A, Kageyama I, Tatemoto Y. Risk of maxillary artery injury during an intraoral vertical ramus osteotomy in Japanese patients is high—is it enough just to avoid damaging the inferior alveolar nerve? J Oral Maxillofac Surg. 2014;72 (7) : 1373–90.

22. Lindquist CC, Obeid G. Complications of genioplasty done alone or in combination with sagittal split-ramus osteotomy. Oral Surg Oral Med Oral Pathol. 1988;66 (1) : 13–6.

23. Nishioka GJ, Mason M, Van Sickels JE. Neurosensory disturbance associated with the anterior mandibular horizontal osteotomy. J Oral Maxillofac Surg. 1988;46 (2) :107–10.

24. Ritter EF, Moelleken BR, Mathes SJ, Ousterhout DK. The course of the inferior alveolar neurovascular canal in relation to sliding genioplasty. J Craniofac Surg. 1992;3 (1):20–4.

25. Ousterhout DK. Sliding genioplasty, avoiding mental nerve injuries. J Craniofac Surg. 1996;7 (4) :297–8.

26. Gianni AB, D'Orto O, Biglioli F, Bozzetti A, Brusati R. Neurosensory alterations of the inferior alveolar and mental nerve after genioplasty alone or associated with sagittal osteotomy of the mandibular ramus. J Craniomaxillofac Surg. 2002;30 (5) :295–303.

27. Zide BM, McCarthy J. The mentalis muscle: an essential component of chin and lower lip position. Plast Reconstr Surg. 1989;83 (3):413–20.

28. Goracy ES. Fracture of the mandibular body and ramus during horizontal osteotomy for augmentation genioplasty. J Oral Surg. 1978;36 (11) :893–4.

29. Van Butsele B, Neyt L, Abeloos J, et al. [Mandibular fracture: an unusual complication following osteotomy of the chin]. Acta Stomatol Belg. 1993;90 (3): 189–93.

30. Sanni K, Campbell R, Rosner M, Goyne WB. Internal carotid arterial occlusion following mandibular osteotomy. J Oral Maxillofac Surg. 1984;42:394–9.

31. Steel B, Cope M. Unusual and rare complications of orthognathic surgery: a literature review. J Maxillofac Surg. 2012;70:1678–91.

32. Pappa H, Richardson D, Niven S. False aneurysm of the facial artery as a complication of sagittal split osteotomy. J Craniomaxillofac Surg. 2008;36:180.

33. Tucker MR, Ochs MW. Use of rigid internal fixation for management of intraoperative complications of mandibular sagittal split osteotomy. Int J Adult Orthodon Orthognath Surg. 1988;3:71.

34. Morris D, Lo L, Margulis A. Pitfalls in orthognathic surgery: avoidance and management of complications. Clin Plast Surg. 2007;34:17–29.

35. Guernsey LH, DeChamplain RW. Sequelae and complications of the intraoral sagittal osteotomy in the mandibular rami. Oral Surg Oral Med Oral Pathol. 1971;32:176.

36. Bentley KC, Head TW, Aiello GA. Antibiotic prophylaxis in orthognathic surgery: a 1-day versus 5-day regimen. J Oral Maxillofac Surg. 1999;57:226.

37. Ruggles JE, Hann JR. Antibiotic prophylaxis in intraoral orthognathic surgery. J Oral Maxillofac Surg. 1984;42:797.

38. Nustad RA, Fonseca RJ, Zeitler D. Evaluation of maxillary sinus disease in maxillary orthognathic surgery patients. Int J Adult Orthod Orthognath Surg. 1986;1:195.

39. Baker SB, Weinzweig J, Bartlett SP, Whitaker LA. Brain abscess as a complication of orthognathic surgery: diagnosis, management and pathophysiology. Plast Reconstr Surg. 1999;104:480.

40. De Riu G, Meloni SM, Raho MT, et al. Delayed iliac abscess as an unusual complication of an iliac bone graft in an orthognathic case. Int J Oral Maxillofac Surg. 2008;37:1156.

41. Ozaki W, Abubaker AO, Sotereanos GC, Patterson GT. Cervicofacial actinomycosis following sagittal split ramus osteotomy: a case report. J Oral Maxillofac Surg. 1992;50:649.

42. Chau MN, Jonsson E, Lee KM. Traumatic neuroma following sagittal mandibular osteotomy. Int J Oral Maxillofac Surg. 1989;18:95.

43. Phillips C, Kim SH, Essick G, Tucker M, Turvey TA. Sensory retraining after orthognathic surgery: effect on patient report of altered sensation. Am J Orthod Dentofac Orthop. 2009;136:788–94.

44. Colella G, Cannavale R, Vicidomini A, et al. Neurosensory disturbance of the inferior alveolar nerve after bilateral sagittal split osteotomy: a systematic review. J Oral Maxillofac Surg. 2007;65:1707.

45. Vaughan Thomas C, Cronin A. Neurosurgery required following a sagittal split osteotomy. Br J Oral Maxillofac. 2009;47:e23.

46. Guyot L, Layoun W, Richard O, Cheynet F, Gola R. Alteration in chin sensibility due to damage of the cutaneous branch of the mylohyoid nerve during genioplasty. J Oral Maxillofac Surg. 2002;60:1371.

47. Zaytoun HS, Phillips C, Terry BC. Long-term neurosensory deficits following transoral vertical ramus and sagittal split osteotomies for mandibular prognathism. J Oral Maxillofac Surg. 1986;44:193.

48. Guerissi J, Stoyanoff J. Atypical Frey syndrome as a complication of Obwegeser osteotomy. J Craniofac Surg. 1998;9:543.

49. de Vries K, de Vriese PP, Hovinga J, van den Akker H. Facial palsy after sagittal split osteotomies. A survey of 1747 sagittal split osteotomies. J Craniomaxillofac Surg. 1993;21:50–3.

50. Sakashita H, Miyata M, Miyamoto H, Miyaji Y. Peripheral facial palsy after sagittal split ramus osteotomy for setback of the mandible. A case report. Int J Oral

51. Choi B-K, Goh RCW, Chen PKT, Chuang DCC, Lo L-J, Chen Y-R. Facial nerve palsy after sagittal split ramus osteotomy of the mandible: mechanism and outcomes. J Oral Maxillofac Surg. 2010;68:1615–21.

52. Martis C, Karabouta I. Infection after orthognathic surgery, with and without preventive antibiotics. Int J Oral Surg. 1984; 13:490.

53. Ruiz LP, Lara JC. Facial nerve palsy following bilateral sagittal split ramus osteotomy for setback of the mandible. Int J Oral Maxillofac Surg. 2011;40:884–6.

54. Lanigan DT, Hohn FI. Facial nerve injuries after sagittal split mandibular ramus osteotomies for advancement: a report of 2 cases and review of the literature. J Oral Maxillofac Surg. 2004;62:503.

55. Robl MT, Farrell BB, Tucker MR. Complications in orthognathic surgery. Oral Maxillofacial Surg Clin N Am. 2014;26:599–609.

56. White CS, Dolwick MF. Prevalence and variance of temporomandibular dysfunction in orthognathic surgery. Int J Adult Orthodon Orthognath Surg. 1992;7 (1) :7–14.

57. Merkx MA, Van Damme PA. Condylar resorption after orthognathic surgery: evaluation and treatment in eight patients. J Craniomaxillofac Surg. 1994;22:53–8.

58. Gill DS, El Maaytah M, Naini FB. Risk factors for post-orthognathic condylar resorption: a review. World J Orthod. 2008;9:21.

59. Morris D, Lo LJ, Margulis A. Pitfalls in orthognathic surgery: avoidance and management of complications. Clin Plastic Surg. 2007;34:e17–29.

60. Posnick JC, Fantuzzo JJ. Idiopathic condylar resorption: current clinical perspectives. J Oral Maxillofacial Surg. 2007;65:1617–23.

61. Cisneros G, Kaban LB. Computerized skeletal scintigraphy for assessment of mandibular asymmetry. J Oral Maxillofac Surg. 1985;42:513.

62. Schnell-Has KP, Wilkes CH, Fritts HM. Temporomandibular joint: MR imaging of internal derangements and postoperative changes. AJR Am J Roentgenol. 1988;150:381.

63. Bortslap WA, Stoelinga PJW, Hoppenrejis TJM, van't Hof MA. Stabilization of sagittal split advancement osteotomies with miniplates: a prospective, multicentre study with two-year follow up: part III—condylar remodeling and resorption. Int J Oral Maxillofac Surg. 2004;33:649.

64. Hoppenrejis TJM, Stoelinga PJW, Grace KL, Robben CMG. Long-term evaluation of patients with progressive condylar resorption following orthognathic surgery. Int J Oral Maxillofac Surg. 1999;28:411.

65. Lanigan DT, West RA. Aseptic necrosis of the mandible: report of two cases. J Oral Maxillofac Surg. 1990;48:296.

66. Buchanan E, Hyman C. LeFort I osteotomy. Semin Plast Surg. 2013;27 (3) : 149–54.

67. Sullivan SM. Atlas of the oral and maxillofacial surgery clinics of North America techniques in orthognathic surgery. Philadelphia, PA: Elsevier; 2016.

68. Patel P, Morris D, Gassman A. Continuing medical education complications of orthognathic surgery. J

Craniofac Surg. 2007;18 (4) :975–85.

69. Van Sickels JE. Complications of orthognathic surgery. In: Miloro M, Ghali GE, Larsen P, Waite P, editors. Peterson's principles of oral and maxillofacial surgery, vol. 2. Shelton, CT: People's Medical Publishing House-USA, PMPH-USA; 2012.

70. Fonseca R, Marciani R, Turvey T. Oral and maxillofacial surgery, 2nd ed. Orthognathic surgery, esthetic surgery, cleft lip and craniofacial surgery, vol. 3. Section I. Orthognathic surgery, Chapter 7. St. Louis, MO: Saunders Elsevier; 2009.

71. Kademani D, Tiwana P. Atlas of oral & maxillofacial surgery, Chapter 39. St. Louis, MO: Elsevier Saunders; 2016.

72. Dergin G, Aktop S, Varol A, Ugurlu F, Garip H. Complications related to surgically assisted rapid palatal expansion. Oral Surg Oral Med Oral Pahol Oreal Radiol. 2015;119:601–7.

73. Baddour HM, Watson J, Erwin BJ. Injuries to the internal carotid artery following orthognathic surgery. J Oral Maxillofac Surg. 1988;3:215.

74. Lanigan DT, Hey JH, West RA. Major vascular complications of orthognathic surgery: false aneurysms and arteriovenous fistulas following orthognathic surgery. J Oral Maxillofac Surg. 1991;49:571.

75. Lanigan DT, Hey JH, West RA. Major vascular complications of orthognathic surgery: hemorrhage associated with le fort I osteotomies. J Oral Maxillofac Surg. 1990;48:561.

76. Solomons NB, Blumgart RFF. Severe late-onset epistaxis following le fort I osteotomy: angiographic localisation and embolisation. J Laryngol Otol. 1988;102:260.

77. Lanigan DT, West RA. Management of postoperative hemorrhage following the Le Fort I maxillary osteotomy. J Oral Maxillofac Surg. 1984;42:367.

78. Albernaz VS, Tomsick TA. Embolisation of arteriovenous fistulae of the maxillary artery after le fort I osteotomy: report of two cases. J Oral Maxillofac Surg. 1995;53:208.

79. Stern NS, Shensa DR, Trop RC. Cavernous sinus thrombosis: a complication of maxillary surgery. J Oral Surg. 1981;39:436.

80. Lowry JC. Thromboembolic disease and thromboprophylaxis in oral and maxillofacial surgery: experience and practice. Br J Oral Maxillofac Surg. 1995;33:101.

81. Lanigan DT, Romanchuk K, Olson CK. Ophthalmic complications associated with orthognathic surgery. J Oral Maxillofac Surg. 1993;51:480.

82. Li KK, Meara JG, Rubin PAD. Orbital compartment syndrome following orthognathic surgery. J Oral Maxillofac Surg. 1995;53:964.

83. Hanu-Cernat LM, Hall T. Late onset of abducens palsy after le fort I maxillary osteotomy. Br J Oral Maxillofac Surg. 2009;47:416.

84. Bendor-Samuel R, Chen YR, Chen PK. Unusual complications of Le Fort I osteotomy. Plast Reconstr Surg. 1995;96:1289.

85. Tomasetti BJ, Broutas M, Gormley M, Jarrett W. Lack of tearing after Le Fort I osteotomy. J Oral Surg.

1976;34:1095.

86. Humber CC, Lanigan DT, Hohn FI. Retrograde hemorrhage (hemolacria) from the lacrimal puncta after a le fort I osteotomy: a report of 2 cases and a review of the literature. J Oral Maxillofac Surg. 2011;69:520.

87. Baddour HM, Watson J, Erwin BJ. Life-threatening hemorrhage from a Le Fort I osteotomy. J Oral Maxillofac Surg. 1982; 40:117.

88. Newhouse RF, Schow SR, Kraut RA, Prince JC. Life-threatening hemorrhage from a Le Fort I osteotomy. J Oral Maxillofac Surg. 1982;40:117–9.

89. Brady S, Courtemanche A, Steinbok P. Carotid artery thrombosis after elective mandibular and maxillary osteotomies. Ann Plast Surg. 1981;6:121.

90. Marais J, Brookes GB. Secretomotor rhinopathy after le fort I maxillary osteotomy. Case report. Int J Oral Maxillofac Surg. 1993;22:17.

91. Gotzfried HF, Thumfart WF. Pre and postoperative middle ear function and muscle activity of the soft palate after total maxillary osteotomy in cleft patients. J Craniomaxillofac Surg. 1988;16:64.

92. Beshkar M, Hasheminasab M, Mohammadi F. Benign paroxysmal positional vertigo as a complication of orthognathic surgery. J Craniomaxillofac Surg. 2013;41:59–61.

93. Klemm E, Stosslein F, Murbe B. Arteriovenous fistula of the maxillary artery, eustachian tube dysfunction and tinnitus after le fort I osteotomy. HNO. 2001; 49:216–9.

94. Bell WH. Revascularization and bone healing after anterior maxillary osteotomy. J Oral Surg. 1969;27:249.

95. Bell WH, Levy BM. Revascularization and bone healing after posterior maxillary osteotomy. J Oral Surg. 1971;29:313.

96. Bell WH, Fonseca RJ, Kennedy JW, Levy BM. Bone healing and revascularization after total maxillary osteotomy. J Oral Surg. 1975;33:253.

97. Lanigan DT, Hey JH, West RA. Aseptic necrosis following. maxillary osteotomies: report of 36 cases. J Oral Maxillofac Surg. 1990;48:142.

98. Bell WH, Finn RA, Scheideman GD. Wound healing associated with a Le Fort I osteotomy. J Dent Res. 1980;59 (A) :459.

99. Gruber EA, Bhaskaran A, Anand P, et al. A complication of Lefort I osteotomy—a case report and review of the literature. Br J Oral Maxillofac Surg. 2008;46:e25.

100. Costello B, Ruiz R, Turvey T. Velopharyngeal insufficiency in patients with cleft palate. Oral Maxillofacial Surg Clin Am. 2002;14:539–51.

101. Watzke I, Turvey TA, Warren DW, Dalston R. Alterations in velopharyngeal function after maxillary advancement in cleft palate patients. J Oral Maxillofac Surg. 1990;48 (7) :685–9.

102. Witzel MA. Communicative impairment associated with clefting. In: Sphrintzen RJ, Bardach J, editors. Cleft palate speech management: a multidisciplinary approach. St Louis, MO: Mosby; 1995. p. 137–66.

103. Janulewicz J, Costello BJ, Buckley MJ, Ford MD, Close J, Gassner R. The effects of le fort I osteotomies on

velopharyngeal and speech functions in cleft patients. J Oral Maxillofac Surg. 2004;62: 308–14.

104. McComb RW, Marrinan EM, Nuss RC, LaBrie RA, Mulliken JB, Padwa BL. Predictors of velopharyngeal insufficiency after le fort I maxillary advancement in patients with cleft palate. J Oral Maxillofac Surg. 2011;69:2226–32.

105. Schendel SA, Mason ME. Adverse outcomes in orthognathic surgery and management of residual problems. Clin Plast Surg. 1997;24:489–505.

15 睑成形术并发症

Connie Wu, Annie Wu, Mohammad Banki, Tian Ran Zhu

摘要

　　睑成形术是用于恢复上、下眼睑年轻外观的常用手术。虽然这种美容手术是安全的，但仍会发生不良事件。如具备相关的眶周解剖学知识，配合系统的术前评估和细致的手术技术，将最大限度地降低并发症的风险。然而，一旦出现了并发症，及时处理是至关重要的。本章将回顾眼部解剖、患者评估及不同的手术方法。此外，还将对睑成形术后并发症的综合处理进行讨论。

15.1 引言

　　睑成形术通常用于恢复上、下眼睑的年轻外观，或用于皮肤癌切除术后的眼睑重建。虽然睑成形术是相对低风险的手术，常获得令人满意的效果，但并非没有手术风险和并发症。并发症可能是暂时的、轻微的，比如轻度干眼和缝线肉芽肿，也可能是更严重的并发症，比如严重感染、术后畸形、球后出血等。眶周区域的解剖很复杂，细心关注眼睑功能和美学的各个方面，对于保护眼睛和获得良好的美学效果是不可或缺的。正确应用各种手术技术和方法，对于使风险最小化、预防并发症至关重要。这些手术技术和方法包括：患者选择、患者教育、术前评估；关注解剖差异和细致测量；精细的手术技术；术后对患者恰当的护理、随访等。

15.2 眼解剖

　　首先，在为即将接受睑成形术的患者制订手术计划时，对眼周解剖的全面理解是最重要的。在矢状面，眼睑可分为前层、中层和后层。从浅到深，上睑前层包括皮肤、皮下组织和眼轮匝肌。眼睑皮肤表皮层一般由5~7层角化上皮组成。真皮层含有淋巴血管网、毛囊、皮脂腺和汗腺等结构。皮下组织由疏松结缔组织构成。眶隔前和眶前皮肤的皮下脂肪非常稀少，在眼睑内、外侧韧带处，皮肤黏附于下方的纤维组织，该处没有皮下脂肪。常见于眼睑皮肤和皮下组织的美容问题包括皮肤松弛症和眼睑松弛症。皮肤松弛症是由于重力作用、阳光照射及年龄相关的弹性组织减少等导致眼睑支持结构弱化，使眼睑皮肤冗余、松弛。除衰老和阳光照射引起的光化改变外，导致上眼睑皮肤松弛的其他因素有：眶隔弱化，导致腱膜前脂肪垫膨出；上睑提肌腱膜弱化，引起退化性上睑下垂。这些变化在上眼睑更常见，在下眼睑也时有发生。眼睑皮肤松弛症对患者来说可能是功能问题或美学问题。从功能上讲，皮肤松弛会阻挡上部视野，也可能导致上睑内翻、下睑外翻、眼睑炎和皮炎等。美学方面，患者经常主诉上眼睑"臃肿"或"沉重"、下眼睑"袋"及外眦皱纹。另一方面，眼睑松弛症由以下原因引起：反复发作的无痛性眼睑炎症导致眼睑组织过度拉伸、变薄和萎缩，睑缘形成多余皮肤褶皱，眶隔脂肪突出。眼睑松弛症相对罕见，年轻人比老年人更多见，可以通过睑成形术和（或）外眦成形术来治疗。

眼轮匝肌是一种面部表情肌，由浅表肌肉 – 腱膜系统（SMAS）覆盖，并进一步分为睑板前部、眶隔前部和眶部。眼轮匝肌眶部由骨骼肌形成的环形带组成，呈环形向周围延伸，并与其上方的额肌纤维和皱眉肌，以及下方的上唇提肌纤维相交叉。它的主要作用是作为强大的眼睑收缩肌使眼睑紧密闭合。睑板前和眶隔前眼轮匝肌在眨眼动作中起重要作用。因此，外科医生必须在眶隔前眼轮匝肌下层小心分离，以免损伤眼轮匝肌纤维，从而最大限度地降低发生眼睑闭合不全和由此继发的干燥性角膜结膜炎的风险。

纤维性无血管眶隔位于眼轮匝肌深面，从眶骨膜延伸至上睑板。膜性纤维眶隔为穿越其中的上睑提肌腱膜、血管和神经等提供框架，它们共同构成眼睑，并对其功能起重要作用。

眼睑从睑板衍生出结构，睑板是两块长约 2.5cm 的致密结缔组织板，位于上、下眼睑内，紧邻睑缘。眼轮匝肌支持韧带环眶缘走行，跨越内、外眦，起到保护眼球和在上下方固定眼轮匝肌的作用。上眼睑包含两个脂肪垫，即鼻侧脂肪垫和中央脂肪垫，位于上眶隔正下方，外侧与泪腺毗邻。鼻侧脂肪垫随年龄增长而疝出常见，可能需要手术部分切除；而中央脂肪垫仅在很少的特定病例需要部分切除。以前，广泛的上眼睑脂肪垫切除更常见，因注意到此法会导致明显的上眼睑凹陷，外科医生开始保留上眼睑脂肪，尤其是保留中央脂肪垫，这样做可使患者获得更年轻的外观。两块提上睑肌，上睑提肌和上睑板肌即 Müller 肌位于眶隔脂肪深面。上睑提肌起自蝶骨小翼，沿上眶缘走行，与上眼睑和睑板汇合融合形成上睑提肌腱膜，并形成上眼睑皮肤皱襞。睑板肌起自上睑提肌，也止于睑板。这两块肌肉一起控制眼睑运动，两者被一血管丛分开。如果患者的上睑提肌在睑板前断裂，可能会出现上睑下垂和上睑皱襞缺失。随年龄增长，上眼睑出现典型的变化，包括眉部皮下脂肪减少、皮肤松弛、中央脂肪室扩大或萎缩及鼻侧脂肪室扩大。评估上述每种变化的程度对制订最佳个体化手术方案至关重要。

与上眼睑一样，下眼睑也由一薄层皮肤覆盖眼轮匝肌。眼轮匝肌深面为下睑板，其厚度与上睑板相似，宽度仅约为上睑板的一半（4mm，而不是上睑板的 8mm）。像上睑收缩肌一样，下睑收缩肌亦附着于下睑板上，但在解剖上不太清楚。在下眼睑，与上睑提肌和 Müller 肌相对应的肌肉为下睑板肌和下睑缩肌。由于下眼睑受到颧脂肪垫及颊部软组织的支撑，下眼睑成形术前评估需考虑中面部畸形和年龄相关性皮肤萎缩的情况。由此可见，眼睑年轻化手术的目标是保持皮下脂肪体积和加强眼睑外部支撑，这些目标可通过脂肪复位、外眦固定及眼轮匝肌和面中部悬吊等方法来实现。

15.3 患者检查

在施行任何眼睑美容手术之前，外科医生必须对患者眼部进行细致全面的病史采集和体格检查。有严重的干眼症状，或在过去6 个月内进行了角膜屈光手术（如激光辅助原位角膜磨削术）的患者，不适宜行睑成形术，因为这可能加剧干眼并增加角膜病变的风险。

对上眼睑进行详尽的体格检查对预防并发症是至关重要的，这些并发症包括眼睑闭合不全、上睑下垂、眼睑错位和对泪腺等周围结构的损伤。记录上眼睑皱襞位置和上眼睑饱满程度很重要，可发现泪腺脱垂，并需要向患者解释检查结果。

除上眼睑检查之外，行下眼睑评估是预防球结膜水肿、睑外翻、干眼症和眼睑错位等的关键。以前用示指轻轻向下拉眼睑并迅速松开的手法来评估眼睑松弛程度。眼睑能快速缩回眼球表面代表眼睑皮肤弹性正常。分离试验是另一种检查手法，此手法为将下眼睑皮肤向前轻拉。如下眼睑可向前拉动 6mm 以上代表下眼睑皮肤松弛。其他解剖学评估包括评估内、外眦位置，睑面沟情

况及负矢量眼睑。眼角倾斜度，即内、外眦之间的角度，是衰老的特征性改变之一。当外眦下垂至较内眦低的位置，眼角倾斜度为负，这是由眼睑皮肤过多或松弛度增加造成的。当眼球突出于颧骨前方时，称为负矢量眼睑，行睑成形术后出现眼睑错位的风险增加。

眼睑皮肤松弛必须与上睑下垂鉴别，后者为真性下垂。将多余皮肤轻轻提起有助于检查者评估上睑缘与虹膜上缘的相对位置。

在上睑下垂患者，通过轻抬多余皮肤不能矫正下移的上睑缘。眼睑提肌常因代谢疾病、自身免疫病、外伤、医源性损伤或药物副作用等原因出现功能不全或受损。最常见的情况是，随着年龄增长，上睑提肌腱膜与睑板之间结合部位变得松弛，导致上睑缘下垂，出现疲劳的外观。其他不太常见的原因包括重症肌无力、动眼神经麻痹、霍纳综合征和面瘫，在这些情况下，眼睑提肌与麻痹的眼轮匝肌作用不平衡，导致眼睑闭合不全。

15.4 经结膜切口睑成形术

目前上眼睑和下眼睑成形术更青睐经结膜切口而不是经皮切口，因经结膜切口手术较少出现眼睑退缩和错位。经结膜切口可选择在眶隔前或眶隔后平面，在下睑板下方 4~6mm 水平，从泪点到外眦做切口，然后将下睑缩肌与下睑板分开。作者更青睐选择眶隔前入路，因为经此入路可在眼轮匝肌后、眶隔前平面解剖，可以直视眶隔，并对每个脂肪垫分别进行手术操作。在涉及脂肪复位的手术，通常在部分切除外侧脂肪垫后，将内侧和中央脂肪垫复位至眶缘。使用

自体脂肪移植和（或）合成真皮下填充物比脂肪重置更适用于对眼眶外下缘施行的年轻化手术[1]。充分去除脂肪后，在骨膜下或骨膜上沿眶缘分离。有多种脂肪复位的方法，包括使用可吸收线内缝合法[2-4]，以及在两侧眶下神经处用 5-0 聚丙烯缝线将脂肪固定于骨膜下，再将缝线穿出皮肤的方法[5]。应在术后 1 周去除用于固定的不可吸收线。

15.5 肌皮瓣睑成形术

已有多种行肌皮瓣睑成形术的方法被指正，包括 Codner 等的详尽指正[6]。简单地说，外科医生沿睫毛下做切口，在掀起肌皮瓣时，保留其下方约 4mm 的睑板前眼轮匝肌。肌皮瓣包括眼轮匝肌眶隔前部，将其沿眶下缘方向向下分离。如希望改善睑面沟的外观，需在骨膜上松解眼轮匝肌支持韧带。切开眶隔可直接显露疝出的眶隔脂肪，这些脂肪可部分切除和（或）沿眶下缘在骨膜下复位。在一些病例行眶隔复位术是最佳的。随后，按如前所述行外眦固定术[6]。将肌皮瓣向颞上方向提起，必要时切除多余组织。将眼轮匝肌重新悬吊于眶外缘，小心修剪多余皮肤后关闭切口。

15.6 并发症

15.6.1 眼

15.6.1.1 感染

术后感染可轻可重，幸运的是，可能因为眶周区域血供丰富，所以术后感染罕见。据报道，术后感染发生率为 0.2%~0.4%[7]。围手术期预防性应用抗生素是不必要的，而术后外用抗生素常较为有效。感染类型包括眶隔前蜂窝织炎、眼眶蜂窝织炎、坏死性筋膜炎和泪囊炎等。

眶隔前蜂窝织炎通常表现为局部轻度红肿、有分泌物和疼痛，临床表现通常较轻，可通过门诊口服喹诺酮或三代头孢菌素治愈。相反，当患者出现严重眼睛疼痛、眼睑红肿、视力下降、瞳孔对光反射异常及眼外肌功能障碍和疼痛时，应怀疑已发生了严重的眼眶蜂窝织炎。增强 CT 检查对评估眶隔后感染、脓肿和海绵窦血栓形成很重要。

眼眶蜂窝织炎最常源于链球菌、葡萄球菌（包括耐甲氧西林金黄色葡萄球菌）和分枝杆菌感染，需住院治疗并静脉滴注广谱抗生素，如脓肿形成需切开引流。对外露创面、引流液及外周血行细菌培养是有必要的，这有助于选择抗生素和监测治疗反应，治疗反应一般在用药 24~48 小时才会明显出现。非结核性杆菌感染一般在术后 1 个月至数月才有明显表现，可表现为多发触痛结节伴脓肿形成，常需反复清创。细菌培养可能需要几周时间。据报道，应用大环内酯类抗生素数月，如口服克拉霉素，对治疗非结核分枝杆菌感染有效。

坏死性筋膜炎可能由金黄色葡萄球菌或 A 组 β 溶血性链球菌感染引起，表现可与眶隔前炎症相似。坏死性筋膜炎在无血管筋膜层迅速进展，是其区别于其他良性炎症的重要临床特征。坏死性筋膜炎的其他主要临床表现还包括严重水肿、感觉丧失、剧烈疼痛、紫红色张力性水疱、黑色坏死组织及感染区域和周围正常组织间界限清晰。对于严重感染，早期经静脉经验性应用广谱抗生素如哌拉西林 – 他唑巴坦非常重要。仔细清理坏死组织是必要的，但应避免可能导致不良后果的广泛组织清除。目前尚无足够的证据支持高压氧治疗对坏死性筋膜炎[8,9]的作用。

15.6.1.2 球结膜水肿

睑成形术、鼻窦炎或过敏可能引起球结膜水肿，也称结膜漏出性水肿。术后球结膜水肿可能是由眦受损、结膜暴露、眶周水肿和淋巴管损伤等因素导致。下眼睑术后球结膜水肿的发生率可高达 11.5%，通常在术后 1 周内即出现溢泪、角膜干燥、视物模糊和异物感等表现[10]。精细的术中操作对避免球结膜水肿至关重要。术后预防方法包括：白天每隔几小时使用不含防腐剂的人工泪液，夜间用眼膏。保守治疗方法包括热敷和轻柔地行眼睑按摩。对保守治疗 1 周后无缓解的球结膜水肿，尝试应用类固醇滴眼液和去充血剂可能有效。在某些特定情况全身性使用类固醇激素可能有帮助。其他治疗方法包括使用透明的封闭性敷料制成的眼罩，眼罩结膜面含凡士林软膏，以助于维持压力和起到润滑作用。如保守治疗无效，则应进行外科治疗，方法包括临时缝合内眦或外眦，穹窿再固定，或行小心烧灼结膜表面的改良结膜成形术。虽然大多数患者程度轻微、可自愈，但在有些病例可能需长达 6 个月才能好转。

15.6.1.3 干眼

干燥性角膜结膜炎或干眼症可发生于术后早期、中期或晚期，是睑成形术后常见的并发症。睑成形术后干眼症的发生率为 8%~26%[11-13]。早期，干眼症状可能为一过性可自行缓解的，持续的干眼可能为"真性"干眼症，可能是由睑成形术后眼裂增宽造成的，尤其对于有干眼危险因素的患者。

干眼相关的危险因素包括男性，同时行上、下睑手术，术前眼睑松弛，接受激素治疗，行经皮下睑成形术，眼睑闭合不全，眼球突出和上颌发育不全等。干眼症常见症状包括眼内异物感、眼深面不适感、刺痛、视物模糊、畏光和眼睛发红等。结膜常显发红并有炎症表现。干眼症的术前评估通常包括 Schirmer 试验，即将一 Schirmer 条带置于下眼睑，嘱患者闭眼 5 分钟。然后将条带取下，记录润湿程度。Schirmer 条带的润湿程度为 10~15mm 代表泪液产量正常，润湿程度小于 5mm 定义为干眼症。术前及时诊断干眼症是避免出现术后干眼的最佳方法。如术后出现症状，先予保守治疗，包括白天多次使用不含防腐剂的人工泪液和夜晚用眼膏。如果症状不改善，夜间使用眼罩、用胶带辅助眼睑闭合和（或）使用绷带型角膜接触镜，有助于保持湿润。对症状持续的患者，用硅或水凝胶制成的泪点塞可能有效。

15.6.1.4 溢泪

下睑成形术后早期溢泪很常见，常由暴露性角膜病变、球结膜水肿、下睑外翻或泪泵损伤等引起[14]。角膜刺激或球结膜水肿引起的溢泪往往几天内可自行消退。对持续溢泪的患者应评估是否存在泪点错位或泪小管损伤。可通过内眦或外眦固定术、水平紧缩术、内侧纺锤形切口下睑外翻矫正术等手术矫正解剖异常。

15.6.1.5 角膜擦伤

眼睑手术可能导致角膜上皮受损，通常在术后即被发现。症状包括眼睛剧烈疼痛、流泪、异物感和畏光。在排除了更严重的并发症，如眼球穿孔和球后血肿后，应考虑此诊断可能。诊断角膜擦伤需在眼球表面滴荧光素，并在钴蓝灯下检查有无上皮不连续现象。角膜擦伤的病因可能是术中暴露时间过长或直接损伤角膜上皮。术前可通过对手术眼和非手术眼应用带有润滑剂的眼球保护镜加以预防。或者，在手术中翻转下睑缘后用6-0丝线将结膜向上牵引以保护角膜，并能在直视下进入眼轮匝肌后眶隔前平面，对脂肪垫进行操作。

角膜擦伤的治疗包括每天4次应用抗生素滴眼液、润滑剂滴眼液、绷带型角膜接触镜和（或）眼罩，通常症状在1天内能改善。如果没有立即见效，需每天给患者做眼科检查，以防止擦伤发展为角膜溃疡。

15.6.1.6 球后出血

球后出血是睑成形术最严重的并发症之一。虽然它是一种罕见的并发症，发生率约为1/2000（0.05%），但球后出血是睑成形术后失明的最常见原因，可导致患者永久性失明，发生率约为1/10000（0.0045%）[15]。眶内出血多发生于血压控制不佳的高血压患者，由对其眶内脂肪牵拉或切除后出血，或伤口持续出血向后蔓延所致。视力丧失被认为是由眶内压力升高引起微血管受压和视神经缺血性损伤所致。或者，当眶内压升高，超过眼动脉或视网膜中央动脉平均动脉压时，可导致视网膜中央动脉闭塞。对患者相关风险进行细致的处理和及时治疗有可能避免损毁性的失明。

进行详尽的术前评估对球后出血的风险管理是必不可少的。危险因素包括高血压、血管疾病史或易出血性体质，以及应用抗血小板和抗凝药。细致处理危险因素包括术前2周至术后1周充分控制血压，停止服用华法

林、阿司匹林和非甾体抗炎药等药物[16]。术前仔细检查视力很必要，有助于检出术前已有的视力损伤，并获得基线测量值，以便对比监测可能由手术引起的术后视力变化。

术中可以采取一些措施来预防球后出血。使用含肾上腺素的局部麻醉药物时，给药后外科医生应等待10~15分钟以得到最大程度的血管收缩。严密监测围手术期平均动脉压和术中及时止血非常重要，可尽可能减少出血又不影响组织灌注。由于出血多发生于眼轮匝肌和眶周脂肪垫血管，关闭切口前要对这些部位严密止血，在切除脂肪过程中尽量减少牵拉十分必要。行组织分离时，使用细针电烧、超声刀和二氧化碳激光等设备有助于小血管止血，避免传统钳夹造成的组织过度分离和牵拉。

术后应嘱患者避免可能导致血压突然升高的活动，包括用力过度（如瓦氏动作、提重物等）和术后1周内做弯腰动作。根据需要可给患者使用止咳药和止吐药，以防止呕吐、咳嗽引起的过度用力。推荐用缓泻剂如多库酯钠或番泻叶来缓解便秘，因便秘可导致腹压升高，进而引起收缩压升高。抬高头位、睡觉时保持仰卧位、术后前4天频繁冷敷有助于减小出血风险。还应指导患者术后自测视力，方法为交替遮挡双眼，正确读出面前的小字，术后视力应与术前水平一致；应告知患者，因泪膜中混入眼膏，术后可能会出现轻微视物模糊和（或）瞬目反射减弱；但也要叮嘱患者，术后视力出现任何突然或持续的改变，一定及时告知医生。

迅速识别球后出血对早期干预和预防并发症至关重要（图15.1）。大部分（82%~96%）球后出血患者在术后24小时内即出现症状或体征。最常出现症状的两个时间段为术

中至术后 1 小时（25%）和术后 6~12 小时（36%），但也有晚至术后 9 天出血的报道[16]。眼痛和眼压升高是最常见的症状。术后应避免使用绷带和眼罩覆盖，以便尽早发现球后出血的临床体征；患者常会出现明显的眶周血肿、持续切口出血和（或）眼压升高，表现为眼球前突且后压受阻（因内、外眦韧带限制了其前移，眼球前突程度可能很小）。其他症状包括结膜下出血、眼外肌运动减弱、眶上裂综合征、视力下降和瞳孔传入缺陷。恢复室的工作人员应接受有关球后出血症状的培训，并了解如何对术后患者用数手指的方法测视力，因为患者在术后 1 小时内突然失去光感可能意味着急性出血。

球后出血是一种外科急症，延迟治疗会导致不可逆性视力丧失或眼球运动障碍。一旦怀疑有球后出血，外科医生应立即在床旁打开手术切口，为眶间隔室综合征减压。伤

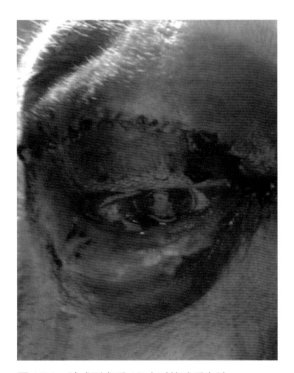

图 15.1　睑成形术后 12 小时的球后血肿

口打开后清除血肿，对活跃出血部位用电凝止血。通常，用血肿压迫法可使出血平稳。如果眶内压力持续升高或血肿无法完全清除，医生应进一步行外眦切开松解术，首先行下脚松解，必要时继续行外眦韧带上脚松解。如以上方法失败，应急行 CT 检查并避免使用造影剂。如检测到球后血肿，从下眼睑和结膜入路行骨减压，显露眶底，行眶内侧壁截骨术，是改善眶尖压迫的必要措施。作为眼压升高（>35mmHg）的辅助治疗方法，给眼睛局部用降压药（如噻吗洛尔）可能有效[17]。眼压持续升高也可通过全身用药治疗，包括乙酰唑胺（500mg）、甘露醇（1~2mg/kg）和皮质类固醇，需在眼科医生的指导下使用。术后 48 小时内都应进行及时积极的治疗，因为即使在术后 24 小时内已"无光感"的患者也有可能恢复部分视力。

15.6.1.7　眼球穿孔

眼球意外穿孔是眼周手术罕见但严重的并发症。最大风险时段为行局部麻醉注射时，尤其对于上眼睑菲薄的老年患者。角膜保护镜有助于预防眼球损伤。小心注射也很关键。针尖应始终指向远离眼球处，应对眉与上眼睑做牵引，使眼睑与眼球保持足够的距离。一旦进入皮下，注射应缓慢进行，产生一小皮丘使组织分离，以保证精细组织免受前进针尖的伤害。眼球穿孔可能导致一系列眼损伤，包括角膜穿孔、外伤性白内障、眼压降低或升高、视网膜撕裂或脱离、眼内出血和眼球破裂。任何破坏眼球完整性的情况都是眼科急症，需要眼科医生紧急评估。治疗方法包括整眼使用福克斯镜及静脉应用广谱抗生素。

15.7 眼睑皮肤

15.7.1 切除不足

医生为尽量避免眼睑组织切除过多，往往出现切除不足，因前者引起的后果更难纠正。5%~10% 的睑成形术后患者需要再次手术去除残留的多余皮肤。通常，残留的多余皮肤最常见于眼睑外侧，常是由于术前低估了皮肤松弛程度而引起的。术前与患者良好沟通对帮助患者做出恰当的预期十分重要，周详的术前评估和设计对首次或再次睑成形术都至关重要。

修整术应在上次手术完全恢复后进行，通常在初次睑成形术后 3~6 个月。对考虑再次手术的患者，应评估合并眉下垂的程度，因为进一步去除眼睑皮肤会加重眉下垂。对这部分患者，应在行眼睑修整术前先解决眉下垂问题。排除了眉下垂之后，应仔细评估以确保进一步切除后有足够的皮肤保证眼睑正常闭合。在眼睑中线上测量睫毛到眉毛下缘的标准距离是 20mm。对要求进一步去除皮肤但残余皮肤量不足的患者，医生应告知患者保证正常眼睑功能的重要性及切除过多

和眼睑闭合不全的风险。

15.7.2 切除过多和眼睑闭合不全

导致术后眼睑闭合不全的原因有许多，通常在术后几天到几周内可缓解。引起短暂性眼睑闭合不全的原因包括麻醉药对睑板前眼轮匝肌的肌毒性以及继发于水肿或疼痛的眼睑闭合不全。造成持久性眼睑闭合不全的原因包括皮肤切除过多（图 15.2）、对支配眼轮匝肌的面神经分支的损伤及在缝合皮肤时包含眶隔组织导致眼睑退缩。长时间眼睑闭合不全会导致严重并发症，包括暴露性角膜病变、感染性角膜炎、基质变薄或瘢痕形成，甚至永久性视力丧失。切除过多引起的眼睑闭合不全可以通过细致的术前检查预防。接受过准分子激光原位角膜消除术的患者行睑成形术发生眼睑闭合不全的风险会增加[18]。Bell 反射正常、眼睑闭合不全在 2mm 以内的患者可能无症状，而既往合并干眼症的患者出现症状加重和暴露性角膜病变的风险增加。行捏持试验仔细做术前标记有助于避免组织切除过多。如果同时伴有眉下垂，用平镊行捏持试验，夹住多余的眼睑

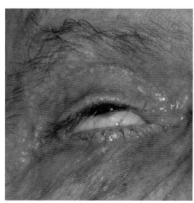
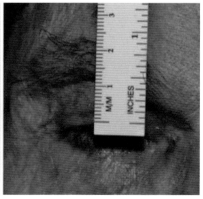

图 15.2　睑成形术后因眼睑皮肤切除过多导致的眼睑闭合不全（a）。从睫毛线到眉下缘只剩 12mm 宽的皮肤（b）

时，下垂的眉毛可轻微抬高至原解剖部位。当夹住适量的冗余皮肤时，可观察到睑缘的细微移动，而不出现明显的眼睑闭合不全。对眼睑闭合不全患者，频繁使用眼科润滑剂是必不可少的。这包括每30分钟至2小时使用1次不含防腐剂的人工泪液、睡觉时涂眼膏。其他治疗方法包括用于短期（2个月）内缓解症状的可吸收泪点塞，用于长期阻塞泪点的硅胶泪点塞；夜间涂眼膏、佩戴眼罩以维持眼球的湿润。保守治疗无效的患者，应考虑手术抬高下眼睑、皮肤移植或解除眶隔粘连。曾有报道对前层组织缺损病例行睫上入路皮肤移植[19]。也有报道，用与治疗甲状腺眼病相同的全厚眼睑切开术，成功治疗了睑成形术后的眼睑闭合不全[20]。

15.7.3 瘢痕形成

睑成形术后内眦或外眦形成的蹼状瘢痕可能导致美学和功能方面的不良结果。眼眦处蹼状瘢痕与内眦赘皮相似，会掩盖其深层的组织，导致侧方视野中断。危险因素包括亚洲人种、眼睑皱襞位置低、伤口愈合不良、有自身免疫性皮肤病、先前存在的睑板皱襞和眉下垂。内眦瘢痕多因切口太靠近睑缘或切口延长线方向过于朝向内侧或下方。外眦瘢痕可能是由于上、下切口相连在下方形成了一个角或切除过多皮肤造成的。确保合适的术前标记、上下切口之间保持5mm的距离可降低外眦蹼状瘢痕形成的风险。轻微的蹼状瘢痕可通过术后轻轻按摩得到改善。如果在术后3~6个月仍存在中至重度蹼状瘢痕，应予手术修整。对严重的蹼状瘢痕行手术修整是很大的挑战，因为可能需要用微瓣行复杂的组织重排。Z改形或W改形转位皮瓣或Y-V推进皮瓣是可行的修复方法[21]。

15.7.4 眼睑血肿

眼睑血肿的表现包括眼睑及周围组织淤血、轻度肿胀（图15.3）。第一步要做的是确保正确地排除球后出血。眼睑血肿缺乏球后出血的典型表现，包括眼球前突、剧烈疼痛、视力变化和眼外肌运动障碍。大多数眼睑血肿的出血来源在眼轮匝肌或眶隔脂肪血管。可以通过仔细止血实现术中预防。浅表血肿的治疗包括冷敷和抬高床头。稳定的大血肿可在临床观察7~10天，往往会缓解。严重病例可能会有纤维化和瘢痕形成。活动性持续扩大的血肿需紧急行手术探查予血肿清除和止血。

15.7.5 眼睑皱襞不对称

睑成形术后，患者可能会注意到左、右眼睑皱襞不对称（图15.4）。不对称可能为手术所致，也可能与手术无关。患者通常没有意识到他们双眼间本身的不对称，因此保留高质量的术前照片，记录不对称的情况，对与患者沟通很有帮助。然而，有些不对称

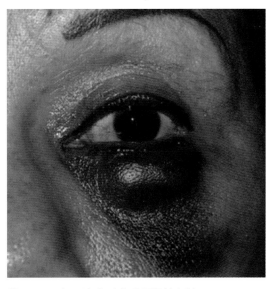

图 15.3 左下睑成形术后眶隔前血肿

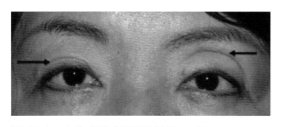

图 15.4　上睑成形术后眼睑皱襞不对称

应归因于术前标记和评估不当。完备的术前评估包括评估眼睑下垂程度、是否有眼球前突和甲状腺眼病。如上眼睑在术前位于正常解剖位置，外科医生应予保持。如术前无上睑皱襞或位置异常，标准做法是高加索男性在睫毛线以上 7~8mm 形成皱襞，高加索女性在睫毛线以上 8~10mm 形成皱襞。在传统亚洲人睑成形术中，一般男性在睫毛线以上 5~6mm 形成上睑皱襞，女性在睫毛线以上 6~7mm 形成皱襞。如出现术后上睑皱襞不对称，应等到肿胀消退、术区充分恢复后，通常在术后 3~6 个月再次进行评估。如上睑皱襞太低，可在其上方做切口，将眼轮匝肌固定于比提肌腱膜更高的位置以修整。如上睑皱襞太高则更难修整。一些人主张将对侧调高，而另一些人则建议在过高的皱襞下方做切口将腱膜前脂肪前置或置入游离脂肪来防止上方再粘连。

15.7.6　上睑下垂

上睑下垂经常出现在术后早期，但不一定是手术造成的。通常是由于显著的皮肤松弛掩盖了实际的角膜中心反光到上睑缘中心距离 -1（MRD-1），即双眼原位凝视时瞳孔光反射中心与上睑缘间的距离，致使没有发现先前存在的上睑下垂。上睑下垂的定义为 MRD-1<2.5mm，甚至 0.5mm 的变化对患者来说也是显而易见的。对上睑下垂患者行

详细的术前检查，包括测 MRD-1、睑裂高及提肌功能。对于术前检出上睑下垂或术中发现上睑下垂伴提肌裂的患者，医生在行睑成形术的同时应进行眼睑下垂矫正。术后上睑下垂通常是暂时的，有许多可能的原因，包括眼睑水肿、局部麻醉副作用、淤血或血肿。罕见的永久性上睑下垂可能是由于长期淋巴水肿或血肿导致肌肉或腱膜病变，或是在切除睑板前眼轮匝肌或腱膜前脂肪过程中，意外切断上睑提肌腱膜。为了防止损伤上睑提肌腱膜，建议在腱膜前脂肪以外范围进行小心分离。鉴于术后上睑下垂可能在 3 个月内自愈，修整术应推迟到术后至少 3 个月。持续的上睑下垂超过 3 个月可能需要行上睑提肌缩短术进行矫正。

15.7.7　眼睑错位（内翻、外翻）

眼睑成形术后眼睑错位是一种相对常见的并发症。眼睑错位包括退缩（下睑缘错位，无外翻）、外翻（眼睑边缘错位外翻远离眼球）和内翻（眼睑边缘向内翻转）。皮肤切除过多、术后瘢痕形成、水肿或血肿会导致眼睑向下的力增加、眶隔重叠或眼轮匝肌麻痹，导致退缩和外翻；后层缺损可导致内翻。睑外翻的并发症包括暴露性角膜病变、疼痛、干燥和结膜暴露引起的刺激症状。

风险因素包括术前下眼睑松弛、眼球前突、颧突发育不良、高度近视和甲状腺眼病。术前评估应包括评估水平眼睑松弛度（例如弹回试验阳性，表现为轻拉眼睑以远离眼球方向后松开，眼睑延迟返回原位）。如果检测到下眼睑松弛，则应在行睑成形术时同时行适当收紧手术（如外眦悬吊术）。

对下睑退缩最先采用的处理方式包括应用人工泪液、眼润滑剂、类固醇眼膏和局部

按摩等。如退缩皮肤过多，可在术后 2~3 天内拆除缝线，以使部分眼睑伤口肉芽化。尽管在美学上并不理想，但肉芽化可防止眼睑出现严重的弯曲变形或外翻，一旦出现需用植皮来解决。

对严重下睑错位的处理是一项外科挑战；成功重建依赖于仔细的解剖评估。标准修复为通过外眦固定、外眦成形、外眦折叠及睑板条悬吊等方式固定外眦。对严重下睑退缩的情况，也可采用经结膜入路到达眶隔后行瘢痕松解及后层植皮的方法（图15.5）。睑外翻修复可能需用全厚皮片，应使用自体组织包括硬腭、真皮脂肪和脱细胞真皮。后层组织缺损引起的内翻可通过增加后层组织来修复，已有使用硬腭或同种异体移植材料成功修复睑内翻的报道。

15.7.8 伤口裂开

许多原因可能导致伤口裂开，包括意外创伤、感染、伤口愈合不良、缝合张力高和过早拆线等。应嘱患者避免提重物、弯腰、剧烈运动、面部肌肉过度收缩（包括抬眉）等。夜间佩戴保护镜有助于避免睡眠中无意的摩擦。侧向裂开在上睑成形术和下睑成形术中均更多见。预防伤口裂开包括术后使用免缝胶布、术中使用不可吸收缝线而非可吸收缝线关闭伤口。术后 5~7 天拆线。短于1cm 的轻微裂开可观察待二期愈合。较大裂口或持续不愈合的小裂口应比原缝线粗的不可吸收线间断缝合。用可吸收缝线再次缝合眼轮匝肌可能有助于降低切口张力。开放已超过 24 小时的伤口，应仔细处理边缘使去上皮化，再行缝合。

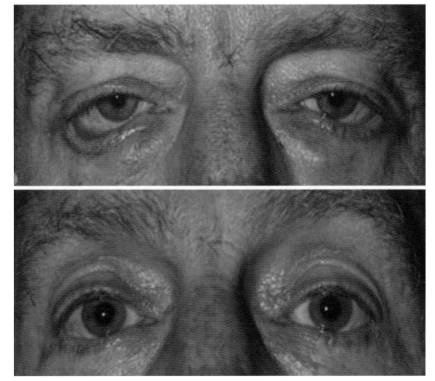

图 15.5 （a）下睑成形术后眼睑退缩；（b）用猪交联真皮胶原植入双下睑行下睑退缩修整术

15.7.9 色素沉着

一些患者接受眼睑手术后会出现局部色素沉着，可以是短暂的或持续的。短暂的色素沉着可能是由淤血、血肿逐渐消退过程中含铁血黄素沉积造成的，可通过术中细致止血和清除对术后持续存在的血肿来预防。持续的色素沉着原因之一为炎症后色素变化，这促进了黑色素在上皮的沉积。阳光照射可能会加重色素沉着，佩戴防紫外线的太阳镜可起到保护作用。对轻度至中度炎症后色素沉着可局部应用 4% 氢醌或 2.5% 氢化可的松治疗。

15.7.10 缝线肉芽肿

缝线周围的炎症可能会在术后几周表现为发红的小结节，通常称为缝线肉芽肿，可伴或不伴疼痛，多出现在线结附近。缝线肉芽肿常可自行消退，但局部使用皮质类固醇在某些情况下可能有助于减轻炎症。如保守治疗失败，医生可拆除缝线并引流炎性内容物。

15.8 肌肉

15.8.1 斜视和复视

复视是睑成形术后罕见但严重的并发症。暂时性复视可能是由结膜水肿、血肿、暂时性眼外肌麻痹或挛缩、伤口相关炎症、角膜擦伤或眼膏导致泪膜中断出现单眼复视等引起的。这种情况是自限性、间歇性的，可能会随眨眼而消失。据报道，约 0.2% 的患者发生持续性双眼复视，可能是由眼外肌损伤引起，并导致医源性斜视。在大多数情况下，损伤累及下斜肌，它位于鼻和中央脂肪垫之间，在解剖和烧灼眼眶脂肪垫时易受

损伤。上斜肌及肌腱、内直肌和下直肌损伤都曾有报道。医源性布朗综合征也可能是因损伤位于眶缘后方的滑车（上斜肌的"滑车"）。持续复视的原因还有脂肪组织切除过多、电烧过度及持续出血导致神经、肌肉受压缺血（如眶上裂综合征）。

在手术切除和分离脂肪的过程中，应仔细识别下斜肌并严格保护其免受损伤。小心分离脂肪垫后再行切除至关重要；脂肪垫牵拉不会引起眼球运动，眼球运动可能代表肌肉受到牵拉。

进行复视的初步评估时应该鉴别单眼复视和双眼复视。泪膜中断、角膜损伤或使用眼膏可能导致单眼复视；症状随眨眼而改善，通常在术后几天内缓解。对严重复视应每月在视野各眼位行矫正测量，以监测眼球运动的改善情况。复视持续 2 个月以上，应转诊到斜视专科，如有必要可进行手术探查及矫正。第一眼位的致残性复视可佩戴棱镜眼镜暂时控制。

15.9 脂肪过度切除和凹陷

过度切除上眼睑脂肪会导致上睑沟凹陷，使面部显衰老。因此，上、下眼睑美容技术已倾向于保留脂肪。内侧脂肪垫、中央脂肪垫及眉脂肪垫构成上睑容积。年轻的上眼睑饱满（特别是在外侧）；随着时间推移，中央脂肪垫萎缩，内侧脂肪垫显得更突出。由于类胡萝卜素成分的变化，内侧脂肪垫颜色变浅。如患者鼻侧有泪滴状脂肪堆积，可能需将内侧脂肪垫重新分布或切除。手术前检查内、外侧眼睑轮廓，注意内侧及中央脂肪垫的解剖结构对确定睑成形术中去除脂肪的量和位置至关重要。

结语

睑成形术和其他手术一样，即使由最有经验的手术医生进行，也会出现并发症。功能性和美学方面的并发症都可能出现，要取得最佳结果需对术前、术中和术后各步骤给予高度关注，以降低风险，并适时、及时识别和处理并发症。对眼睑解剖的专业知识和对眼睑成形术潜在并发症的透彻了解将最大限度地减少并发症，并有助于获得最佳的美学和功能效果。

（孟　湉 译，黄久佐 审校）

参考文献

1. Rohrich RJ, Ghavami A, Mojallal A. The five-step lower blepharoplasty: blending the eyelid-cheek junction. Plast Reconstr Surg. 2011;128 (3): 775–83.

2. Kawamoto HK, Bradley JP. The tear "TROUF" procedure: transconjunctival repositioning of orbital unipedicled fat. Plast Reconstr Surg. 2003;112 (7): 1903–7. Discussion 1908–9.

3. Sullivan PK, Drolet BC. Extended lower lid blepharoplasty for eyelid and midface rejuvenation. Plast Reconstr Surg. 2013;132 (5):1093–101.

4. Hidalgo DA. An integrated approach to lower blepharoplasty. Plast Reconstr Surg. 2011;127 (1): 386–95.

5. Zoumalan CI, Roostaeian J. Simplifying blepharoplasty. Plast Reconstr Surg. 2016;137 (1) :196e–213e.

6. Codner MA, Wolfli JN, Anzarut A. Primary transcutaneous lower blepharoplasty with routine lateral canthal support: a comprehensive 10-year review. Plast Reconstr Surg. 2008;121 (1) : 241–50.

7. Carter SR, Stewart JM, Khan J, Archer KF, Holds JB, Seiff SR, Dailey RA. Infection after blepharoplasty with and without carbon dioxide laser resurfacing. Ophthalmology. 2003;110 (7):1430–2.

8. Goldberg RA, Li TG. Postoperative infection with group A beta-hemolytic Streptococcus after blepharoplasty. Am J Ophthalmol. 2002;134:908–10.

9. Kronish JW, McLeish WM. Eyelid necrosis and periorbital necrotizing fasciitis. Ophthalmology. 1991;98:92–8.

10. Weinfeld AB, Burke R, Codner MA. The comprehensive management of chemosis following cosmetic lower blepharoplasty. Plast Reconstr Surg. 2008;122 (2): 579–86.

11. Floegel I, Horwath-Winter J, Muellner K, et al. A conservative blepharoplasty may be a means of alleviating dry eye symptoms. Acta Ophthalmol Scand. 2003;81:230.

12. Hamawy AH, Farkas JP, Fagien S, et al. Preventing and managing dry eyes after periorbital surgery: a retrospective review. Plast Reconstr Surg. 2009;123:353–9.

13. Moss SE, Klein R, Klein BE. Prevalence of and risk factors for dry eye syndrome. Arch Ophthalmol. 2000;118:1264–8.

14. Leatherbarrow B, Saha K. Complications of blepharoplasty. Facial Plast Surg. 2013;29:281–8.

15. Hass AN, Penne RB, Stefanyszyn MA, et al. Incidence of postblepharoplasty orbital hemorrhage and associated visual loss. Ophthal Plast Reconstr Surg. 2004;20:426–32.

16. Mejia JD, Egro FM, Nahai F. Visual loss after blepharoplasty: incidence, management, and preventive measures. Aesthet Surg J. 2011;31:21–9.

17. Terella AM, Wang TD, Kim MM. Complications in periorbital surgery. Facial Plast Surg. 2013;29:64–70.

18. Korn BS, Kikkawa DO, Schanzlin DJ. Blepharoplasty in the post-laser in situ keratomileusis patient: preoperative considerations to avoid dry eye syndrome. Plast Reconstr Surg. 2007;119:2232–9.

19. Patel BC, Patipa M, Anderson RL, McLeish W. Management of postblepharoplasty lower eyelid retraction with hard palate grafts and lateral tarsal strip. Plast Reconstr Surg. 1997;99 (5) : 1251–60.

20. Demirci H, Hassan AS, Reck SD, Frueh BR, Elner VM. Graded full-thickness anterior blepharotomy for correction of upper eyelid retraction not associated with thyroid eye disease. Ophthal Plast Reconstr Surg. 2007;23 (1) :39–45.

21. Lee HB, Bradley EA. Surgical repair of lateral canthal web. Am J Ophthalmol. 2006;142:339–40.

16 除皱术（面部提升术）相关并发症

Daniella Vega, Sami Tarabishy, Jacob Wood,
Charles L. Castiglione

摘要

除皱术（面部提升术）是一种面部的美容年轻化手术，可以去除下垂冗余的皮肤、淡化皱纹和木偶纹、纠正面部脂肪流失和双下巴。面部除皱术在最常见的美容手术中位列第七（2014 年共进行 126713 例），是 65 岁以上人群最常接受的美容手术。若患者选择得当且避免出现并发症，患者对除皱术的满意率很高。本章将回顾除皱术术前评估和手术过程中的关键点，重点为识别和避免除皱术相关并发症。

16.1 引言

除皱术的历史可以追溯到 20 世纪初，那时的手术局限于简单的皮肤切除和缝合，不涉及皮下及深层组织。这些手术过程简单、易于操作，但缺乏对深层组织的处理，效果不持久。直到 20 世纪 70 年代早期，Skoog 描述了一些更加精细的手术技术，包括解剖和提拉 SMAS 筋膜（superficial muscular aponeurotic system，SMAS；浅表肌肉－腱膜系统）[3]。自此之后，SMAS 筋膜手术几经改良，包括 SMAS 折叠、小切口微创面部除皱、侧方 SMAS 切除、扩大 SMAS 提拉、复合除皱和骨膜下除皱等 [4]。现在的除皱术效果越来越好，因为瘢痕更短、恢复皮下组织容积、疗效持久、并发症减少。

16.2 术前评估

和其他外科手术一样，除皱术有出现并发症的风险，最常见的并发症是血肿 [2]。其他并发症包括皮瓣坏死、神经损伤、瘢痕形成及少见的感染 [5]。医生可以通过仔细的术前评估和制订手术方案设计特定的手术操作及完善的术后管理来最大限度降低并发症和患者不满意的发生风险。

术前评估和制订手术方案可能是确保正确选择患者及最小化并发症的最重要的步骤。除皱术的主要适应证是患者进行面部年轻化的可能性；绝对禁忌证包括出血倾向、麻醉 ASA Ⅳ 或 V 级；相对禁忌证包括使伤口不易愈合的疾病，如糖尿病、吸烟史或长期应用类固醇类药物 [6]。

一份完善的术前评估应阐明患者属于手术的适应证还是禁忌证，并包括患者的主诉、全面的病史及查体，以及患者的期望。

主诉确立了手术指征及患者的期望。患者可能存在面中部或下颌皮肤松弛下垂、鼻唇沟加深、木偶纹、面部脂肪流失或移位、下颌缘不美观、双下巴、颈部皱纹或颈部皮肤下垂等问题，这些都是除皱术的适应证 [6]。若患者存在眉下垂或眼睑皮肤过多等问题，则应考虑对患者进行提眉和（或）睑成形术。

完善的病史采集可以帮助确定手术禁忌证，应询问下列问题。

- 既往麻醉或手术的并发症。
- 易出现瘀斑或出血史。
- 目前抗凝药物的使用情况。
- 吸烟史。
- 植物性膳食补充剂使用情况。
- 化疗药物。
- 糖尿病。

这些重要问题有助于医生评估可能导致出血、麻醉或伤口愈合的禁忌证。例如与非吸烟者相比，吸烟者术后皮肤坏死的风险升高 12.5 倍 [2]。目前认为这与急性血管收缩导致组织相对缺氧和继发伤口延迟愈合有关。

医生应在术前根据病史评估患者潜在的出、凝血障碍，既往手术并发症的原因，以

确定患者是否适合手术。应至少在术前 2 周停用阿司匹林和非甾体抗炎药，术前 4 周戒烟，术前 2 周停用植物性膳食补充剂，术前数周停用化疗药物 [7]。

此外，患者还应进行心理疾病筛查，例如体像障碍和人格障碍，因为在影响美容手术结果中的因素中，心理健康与身体健康同样重要 [8]。

接下来，做全面的体格检查并明确记录目前患者面部老化的症状及是否适合做除皱术，查体的内容应包括如下。

- 骨性结构（颧部、下颌）。
- 面部对称性。
- 面神经功能。
- 头发及发际线的特点。
- 耳及耳垂的位置。
- 下颌下腺。
- 颈阔肌带。
- 肤色、皮肤松弛度、皮肤萎缩情况。
- 面部皱纹。
- 陈旧性瘢痕。
- 皮肤变色、毛细血管扩张。
- 面部脂肪（颧脂肪垫、面中部、颏下）。
- 鼻唇沟。
- 深颈纹。

最后，在术前评估中，医生必须明确患者对手术的期望和目标。和所有美容手术一样，医生应注意观察患者对手术效果和恢复是否有现实的期望、是否能够意识到可能需要修复，这很重要。医生应该首先听取患者对美容的期望，然后双方共同探讨现实的目标。这一讨论必须诚实和开放，要在手术前进行，以便建立互相信任的医患关系，避免术后出现次优结果 [7]。

16.3 术中的关键点

医生可以透照皮瓣以确保解剖平面正确，合适的皮瓣下带有皮下脂肪，光线会透过；若皮瓣太厚，光线会变暗，医生需要调整解剖层次。解剖过深可能导致腮腺损伤[7-9]。

从麻醉诱导到顺利拔管的过程中，医生的每个操作步骤对于避免术中并发症都很重要。麻醉诱导后，气管插管可以固定于中切牙，避免因胶带粘在面部而使面部结构扭曲。恰当的患者体位有助于正确地暴露手术视野和进行无菌操作。从注射局部麻醉药到切皮的时间应该足够长，以保证肾上腺素生效。医生应对患者进行仔细标记，手术切口要精确。皮肤切开一般使用15号手术刀；分离皮瓣时，最初几厘米应使用肌腱剪，之后使用除皱剪，避免损伤皮瓣并保证皮瓣的厚度合适。

在皮瓣解剖过程中还可能损伤其他关键结构，包括各种神经和血管。若在颞部发际线前方解剖过深，面神经的颞支受损伤；若在颈阔肌下解剖下颌骨远端，面神经的下颌缘支边缘和颈支易受损伤。后颈部皮瓣的解剖应在非常浅的层次进行，以避免损伤耳大神经和颈外静脉。在进行更后方的解剖时，副神经易受损伤[7,10]。

一些辅助的外科操作可以改善效果。可单独进行颏下或下颌吸脂，也可与脂肪移植联合进行，以改善面部轮廓和对称性。SMAS瓣折叠可以使面颊更年轻、鼻唇沟变浅，但操作时应精细小心，以免损伤深部结构[7]。颈阔肌折叠或离断可使颈部恢复年轻的外观，操作时也必须小心谨慎，避免损伤前面提到的深层结构。

16.4 术后并发症

16.4.1 血肿

血肿是除皱术后最常见的并发症。扩张性血肿通常发生在术后24小时内，应及时处理，以避免组织缺血水肿后继发皮瓣坏死[11]。医生可以通过加压包扎（压力不可过大，以避免组织缺血）、放置引流、平稳拔管、避免抗凝和抗血小板药物的使用及适当控制血压来避免发生血肿。血肿的治疗包括及时手术探查、清除血肿和控制出血。对于较小的单侧血肿，若患者血压控制满意，可在床旁清除血肿[12]。

避免术后高血压对于防止血肿形成非常重要。医生应嘱咐患者在手术当天早上服用降压药物，并在术中及术后使用β受体阻滞剂、钙通道阻滞药或α受体激动剂控制患者的血压。在没有高血压病史的患者中，血肿发生率约为3%；但在有高血压病史及男性患者中，血肿发生率升至8%[13]。此外，医生也应控制其他可能导致血压升高的因素，包括疼痛、焦虑、恶心和呕吐[12]。

在服用抗凝、抗血小板或非甾体抗炎药的患者中，血肿发生率较高。若怀疑患者有血小板功能受损，可以在术中静脉注射去氨加压素[14]。另外，一些食物药物可能具有抗血小板或抗凝作用，例如大蒜、生姜、维生素E、鱼油、氨基葡萄糖和绿茶，应在术前2~3周停用[15]。此外，同期行开放前路颈阔肌成形术和除皱术显著增加了术后发生血肿的风险[16]。

16.4.2 感染

感染是除皱术后非常罕见的并发症。尽管几乎没有证据支持抗生素的有效性，围手术期常用针对皮肤病原菌的抗生素，如头孢类或万古霉素[7]。耳前感染可由定植于耳道的铜绿假单胞菌引起，通常口服环丙沙星有效[16]。感染也可由缝线脓肿引起，拆除缝线及进行局部伤口护理有效。耳郭软骨有严重红斑者，应口服覆盖革兰阳性皮肤菌群和铜绿假单胞菌的抗生素[7]。

16.4.3　神经损伤

据报道，除皱术神经损伤的发生率为0.7%~2.5%[9]。如果手术明确造成了神经损伤，最好进行神经修复，可修复的神经包括面神经、耳大神经和副神经。如果麻醉中未使用肌肉松弛药，则可以通过神经刺激识别损伤神经的远端。一旦确定了神经损伤，可以使用 6-0 尼龙线或类似的缝线进行修复[7]。疼痛性神经瘤是神经损伤和神经修复后的罕见并发症[11]。

因为局部麻醉药的影响，手术后 12 小时内患者常有轻度的暂时性面瘫[17]。持续性神经损伤可在手术数天后确诊，通常继发于抽吸、烧灼、缝线或手术分离，一般会在 3~4 个月恢复[11,17]。若神经功能在 2 年内不能恢复，且感觉和运动功能都出现问题，那么应考虑永久性神经损伤。最常见的感觉神经损伤是耳大神经损伤。若在术中及时发现并修复，感觉功能一般可以恢复，但可能需要 12~18 个月才能完全恢复。面神经颞支是最常损伤的运动神经，可以在术后 18~24 个月恢复，但其中 0.1% 的病例为永久性损伤[7]。术中面神经颊支的损伤可能比颞支更多见，但是由于神经末梢呈树枝样，且侧支神经丰富，颊支的损伤很难被注意到[3,9]。在运动神经恢复过程中及运动神经永久性损伤后，可以使用麻痹剂，如肉毒毒素来恢复面部对称性[10]。此外，如果运动神经损伤引起的面部不对称非常严重，可通过其他手术进行修复，例如面神经颞支损伤造成的眉下垂可通过提眉术解决[7]。其他可能受损的神经包括面神经的下颌缘支、颧支、颈支和脊副神经，永久性损伤的发生率不到 1%[18]。

16.4.4　皮瓣坏死

皮瓣坏死是除皱术后的罕见并发症。术前患者吸烟和有糖尿病病史，术中皮瓣张力过大和过薄及术后血肿和敷料过紧，都可能增加皮瓣缺血的发生率[19]。术后留置引流可以减少皮瓣下方的渗出积液，但尚未有证据证明这对血肿形成或减轻有影响[10]。减少盐和水的摄入也可以降低术后发生组织水肿的概率[20]。

组织缺血常发生于耳周区，表现为明显的瘀斑。对皮瓣坏死和脱皮的治疗通常采用保守的局部伤口护理[10]。有时，硝酸甘油糊剂等辅助剂可以降低皮肤全层坏死的可能。浅表表皮松解通常能顺利愈合。应在坏死区域界限清楚后再清创。此外，清创区应该涂抹抗菌药膏，直到完成二期愈合[7]。切记不可进行早期伤口和瘢痕修复，必须在组织成熟和软化后才能进行进一步处理。

16.4.5　瘢痕位置不佳和其他畸形

医生必须注意并处理下列常见并发症：瘢痕位置不佳、耳畸形、增生性瘢痕或瘢痕疙瘩、轮廓畸形和脱发及发际线扭曲。

"精灵耳垂"是一种典型的畸形，其出现是由于术中处理耳垂下皮瓣时切除了过多的皮肤，耳垂与脸颊的缝合被向下拉，导致耳垂沿着脸颊伸长，留下"精灵"的外观，这对除皱术后的美学产生负面影响[21]。

增生性瘢痕或瘢痕疙瘩可以通过注射曲安奈德治疗。在除皱术至少 6 个月后，瘢痕成熟且松弛，可以通过瘢痕修复治疗变宽、不规则或非常明显的瘢痕[10]。

轮廓畸形在术后早期很常见，但随着水肿消退和愈合，轮廓畸形一般会逐渐消失。轮廓畸形可持续数月时间，温和的局部按摩可以加速其恢复。如果轮廓畸形持续存在，可以通过真皮填充物注射和脂肪注射来改善畸形，恢复面部对称性[7]。

脱发和发际线不对称是由切口位置不当、皮瓣张力过大、电烧灼损伤毛囊或切口未能斜切、颞部头发和颞部发际线掀起或破坏所致。外用米诺地尔可以缩短暂时性脱发的时间。永久性脱发需通过切除脱发区域或毛发移植来解决。毛发移植可将单个毛囊单位移植入脱发区域。应在确诊永久性脱发后（通常需要大约 12 个月）再决定进行手术治疗[7]。

16.4.6　腮腺瘘

医源性腮腺损伤是除皱术的罕见并发症，可导致腮腺涎腺囊肿和瘘管等术后并发症，主要症状包括水肿、经切口流出浆液性液体、红斑和疼痛。治疗包括早期引流和观察，如果症状持续不缓解，可于腮腺注射肉毒毒素[9]。

16.4.7　"对术后效果不满意"

医生应牢记患者选择是获得满意结果的关键。无论手术的质量和结果如何，总有一些患者对术后效果不满意。这再次证明了一个观点，即医生在手术之前必须充分了解患者的目标和期望。

结语

面部除皱术或面部提升术是面部年轻化的金标准手术。一般来说，只有医生进行彻底的术前评估、制订合适的手术计划、进行精细的手术操作和详细的术后管理，才能保证患者的高满意率。医生的手术目标是避免任何并发症；但如果确实发生了并发症，医生需妥善处理。与任何美容手术一样，无论是否发生并发症，管理患者的期望都是至关重要的。

除皱术后 2 天出现的单侧血肿，需要急诊手术清除血肿

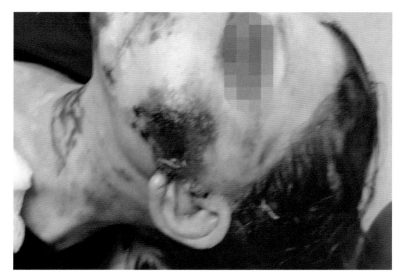

该血肿的近距离特写，可以看到局部缺血、皮肤即将坏死

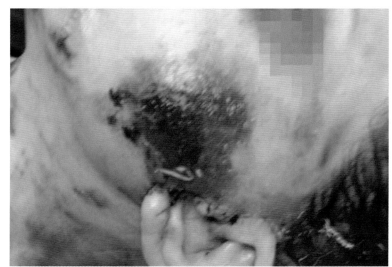

术后头部敷料过紧造成皮肤坏死后的瘢痕

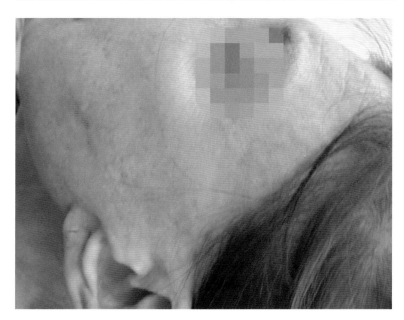

同一名患者，在接受保守治疗后，皮肤坏死部位留下了难看的瘢痕

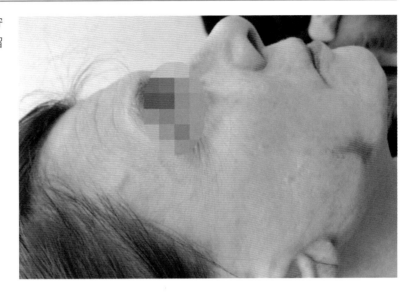

重要的结构：腮腺和面神经（作者：Jacob Wood, MD）

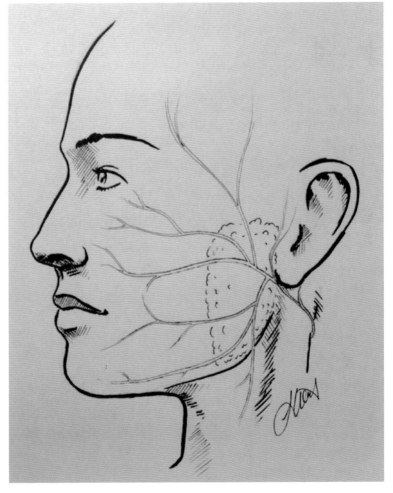

（常国婧 译，黄久佐 审校）

参考文献

1. Cosmetic Surgery National Data Bank Statistics. The American Society for Aesthetic Plastic Surgery, New York. 2015. http://www.surgery.org/media/statistics. Accessed 17 Oct 2016.

2. Gupta V, Winocour J, Shi H, Shack R, Grotting J, Higdon K. Preoperative risk factors and complication rates in facelift: analysis of 11,300 patients. Aesthet Surg J. 2015;36 (1): 1–13.

3. Skoog T. Plastic surgery. Philadelphia: Saunders; 1974.

4. Kim B, Choi J, Lee Y. Development of facial rejuvenation procedures: thirty years of clinical experience with face lifts. Arch Plast Surg. 2015;42 (5): 521.

5. Moyer J, Baker S. Complications of rhytidectomy. Facial Plast Surg Clin North Am. 2005;13 (3): 469–78.

6. Jacono A. SMAS facelift rhytidectomy. 2015. emedicine. medscape.com. Accessed 17 Oct 2016.

7. Chaffoo R. Complications in facelift surgery. Facial Plast Surg Clin North Am. 2013;21 (4): 551–8.

8. Herruer J, Prins J, van Heerbeek N, Verhage-Damen G, Ingels K. Negative predictors for satisfaction in patients seeking facial cosmetic surgery. Plast Reconstr Surg. 2015;135 (6): 1596–605.

9. Lawson G, Kreyerman P, Nahai F. An unusual complication following rhytidectomy: iatrogenic parotid injury resulting in parotid fistula/sialocele. Aesthet Surg J. 2012;32 (7): 814–21.

10. Wan D, Small K, Barton F. Face lift. Plast Reconstr Surg. 2015;136 (5): 676e–89e.

11. Stuzin J. MOC-PSSM CME article: face lifting. Plast Reconstr Surg. 2008;121 (MOC-PS CME Coll) : 1–19.

12. Baker D, Chiu E. Bedside treatment of early acute rhytidectomy hematomas. Plast Reconstr Surg. 2005;115 (7):2119–22.

13. Baker D, Stefani W, Chiu E. Reducing the incidence of hematoma requiring surgical evacuation following male rhytidectomy: a 30-year review of 985 cases. Plast Reconstr Surg. 2005;116 (7): 1973–85.

14. Palaia D, Rosenberg M, Bonanno P. The use of DDAVP desmopressin reduces the incidence of microhematomas after facioplasty. Ann Plast Surg. 2001;46 (5): 463–6.

15. Wong W, Gabriel A, Maxwell G, Gupta S. Bleeding risks of herbal, homeopathic, and dietary supplements: a hidden nightmare for plastic surgeons? Aesthet Surg J. 2012;32 (3) :332–46.

16. Roland P, Stroman D. Microbiology of acute otitis externa. Laryngoscope. 2002;112 (7) :1166–77.

17. Warren R, Aston S, Mendelson B. Face lift. Plast Reconstr Surg. 2011;128 (6) :747e–64e.

18. Matarasso A, Elkwood A, Rankin M, Elkowitz M. National plastic surgery survey: face lift techniques and complications. Plast Reconstr Surg. 2000;106 (5): 1185–95.

19. Barton F, Liu J. The aging face: rhytidectomy and adjunctive procedures. Selected readings in plastic surgery. 2001. www.srps.org.

20. Barton F. Facial rejuvenation. St. Louis, MO: Quality Medical Pub; 2008.

21. Niamtu J. Complications in facelift surgery and their prevention. Oral Maxillofac Surg Clin North Am. 2009;21 (1): 59–80.

17 颈部提升术并发症

Erik Nuveen, Tian Ran Zhu, Mo Banki

摘要

颈部提升术或颈成形术是一种常见的手术方法，它可以改善颈部和下颌的软组织轮廓，形成年轻美观的颈颏角。其并发症种类多，虽然罕见，但确实会在颈部提升术后发生，包括需要急诊手术清除的急性血肿和轻度自限性的轮廓不规则。为了确定适当的预防策略和及时的干预措施以最大限度地降低手术风险，了解颈部年轻化治疗并发症的各种病因至关重要。此外，适当选择患者，掌握头颈部的解剖结构，对外科操作技术的不断钻研，以及全面的术后管理，都是减少和预防颈部提升术并发症的关键因素。

17.1 引言

颈部问题可能是 40~75 岁患者进行有关颌面美容手术咨询的最常见原因。颌面部解剖结构在患者群体中差异很大，其中包括下颌骨、气道位置及其支撑结构，以及肌肉组织、皮下脂肪和皮肤。皮肤就像一块布，覆盖在深层结构表面。仔细的术前评估至关重要，因为在诊断后提出适当的治疗建议才能使患者满意。矫正或改善颈部外观的方式包括非手术治疗和外科手术治疗。

非手术治疗包括使用药妆、化学剥脱、激光换肤、超声波治疗和皮肤磨削。手术治疗包括颏下脂肪成形术、隆颏术、单纯前颈部提升术（颈阔肌成形术）和全颈部提升术。

颈部美容治疗的目标是为了改善以下位置。

（1）颈颏角。

（2）下颌线至锁骨之间的皮肤松弛。

（3）下颌线。

（4）颈纹。

（5）颏下及其以上和（或）单纯颏下脂肪堆积。

（6）支撑颌下腺。

对颌面美容患者的颈部评估应从获得照片记录开始。正面、左右侧位及左右斜位的照片应做标准化处理，用同一个照相机、保持相同距离进行拍摄，并使用理想的、相同的灯光进行照明。同时，患者的脸部必须与地板平行。且照相机也必须保持在相同的法兰克福平面。在理想情况下，应由同一人对所有照片和其后期剪辑负责。在病历中没有特殊标记和正当理由者，不得在医疗文件中对数字图像进行修饰和修改。所有患者必须同意拍照。对于图像的使用和限制需要详细说明，患者需要表达同意或反对意见。

然后用这些图像对颈部区域进行客观和可重复的分析。Ellenbogen 和 Karlin 创建了一个由五个视觉标准组成的颈部评估清单[1]。最值得注意的是其对于下颌缘和颈颏角 105°～120° 的说明。Zweig 在 2000 年出版的《口腔颌面外科手术图谱》中，对于面颈部区域进行了唯一一次专业且详尽的论述[2]。颏最低点（Menton）是侧位图像上显示的颏区曲线的最低点。颈点位于过颏最低点的切线与沿颈前缘所绘切线的交点。零子午线是由鼻根到鼻中隔下点的连线。然后，将下面部与零子午线及一条从鼻中隔下点到颏前点的线进行比较，以确定颏部是突出的还是后移的。颏部的形状和位置必须根据它为颈部区域提供的支撑和从下巴到颈部的颏下距离来评估[3]。Dedo 提出了一个颈部的分类体系，有Ⅰ～Ⅳ级，按照皮肤松弛、脂肪堆积、颈阔肌条索、颌后缩和低舌骨的程度进行分级[4]。理想情况为：舌骨应低于下颌骨下缘至少 20mm，且不超过下颌骨中体的前缘[5]。

年龄是评估和制订颈部区域最理想诊疗计划的相关因素，并发症的发生率和患者对手术效果的满意程度均与年龄的增长有关。这可能是皮肤弹性丧失、进行性激素缺乏、颌面部支撑骨再吸收或随着年龄增长出现的一般医疗并发症（如高血压）发生率增加的结果[6,7]。关于效果的持续时间和并发症增加应详细讨论，并记录在案。应评估和记录皮肤弹性。Ⅰ型和Ⅲ型纤维胶原合成减少是慢性皮肤老化的特征之一，在光损伤中更严重。这已经用组织学和超微结构的方法进行了详细研究。而且长期接受紫外线照射的皮肤组织中金属蛋白酶（metalloproteinases, MMP）上调，这很可能是造成光损伤皮肤胶原蛋白断裂的原因。在皮肤自然或慢性老化的过程中，紫外线辐射逐渐增强时，MMP 同样会快速上调[8]。最终的结果是皮肤变薄，呈现绉纸样外观，同时伴随颏部轮廓消失、支持韧带松弛及皮下组织或颈阔肌下脂肪沉积[9]。

颈纹是患者的常见关注点，其发生可能与颈阔肌有关。明确识别下颌下腺下垂，对于患者的术前讨论、手术方式选择及评估手术相关的风险和并发症都有至关重要的作用。

17.2　颏下及颈部脂肪切除术

在手术开始前，用 Klein 液进行肿胀浸润 10 分钟，以达到减少出血和麻醉的目的。于颏下纹后 3.0mm 处做一个颏下切口，用 1.5~2.5mm 的吸脂针在 19.0mmHg（1mmHg= 0.133kPa）的压力下进行抽吸。在皮肤下保留 3.0～5.0mm 厚的皮下脂肪，以减少皮肤纤维化和浅筋膜的附着，这样可以最大限度地降低术后发生外观畸形和医源性颈部皮肤挛缩的风险。吸脂经验丰富的外科医生普遍认为"留下什么比去除什么更重要"。吸脂创伤很小，而且一般认为吸脂针的活动会对脂肪层和真皮造成足够的创伤，以达到预期的效果，使患者满意。常使用开放式吸脂或定向吸脂术，后者是定向控制的，这样可以抽吸深内侧而不是表浅的皮侧。此外，在接近面动脉和颌下腺区域前缘的下颌缘神经时，必须把吸脂局限在下颌骨边缘或其上方。在颈部手术中，面神经下颌缘支暂时性麻痹的发生率为0.003% ~ 1%[10]。许多医生认为，术后加压敷料至关重要，用 0.64~1.3cm（1/4 ~ 1/2 英寸）的闭孔泡沫衬垫覆盖皮肤，然后用巴尔通千头绷带包扎，可应用 CoFlex 或类似产品。必须特别注意限制舌骨水平的压力，因为这个部位的皮肤通常非常薄，可能会因加压过度造成局部坏死。常规在手术后 6 小时取下敷料，在随后 4 天应用面部弹性加压套，全天 24 小时佩戴。

颏下区吸脂通常效果不显著，因为这项技术不能解决颈阔肌、颈阔肌下脂肪或颌下腺下垂及小颏畸形的问题。此手术适用于舌骨位置理想、下颏位置良好和皮下脂肪丰富的患者。医生在颏下区问题的诊治中最常见的错误是：会错误地推荐患者做吸脂，但实际上创伤更大、疗效更确切的手术会使患者更满意。

17.3 隆颏术

头影测量评估颏骨性结构和其覆盖软组织是必要的，但不是强制性的。常规用与地面平行的法兰克福平面的侧位照片进行临床检查就足够了。口唇处于静止和闭合状态的照片可能表明颈肌紧张。软组织对骨性或实性硅胶假体的反应为 1 : 1，即每垫高 1mm 下颏，颏最低点软组织突起增加 1mm。在距颏下线后约 1.0mm 处做 3.5cm 切口，直接由此进入下颌骨颏部下缘，在骨膜下平面完成深度为 4.0cm，位于下颌骨下缘上，由外侧至中线的横向隧道。

用聚维酮碘溶液重新消毒皮肤，并用聚维酮碘溶液浸泡假体。首先将假体远端插入骨膜下隧道，中间点部由助手用大齿钳抓住，以防止其从洞口突出，而同时主刀医生用细齿镊握住另一端，将近端塞进骨膜下隧道。中线处用 3-0 薇乔缝线固定，以确保愈合时对位正确。若高效熟练地进行操作，整个过程平均需要 7 分钟。

17.4 单纯颈前部提升

通常在切开皮肤之前进行所有上述脂肪抽吸。切口位于颏下线后 2.0 ~ 3.0mm，长度 3.5cm。彻底打开皮下平面，并在皮瓣上保留 3.0 ~ 5.0mm 脂肪。这就形成了一个可见的腔隙，可以对颏下区的浅表肌肉和脂肪进行全面处理。合理使用电刀，以减少热损伤，从而减轻术后疼痛[11]。用电刀直接切除正中交叉和颏下脂肪。找到颈阔肌的内侧边界，并根据需要进行广泛的颈阔肌下剥离，以便于治疗颌下腺，并将以侧方为蒂的皮瓣无张力向中线推进。在颈部皱褶的水平回切，完全切断颈阔肌。在头侧颈阔肌瓣内侧缘的最下方，埋入一条 4-0 PDS 缝线，并固定于舌骨筋膜上。将颈阔肌缝线从颈点处一直缝至颈最低点，然后再缝回到起点并打结。如果发现颌下腺下垂，临床上可选择承担其固有风险及并发症来切除腺体浅叶，也可选择采用内侧颈阔肌成形术来支持腺体[12]。文献记录了许多不同的操作技术和方式，它们的结果差别不大[13]。颈颏角角度非常钝的患者，采用全颈阔肌切除术治疗效果通常最理想，手术包括二腹肌前腹切除和颌下腺悬吊术或切除术。

17.5 全颈部提升

上述单纯颈前部手术可加做耳后皮肤切口，以治疗超出纤维化和弹性收缩能力的赘余皮肤。这种耳后入路还允许手术医生在颈阔肌后缘增加一个向后的牵引力，并将其固定在乳突表面筋膜或骨膜上，以增加美观性和持久性。尽管临床研究结果显示，患者满意且效果持久[14]，但作者发现使用Giampapa缝合技术会产生令患者抱怨的"勒死"表现和在颈点处形成人造外观。颈部手术主要有两种并发症：术后即刻并发症和术后延迟并发症。

术后即刻并发症包括如下。

（1）血肿。

（2）血清肿。

（3）感染。

（4）术后恶心。

（5）头部加压包扎引起的精神抑郁。

（6）皮肤缺血性坏死。

（7）伤口裂开。

（8）感觉缺失。

（9）运动神经功能障碍。

（10）不对称。

（11）术后疼痛控制不良。

（12）涎腺囊肿。

（13）皮肤穿孔。

术后延迟并发症包括如下。

（1）纤维化。

（2）颈部眼镜蛇畸形。

（3）复发性颈纹。

（4）面部不对称。

（5）严重瘢痕。

（6）疗效不持久。

（7）唾液腺下垂。

（8）下颌假体下骨修复。

（9）静脉血栓栓塞。

17.6 预防策略

颈部手术的相对禁忌证包括：①吸烟和（或）酗酒；②胶原血管病；③营养不良；④出凝血疾病；⑤使用维A酸、大剂量类固醇或免疫抑制剂；⑥健康状况差（如高血压控制不良、糖尿病控制不良、严重慢性气道疾病、严重慢性阻塞性肺疾病）。所有患者在手术前都应改善健康状况。

17.7 血肿

血肿是颈部手术最常见的并发症（图17.1），据文献报道发生率为1.0%~9.0%。男性患者的发病率是女性的7倍多，其原因为睾酮的作用和血压波动的影响[15]。应根据主治医师的建议停用血液稀释剂或抗血小板药物。术中和术后患者血压应维持在最佳水平[16]。在术前至少30分钟，口服可乐定（作用于中枢的α2肾上腺素受体激动剂）0.25mg，可以降低术中平均血压，效果在2~4小时达到高峰。该药的优点是有温和的镇静特性，并在与其他镇静剂共同使用时产生协同作用，术后药效持续12~16小时。可乐定的副作用是有剂量依赖，包括（体位性）低血压、心动过缓、精神不振、

图 17.1 39 岁女性，接受上睑整形术、开放入路鼻中隔成形术和前路颈阔肌成形术。术后 17 小时出现颏下血肿。通过直接开放抽吸血肿、手法按摩处理，随后 6 周用手持体外超声设备治疗（1.0Hz，振幅 2.5）

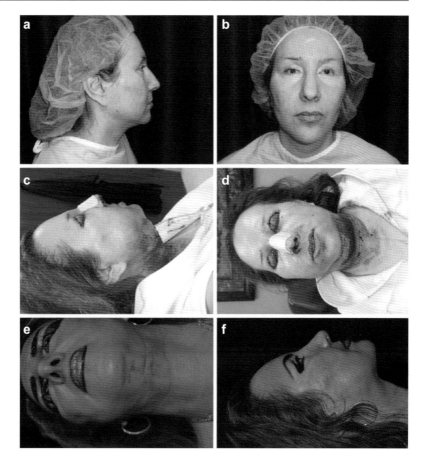

虚弱和嗜睡，原理是可乐定刺激大脑的 α 肾上腺素受体，从而抑制中枢神经系统的交感神经兴奋性，进而降低外周血管阻力、肾血管阻力、血压和心率[17]。使用肿胀液（如 Klein 溶液）浸润是当今几乎所有颌面美容手术的标准做法。在开放式手术中必须使用电刀进行细致的止血。术后使用加压服理论上限制了无效腔的发生，并在术后立即为松弛的组织提供支持。

大部分颈部血肿发生于手术后 12 小时内。体积小于 3.0ml 的小血肿需要观察和复查，因为液化最常见于手术后 10～14 天。一旦血凝块液化，应当用 18g 针抽吸，以加速其吸收和恢复，并防止因局部积血刺激而引发的纤维化。大血肿患者可能需要在局部麻醉、静脉麻醉或全身麻醉下进行二次手术，以便完全清除血肿，并通过电刀或缝线结扎的方法直接控制活动性出血。放引流管并不能预防血肿形成。从患者心理角度考虑，放置引流管可以让患者觉得已经做好万全措施因而能够放心，但是血肿确实不会因此消失。

17.8 感染

颈部手术后的细菌感染非常罕见。近年来，关于面部美容手术后是否需要使用抗生素一直争论不断。目前认为，如果能确保手术区域清洁，一般不推荐使用抗生素。如果选择静脉注射抗生素，应在切皮前 60 分钟内注射，以便在最常见的细菌侵入时达到最大治疗剂量。

皮肤菌群通常包括如下。

- 表皮葡萄球菌。
- 金黄色葡萄球菌。
- 缓症链球菌。
- 化脓性链球菌。
- 痤疮丙酸杆菌。
- 棒状杆菌。
- 不动杆菌。
- 铜绿假单胞菌。

清洁手术后，皮肤菌群引起手术部位感染（surgical site infections，SSIs）的主要微生物包括链球菌、金黄色葡萄球菌和凝固酶阴性葡萄球菌[18]。目前推荐的术前抗生素是第一代头孢菌素；如果患者有过敏史，推荐的替代药物是克林霉素；不能用第一代头孢菌素或克林霉素的患者可考虑使用万古霉素和（或）庆大霉素。所有用可吸收缝线缝合切口

的患者都应外用凡士林或抗生素药膏保湿，以便于缝线的吸收。莫匹罗星软膏适用于确定耐甲氧西林金黄色葡萄球菌（MRSA）定植，或培养结果提示 MRSA 的患者。

颈部区域任何会形成小腔室的操作都必须遵循基本的外科原则：切开引流，在等待革兰染色结果的同时使用广谱或经验性抗生素；必要时，可以根据培养和药敏结果调整为更窄谱和更合适的抗生素。因为发生感染的患者极其罕见，所以要高度怀疑是异常菌群和以往未曾考虑到的医疗因素在作祟。

17.9 面神经损伤

颈部手术中最常见受损的面神经分支是下颌缘支（marginal mandibular branch，MMB）。此分支的位置变异性小，且已有很好的研究记录（图 17.2）[19-25]。

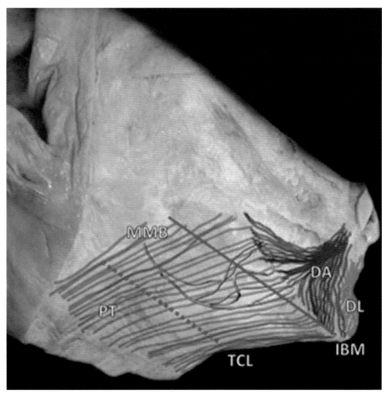

图 17.2　面神经下颌缘支的解剖位置和走行。MMB：下颌缘支；PT：颈阔肌；DA：降口角肌；DL：降下唇肌；IBM：下颌缘；TCL：3cm 线

为了避免下颌缘支损伤导致此神经支配的肌肉瘫痪，在整个手术过程中保持理想的解剖平面是最重要的。这一点在面动脉和静脉区域最为重要，因为此处神经穿过下颌骨下缘向头侧走行[26]。神经支配区的面部表情肌出现暂时性麻痹常见，最常见的原因是肿胀液浸润。在术后16~24小时的随访检查中，可发现这些肌肉的轻微暂时性麻痹。医生和患者经过深入且详细的沟通后，可采用期待疗法，避免干预。如果患者请求进行干预，则可以应用神经毒素，使对侧局部肌肉部分瘫痪而获得对称的效果。可以根据所用神经毒素制剂的浓度调整瘫痪的持续时间。

17.10　血清肿

在首次颈部手术中很少出现浆液性积液，但可能需要用针穿刺抽吸这个腔隙以迅速解决问题（图17.3）。二次手术后血清肿更常见，这可能跟与浅表筋膜相联系且与颈阔肌延续的淋巴管损伤有关。颈部再次手术

后使用引流管的考虑是合理的。Blake引流管或Jackson-Pratt引流管均可于小叶下或耳后区域引出，当24小时内液体引出量不超过5.0ml时，才可拔出引流管。

17.11　表皮松解症

表皮松解症是因皮肤、表皮或真皮某些组成部分坏死而导致皮肤脱落的一种疾病。其原因可能是水分离、热损伤、头部敷料压迫，最常见的原因是颈纹处张力过大。与所有伤口一样，确认此症状是否为患者故意造成的很重要。因诉讼原因而故意制造并发症的患者可能会使用卷发棒、指甲或冰袋造成伤害。这一区域通常在几天内感觉减弱，意外的过度高温或低温会导致这种损伤。手术联合换肤治疗也可能导致局部血供障碍和皮肤受损。

保守治疗和持续伤口护理是最好的处置措施。每天使用抗菌肥皂和水进行清洁，然后使用封闭敷料或非封闭水凝胶软膏维持理想的水化，其目的是保持伤口清洁、无污

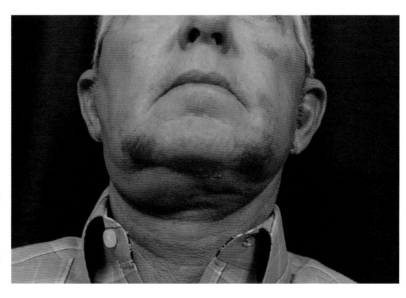

图17.3　64岁男性，接受面颈部除皱术，术后1周出现颏下血肿。抽吸血肿后，用生理盐水冲洗，随后手法按摩6~8周

染，提供理想的再上皮化环境。该过程通常需要逐步从凡士林向水凝胶或银离子水凝胶过渡，直到完成再上皮化。

17.12　皮肤轮廓畸形

由于手术或换肤造成损伤，皮肤会收缩，不同的人皮肤收缩能力有差别（图 17.4）。如果皮瓣的真皮下脂肪厚度小于 3.0mm，则可能更容易黏附在浅筋膜或颈阔肌上。由于二次颈部手术更容易形成血清肿，因而可能发生严重的纤维化和粘连。主要的处理措施是积极观察，并向患者强调随着时间推移，症状会自行好转。

17.13　涎腺囊肿

浅表肌肉－腱膜系统（SMAS）与颈阔肌筋膜相连续。在进行颈部提拉手术时，通常在颈阔肌的浅面和深面进行分离，紧邻腮腺咬肌筋膜，或直接在颌下腺处进行腺体切

除。涎腺囊肿并不常见（图 17.5），一旦形成，可通过针吸、压迫和使用神经毒素的方法减少唾液的产生。若吸出液中存在淀粉酶，则可确诊涎腺囊肿。

结语

颈部年轻化手术可显著改善颈颏角，使其外观更年轻。完备的术前评估、细致的术中操作技术和适当的术后护理对于确保手术的成功至关重要，更重要的是能够确保患者安全，并令其对手术结果满意。紧急并发症包括活动性血肿，需要立即清除血肿，密切随访。术后可能形成硬结，若皮肤轮廓畸形持续存在，则需手术修复。耳大神经损伤是最常见的感觉神经损伤，面神经下颌缘支损伤是最常见的运动神经损伤。虽然手术后感染并不常见，但外科医生应该警惕，因为 MRSA 导致的感染性并发症逐年增加。最后，任何在初次手术后不能解决的颈纹都可以通过注射肉毒毒素或通过颈阔肌成形术或

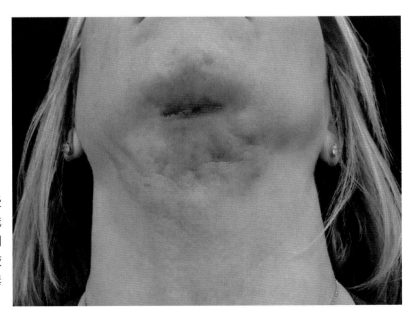

图 17.4　34 岁女性，接受颈阔肌成形术和下颌下腺浅叶切除术。术后 6 周穿刺发现浆液和唾液的混合性液体，加压包扎、注射肉毒毒素治疗

图 17.5 在慢性血清肿或涎腺囊肿 3~6 个月后常会出现间歇性纤维化。随时间推移、进行手法按摩和体外治疗性超声后痊愈

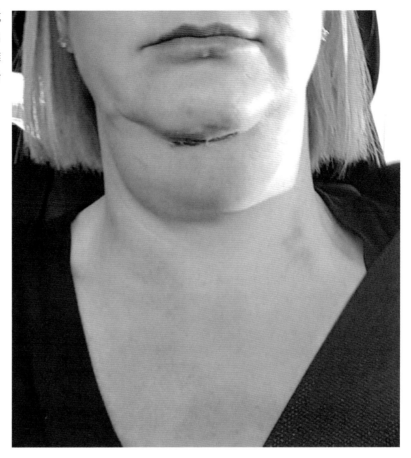

颏下成形术来解决。总的来说，颈部年轻化治疗是一种相对安全的手术，效果好，几乎没有并发症。

（阎昱丞　王文倩 译，丁文蕴 审校）

参考文献

1. Ellenbogen R, Karlin JV. Visual criteria for success in restoring the youthful neck. Plast Reconstr Surg. 1980;66:826–37.
2. Zweig BE. Esthetic analysis of the cervicofacial region. Atlas Oral Maxillofac Surg Clin North Am. 2000;8(2):1–11.
3. Porter G, Quinn F. Preoperative evaluation of the aesthetic patient. Grand Rounds Presentation, UTMB, Dept. of Otolaryngology DATE: 21 Apr 2004.
4. Dedo DD. How I do it- plastic surgery. Practical suggestion of facial plastic surgery. A preoperative classification of the neck for cervicofacial rhytidectomy. Laryngoscope. 1980;90:1894–6.
5. Stella JP, Epperson BN. Systematic aesthetic evaluation of the nose for cosmetic surgery. Oral Maxillofacial Surg Clin North Am. 1990;2:273–87.
6. Rohrich RJ, Pessoa JE. Aging one the facial skeleton: aesthetic implications and rejuvenation strategies (discussion). Plast Reconstru Surg. 2011;127:384–5.
7. Mendelson B, Wong C-H. Changes in the facial skeleton with aging: implications and clinical applications in facial rejuvenation. Aesthet Plast Surg. 2012;36(4):753–60. https://doi.org/10.1007/s00266-012-9904-3.
8. Varani J, Dame MK, Rittie L, et al. Decreased collagen production in chronologically aged skin: roles of age-dependent alteration in fibroblast function and defective mechanical stimulation. Am J Pathol. 2006;168(6):1861–8.
9. Furnas DW. The retaining ligaments of the cheek. Plast Reconstr Surg. 1989;83(1):11–6.
10. de Castro CC, Aboudib JH, Roxo AC. Updating the concepts on neck lift lower third of the face. Plast Reconstr Surg. 2012;130(1):199–205.
11. Guerrosantos J, Spaillat L, Morales F. Muscular lift in the cervical rhytidoplasty. Plast Reconstr Surg. 1974;54:127–31.

12. Feldman JJ. Corset platysmaplasty. Clin Plast Surg. 1992;19:369–82.

13. Farrier E, Eisner L, Wright HV. Techniques for rejuvenation of the necks platysma. Facial Plast Surg Clin North Am. 2014;22(2):243–52.

14. Giampapa V, Bitzos I, Ramirez O, Granick M. Suture suspension platysmaplasty for neck rejuvenation revisited: technical fine points for improving outcomes. Aesthet Plast Surg. 2005;29(5):341–50. Discussion 351–2.

15. Maricevich MA, Adair MJ, Maricevich RL, et al. Facelift complications related to median and peak blood pressure evaluation. Aesthet Plast Surg. 2014;38(4):641–7.

16. Ramanadham SR, Mapula S, Costa C, Narasimhan K, Coleman JE, Rohrich RJ. Evolution of hypertension management in face lifting in 1089 patients: optimizing safety and outcomes. Plast Reconstr Surg. 2015;135(4):1037–43.

17. Richards BG, Schleicher WF, Zins JE. Putting it all together: recommendations for improving pain management in plastic surgical procedures-surgical facial rejuvenation. Plast Reconstr Surg. 2014;134(4 Suppl 2):108S–12S.

18. Hidron AI, Edwards JR, Patel J, Horan TC, et al. NHSN annual update: antimicrobial-resistant pathogens associated with healthcare-associated infections: annual summary of data reported to the National Healthcare Safety Network at the Centers for Disease Control and Prevention, 2006-2007. Infect Control Hosp Epidemiol. 2008;29(11):996–1011.

19. Wang TM, Lin CL, Kuo KJ, Shih C. Surgical anatomy of mandibular ramus of the facial nerve in Chinese adults. Acta Anat (Basel). 1991;142(2):126–31.

20. Gray H, Williams PL, Bannister LH. Gray's anatomy. 39th ed. New York: Churchill Livingstone; 2006. p. 513–4.

21. Hussain G, Manktelow RT, Tomat LR. Depressor labii inferioris resection: an effective treatment for marginal mandibular nerve paralysis. Br J Plast Surg. 2004;57(6):502–10.

22. Ichimura K, Nibu K, Tanaka T. Nerve paralysis after surgery in the submandibular triangle: review of University of Tokyo Hospital experience. Head Neck. 1997;19(1):48–53.

23. Zirah HA, Atkinson ME. The surgical anatomy of the cervical distribution of the facial nerve. Br J Oral Surg. 1981;19(3):171–9.

24. Chowdhry S, Yoder EM, Cooperman RD, Yoder VR, Wilhelmi BJ. Locating the cervical motor branch of the facial nerve: anatomy and clinical application. Plast Reconstr Surg. 2010;126(3):875–9.

25. Daane SP, Owsley JQ. Incidence of cervical branch injury with "marginal mandibular nerve pseudo-paralysis" in patients undergoing face lift. Plast Reconstr Surg. 2003;111(7):2414–8.

26. Davies JC, Agur AMR, Fattah AY. Anatomic landmarks for localisation of the branches of the facial nerve. OA Anatomy. 2013;1(4):33.

18 鼻成形术

Farzin Farshidi, Amit Sood, Charles L. Castiglione

摘要

　　鼻成形术是一种困难的美容外科手术，因为需要维持功能和形态的复杂平衡。对鼻解剖的深入理解对于获得理想的手术结果非常重要。本章将介绍与鼻成形术相关的并发症及防治措施。

18.1 引言

　　鼻成形术是一种常见手术，常由专门接受过面部整形外科培训的医生开展。这是一个技术难度比较大的手术，因为重要结构的入路通常有限，而且需要对各种结构进行三维调整[1,2]。

　　外科医生在做手术的时候，还必须考虑功能和形态。鼻成形术的并发症有术中并发症、术后短期并发症和术后长期并发症[1]。短期并发症发生在术后 1 周内，长期并发症发生在术后 1 周后[1]。本章将介绍出血、感染、术中损伤、功能和形态相关的并发症。这里根据畸形部位介绍与形态相关的并发症。本章重点关注骨性鼻锥、鼻背中 1/3 鼻，以及鼻尖和鼻翼[1,3]。

18.2 出血性并发症

18.2.1 出血过多

　　术中出血是鼻成形术最常见的并发症之一，这会导致术中视野不佳及医生心情沮丧。另外，出血过多会导致水肿、瘀斑明显加重，且延长麻醉时间[1]。

　　虽然不可能预防所有意外出血，但还是应该采取一些预防措施，降低出血的可能性。应对所有患者是否存在出血性疾病进行评估[3]。对所有即将接受手术的患者，医生都应该进行仔细而又详细的问诊和体格检查，而且要特别关注既往手术和外伤后出血过多的情况，以及出血性疾病家族史。应该询问所有接受手术的患者，其是否服用抗凝药物及可能影响凝血的药物。阿司匹林是最常用的显著抑制血小板聚集的药物之一。还应该特别询问患者是否服用草药，如银杏和人参，因为这些也会延长凝血时间。在与患者的家庭医生讨论之后，术前 14 天应该停用阿司匹林、其他抗凝药物及所有草药[4]。另外，术前将含肾上腺素的局部麻醉药注射至皮下组织，黏膜外用羟甲唑啉（Afrin），并作用足够的时间使药物起效，能显著减少术中出血[5]。

高血压是引发术中出血的另一个常见原因，由最初疼痛刺激后麻醉深度不足引起[2]。为减少出血，接受鼻成形术的患者在术前、术后应该保持正常血压。需要牢记，含肾上腺素的局部麻醉药，以及外用羟甲唑啉（Afrin）都可以升高血压。

术后早期鼻出血的处理方法为：外用羟甲唑啉、冰敷、指压及抬高头部。如果经保守治疗后仍有持续出血，应该去除所有血凝块，直接检查术区，寻找出血部位。肾上腺素浸泡的棉垫可以减少出血，有助于进行全面而直接的检查。根据出血部位不同，下一步干预措施是前鼻孔或者后鼻孔填塞。填塞物表面应该涂抹抗生素药膏，保留 24~48 小时，甚至更长时间。应该告诉患者，用生理盐水保持填塞物湿润。患者填塞期间，应该服用广谱抗生素，防止发生中毒休克综合征。应该慢慢去除鼻部填塞物，预防再次出血。

在少数情况下，出血无法控制，可能是因为上颌动脉或筛后动脉出血，应该请介入科医生会诊，可能需要动脉栓塞。如果用了上述所有的方法仍有持续严重出血，需要考虑再次手术[2]。

18.2.2　鼻中隔血肿

鼻中隔血肿是鼻成形术，特别是鼻中隔成形术后的严重并发症。鼻中隔血肿是血液集聚在掀起的黏骨膜瓣之间的无效腔所致。有些临床技巧，如跨鼻中隔缝线、下方引流切口，以及用软硅胶可拆卸式鼻内夹板有助于避免形成血肿[2,5-7]。

患者可能出现的症状有鼻塞、疼痛、流涕和发热。体格检查时发现鼻中隔瘀斑性肿物可确诊鼻中隔血肿。未经治疗的鼻中隔血肿会造成严重后果，如感染和鼻中隔坏死，会导致鞍鼻畸形。适当的处理包括早期发现，通过针吸或切开引流迅速清除血肿[3,4]。

18.3　感染性并发症

鼻成形术后感染比预计的要少很多。然而，感染需要紧急评估，因为可能出现威胁生命的疾病，如中毒性休克综合征和海绵窦血栓形成。

局部伤口感染，如蜂窝织炎，可以用口服抗生素和鼻内杆菌肽治疗，还要严密观察患者。未经治疗的鼻中隔血肿会导致鼻中隔脓肿，除用抗生素治疗之外，还需要立即手术引流[4,5]。

鼻成形术后应用鼻内填塞和鼻内夹板后可能出现中毒性休克综合征。中毒性休克综合征常因外毒素释放所致，即金黄色葡萄球菌分泌的中毒性休克综合征毒素 1。患者的症状为恶心呕吐、皮疹、发热、心动过速，以及低血压。患者必须收入重症监护病房，接受支持治疗和静脉应用抗生素，而且必须立即去除鼻部填塞物[8,9]。

18.4 术中外伤性并发症

18.4.1 "L"形支架骨折

术中鼻中隔背部"L"形支架骨折原因包括：鼻中隔切除过多、鼻中隔操作过度，或者内侧截骨方向偏斜。大多数学者建议，在与筛骨垂直板和鼻棘－上颌嵴相连的部位保留 1cm 宽的鼻中隔"L"形支架。如果未能修复"L"形支架骨折，会导致鼻背支架不足、鞍鼻畸形，因为鼻中隔的软骨部分会向后弯曲。

"L"形支架骨折的治疗方法有：①用黏骨膜作为支架，用缝线固定鼻中隔；②直接把扩展移植物缝合固定至鼻背支架；③直接缝合固定到鼻背支架和软骨交界处；④用经皮克氏针将鼻骨与"L"形支架固定，或者将缝线、移植物和克氏针组合使用，以维持中央结构的稳定性。克氏针保留 3~4 周，随后在诊室用线扭转器去除。骨折的位置和外科医生的经验可以指导选择什么方法来修复"L"形支架骨折[3, 5, 10]。

18.4.2 脑脊液漏

鼻成形术后脑脊液漏发生率很低，文献中仅有个案报道。手术器械引起的筛状板骨折可以导致脑脊液漏、嗅觉丧失，以及颅内损伤。脑脊液漏的症状和体征包括流清涕和体位性头痛。可以通过检测液体中的β2 转铁蛋白浓度确诊，这是脑脊液中有高度特异性的一种蛋白质。患者应该住院，严格卧床。大多数脑脊液漏患者会自行缓解，无须手术治疗。然而，慢性脑脊液漏可能需要行内镜手术修补。出现脑膜炎体征的患者应该接受神经外科医生的评估，可能需要行腰大池引流[11]。

18.5 功能性并发症

18.5.1 鼻中隔穿孔

大多数鼻中隔穿孔是由鼻中隔成形术中医源性损伤所致。穿孔可因为掀起双侧鼻中隔软骨膜瓣时撕裂，且中间无鼻中隔软骨所致。鼻中隔穿孔的其他病因包括鼻中隔脓肿和鼻中隔坏死。若术中发现小的鼻中隔穿孔，可以通过延长夹板时间来治疗。幸运的是，仅一小部分鼻中隔穿孔患者有症状。症状与穿孔的大小和部位有关。大的前方鼻中隔穿孔会导致更多的问题。鼻中隔穿孔的症状包括结痂、鼻出血、口哨音及鼻气道梗阻。大穿孔的患者缺乏鼻中隔支架，会导致鞍鼻畸形和鼻阀畸形。症状的严重程度决定治疗需求。保湿药膏和盐水冲洗等保守治疗有助于缓解结痂和鼻出血。用预制的闭孔可以在诊室关闭鼻中隔穿孔，还能改善症状，这种方法仅用于不适合手术的患者。仅对缺损大且保守治疗失败的患者进行手术治疗。来自鼻中隔的黏骨膜－骨膜瓣、鼻基底，以及伴自体游离移植物的鼻外侧壁是手术治疗的基础[3, 4]。

18.5.2 内鼻阀塌陷

内鼻阀位于皮肤和呼吸上皮的交界处，由上外侧软骨尾端、鼻中隔、鼻基底组成，有时还有肥大的下鼻甲。内鼻阀是吸气时气道阻力的主要来源，内鼻阀塌陷会明显影响鼻的呼吸。内鼻阀塌陷常由于过度去除鼻顶板，包括上外侧软骨，或者过度切除下外侧软骨头端所致。另外，如果外侧截骨做得不好，会去除过于内侧的鼻骨，导致内鼻阀塌陷。可以通过保留 Webster 三角（梨状缘的下方和外侧）来预防这个错误。

矫正内鼻阀塌陷，常需要复位上外侧软骨，或者用结构性移植物支撑鼻外侧壁。扩展移植物可以使上外侧软骨外侧化，并增加中鼻拱的宽度 [12,13]。

18.6 外观并发症

18.6.1 骨性鼻锥

很多原因会导致骨性鼻锥不对称，包括两侧截骨的差异，鼻背降低程度不对称，以及截骨不全导致青枝骨折、术后塌陷等。去除骨性驼峰后，常会发生顶板开放畸形（外侧鼻骨之间的间隙）[1,2,14]。如果这个间隙不消除，鼻的横截面会呈梯形，而不是外形美观的三角形 [1,2,14]。术中这种畸形可被软组织罩水肿掩盖，而且，如果术中没有触诊，则没有办法发现这种情况。医生可以通过外侧和内侧截骨及手法触诊来减少间隙。在某些病例中，如果鼻背去除过多，截骨无法消灭开放腔隙，就需要自体移植物 [1,3]。如果鼻外侧截骨过远过高，到达额骨，就会出现跷跷板畸形（图 18.1 和 18.2）[1-3]。在这种情况下，对外侧鼻骨进行内侧指压，截骨的上半部分会向外侧移动，导致不对称。如果外科医生注意到截骨线太高，应该用小骨刀经皮截骨，可预防这个并发症。

术中用骨刀连续截骨。做鼻外侧截骨时常采用"高—低—高"的截骨模式 [3,14]。最开始的截骨线高，沿着梨状孔；然后截骨线低，沿着上颌骨上升；随后截骨线高，沿着上面的鼻骨。如果外侧截骨线在上颌骨升突之前，则不但可触及，而且有可见的台阶 [1,14]，这种畸形称为台阶样畸形，很难修复。因此，做外侧截骨一定要仔细触诊，始终确保截骨线正确 [1,3]。

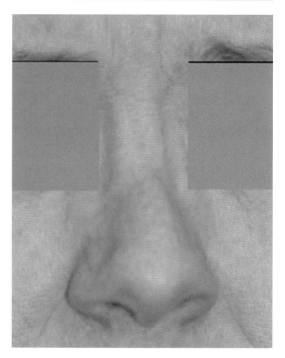

图 18.1 既往鼻成形术遗留的顶板开放畸形，未通过截骨关闭

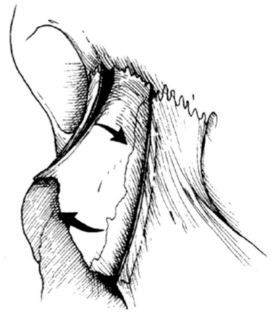

图 18.2 截骨延续至额骨导致的跷跷板畸形 上半部分翘到外侧，骨性基底翘到内侧 [引自 Toriumi DM, Hecht DA. Skeletal modifications in rhinoplasty. Facial Plast Surg Clin North Am 2000;8（4）:424; 获得许可]

18.6.2 鼻背中 1/3

鼻背中 1/3 的凸度超过鼻尖的时候，就会出现鼻尖上饱满，造成鼻背外观凸起[2, 14]。该畸形称为鸟嘴畸形，原因为下列 4 种机制之一：鼻背中 1/3 和鼻中隔前角软骨切除不足；骨性鼻锥切除过多；鼻尖上结构（鼻背软骨）切除过多造成无效腔，随后形成瘢痕；术后鼻尖凸度不足，导致鼻尖下垂、鼻尖上饱满及相对的鸟嘴畸形（图 18.3）[1,2,14]。鸟嘴畸形的治疗取决于病因：如果病因是鼻中隔前角或软骨性驼峰切除不足，在随后的手术中切除这个区域就可以修复畸形；如果畸形是因为鼻背驼峰切除过多，就需要进行隆鼻；如果是因为纤维组织和瘢痕，则可注射曲安奈德，术后早期应用皮肤胶带[1-3, 14]。

如果软骨拱和四边形软骨切除过度，剩余的鼻背支架不足，就会导致鞍鼻畸形。一般说来，为预防鞍鼻畸形，鼻背和尾端至少需要 1cm 的"L"形支架。如果键石区关节切断，也会出现鞍鼻[1,14]。键石区由鼻上 1/3 和中 1/3 的骨和软骨组成，包括鼻骨、上外侧软骨、四边形软骨，以及筛骨垂直板。如果术中发现去除软骨过多，则可将切除的软骨作为盖板移植物。如果术中未发现，需要做修复手术，则需要应用自体材料。

鼻背驼峰切除后，如果上外侧软骨支撑不足，可能出现倒"V"畸形。上外侧软骨与鼻骨相连，需要鼻骨头侧提供支撑（图 18.4）。这会导致上外侧软骨塌陷，从而引起鼻骨尾缘外观恶化[1-3]。这种畸形需要再次手术以掩饰畸形，一般需要将上外侧软骨与鼻背和扩展移植物对合[3,14]。

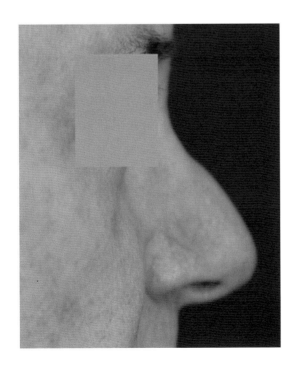

图 18.3　初次鼻成形术，鼻骨切除过多。请注意明显的鸟嘴畸形

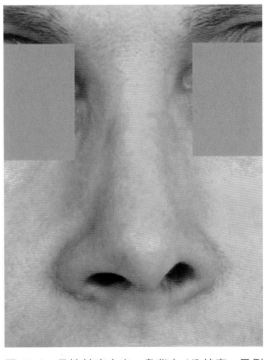

图 18.4　骨性基底突出，鼻背中 1/3 缩窄，呈倒"V"畸形

18.6.3 鼻尖和鼻翼

为了理解鼻尖和鼻翼畸形，需要介绍鼻尖的主要和次要支持结构。鼻尖的主要支持结构包括下外侧软骨的强度、内侧脚与鼻中隔的连接，以及上外侧软骨和下外侧软骨的连接[2,3,14]。鼻尖次要支持结构包括鼻背、穹窿间韧带、膜性鼻中隔、鼻棘、附近的皮肤和软组织，以及鼻翼侧壁。

外侧脚切除过度或头端切除过多会导致鼻翼退缩或夹捏鼻畸形（图 18.5）。这种退缩也有可能导致鼻小柱外露过多，鼻翼和鼻小柱不和谐[2,3,14]。从正面看可见鼻孔外露过多，不美观。理想情况为，从侧面看，鼻小柱应该外露 2~4mm；如果外露过多，则提示鼻翼退缩或者鼻小柱下垂[2,3,14]。为了预防过度切除下外侧软骨，有的医生在头端切除时留下 7~8mm 的软骨缘。矫正这种畸形需要再次手术，包括支撑移植物和外侧脚复位。鼻小柱退缩也可能因为鼻中隔尾端和内侧脚切除过多，以及在榫卯技术中内侧脚过于向后。榫卯技术包括将内侧脚向头端向后放到鼻中隔尾端的手术腔隙中。这种技术也可用于治疗鼻小柱下垂[1–3,14]。鼻小柱下垂的原因是置入大的支撑移植物、鼻中隔延伸移植物或鼻尖移植物[1–3,14–16]。

如果鼻尖表现点下降，特别是穹窿间距离宽、下外侧软骨切除不足、皮肤厚而缺乏弹性时，就会出现鼻头肥大或球形鼻尖[1–3, 14]。为了矫正这种畸形，应该进行手术，包括进一步切除软骨，以及使用多种缝合技术，比如经穹窿缝合、内侧脚缝合及穹窿间缝合。与球形鼻尖相反，夹捏鼻畸形的原因是下外侧脚塌陷或薄弱。可以通过鼻中隔软骨或耳软骨制成的扩展移植物进行纠正，将移植物

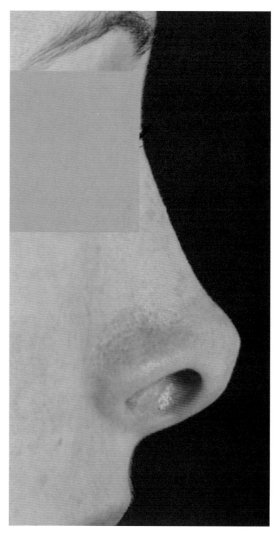

图 18.5　患者在鼻成形术后出现鼻翼退缩和鼻小柱下垂

置入深处，位置在两块下外侧软骨之间，以增加宽度和凸度[1–3,14]，也可以用鼻翼翼状移植物替代过度切除的下外侧软骨。

结语

因为形态和功能的复杂平衡，鼻成形术是一种具有挑战性的手术。深入理解鼻部解剖结构，思考每种手术对形态和功能有何影响，对于开展鼻成形术非常重要。患者选择

是最重要的，管理患者的预期相当关键。医生做任何一种手术都应该在术前跟患者详细讨论，确定符合现实的目标，告知所有可能出现的并发症。

（黄久佐 译，俞楠泽 审校）

参考文献

1. Surowitz JB, Most SP. Complications of rhinoplasty. Facial Plast Surg Clin North Am. 2013;21(4):639–51.

2. Harsha BC. Complications of rhinoplasty. Oral Maxillofac Surg Clin North Am. 2009;21(1):81–9, vi.

3. Cochran CS, Landecker A. Prevention and management of rhinoplasty complications. Plast Reconstr Surg. 2008;122(2):60e–7e.

4. Goldwyn RM. Unexpected bleeding after elective nasal surgery. Ann Plast Surg. 1979;2(3):201–4.

5. Gryskiewicz JM, Hatef DA, Bullocks JM, Stal S. Problems in rhinoplasty. Clin Plast Surg. 2010;37(2):389–99.

6. Quinn JG, Bonaparte JP, Kilty SJ. Postoperative management in the prevention of complications after septoplasty: a systematic review. Laryngoscope. 2013;123(6):1328–33.

7. Alshaikh N, Lo S. Nasal septal abscess in children: from diagnosis to management and prevention. Int J Pediatr Otorhinolaryngol. 2011;75(6):737–44.

8. Jacobson JA, Kasworm EM. Toxic shock syndrome after nasal surgery. Case reports and analysis of risk factors. Arch Otolaryngol Head Neck Surg. 1986;112(3):329–32.

9. Wagner R, Toback JM. Toxic shock syndrome following septoplasty using plastic septal splints. Laryngoscope. 1986;96(6):609–10.

10. Gunter JP, Cochran CS. Management of intraoperative fractures of the nasal septal "L-strut": percutaneous Kirschner wire fixation. Plast Reconstr Surg. 2006;117(2):395–402.

11. Hallock GG, Trier WC. Cerebrospinal fluid rhinorrhea following rhinoplasty. Plast Reconstr Surg. 1983;71(1):109–13.

12. Araco A, Gravante G, Gentile P, Araco F, Cervelli V. Iatrogenic collapse of the nasal valve after aesthetic rhinoplasty. Scand J Plast Reconstr Surg Hand Surg. 2007;41(6):293–6.

13. Kasperbauer JL, Kern EB. Nasal valve physiology. Implications in nasal surgery. Otolaryngol Clin North Am. 1987;20(4): 699–719.

14. Mohammed K. Rhinoplasty complications. Adv Oral Maxillofac Surg. 2015;2.

15. Most SP. Trends in functional rhinoplasty. Arch Facial Plast Surg. 2008;10(6): 410–3.

16. Gunter JP, Friedman RM. Lateral crural strut graft: technique and clinical applications in rhinoplasty. Plast Reconstr Surg. 1997;99(4):943–52.

颏成形术并发症

Amit Sood, Cortland Caldemeyer, Elie M. Ferneini

摘要

颏成形术是一项安全且手术效果明确的美容手术，它通过改变面部的下 1/3 轮廓获得面部协调。颏成形术并发症较少。本章将对术前评估、手术过程及潜在并发症的相关内容进行回顾，并介绍并发症的预防及处理。

19.1 引言

颏成形术是一项效果好且相对安全的手术，它能够隆颏，实现面部下 1/3 相对面部上 1/3、中 1/3 的均衡及协调[1,2]。骨性颏成形术不仅能提升颏部美感，还可以提升颏结节使颏舌肌和颏舌骨肌前移，增加上气道的空间。1934 年，Aufrecht 首次报道了采用移植材料行颏成形术联合鼻成形术。1942 年，Hofer 应用口外入路行颏成形术。1957 年，Trauner 和 Obwegesser 对口内入路颏成形术进行了描述[1,2]。通过口内入路，颏成形术可采用截骨，也可采用植入物如多孔聚乙烯、甲基丙烯酸甲酯、硅胶以及聚四氟乙烯（图 19.1）[3-5]。

为了预防并发症，制订合适的治疗方案，医生手术前必须详细查体、采集病史。通过对患者咬合关系的评估，能够剔除下颌骨发育不良或过度发育导致的下颌后缩或下颌前突畸形（这些需要行上、下颌截骨手术而不是单纯的隆颏术）[1,6,7]。为了评估上颌骨和下颌骨的相对关系，外科医生可通过测量头颅 X 线侧位片的 SNA 和 SNB 点进行评估[6,7]。评估颏突度的方法很多，主要有以下两种，一种是 Riedel 平面（侧位片上，理想的颏前点皮肤软组织位于上、下唇最突出点的连线上），另一种是 Ricketts E 线（鼻尖点到颏前点皮肤软组织的连线）[1,6,7]。同其他外科手术一样，在确定颏成形术手术方案时也要重视术后并发症。术后并发症包括血肿、感染、神经感觉异常、颏下垂、复发、下颌前牙损伤、骨吸收、隆颏过度或不

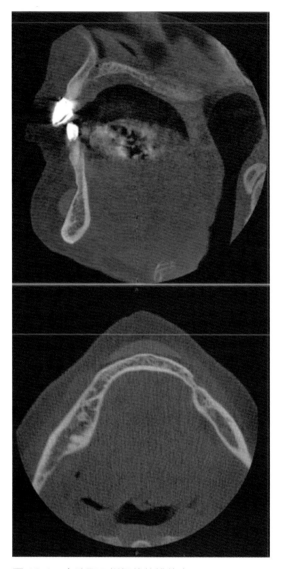

图 19.1　多孔聚乙烯假体的锥体束 CT

见，但也仍有发生。由于位于口底，血肿可能会危及生命。出血一般发生于以下部位：软组织、颏肌及下颌骨截骨面的松质骨髓，也偶尔有口底的血管损伤出血，如舌动脉和舌背深静脉[1,8,9]。为了减少软组织出血，可沿着骨膜下进行剥离，在剥离过程中，应该用电刀及时电凝止血。关闭伤口前需要充分冲洗，检查有无活动性出血。下颌骨截骨面的松质骨髓出血是不可避免的，可以通过控制截骨及麻醉时的患者血压减少出血[1,2]。颏成形术截骨时来复锯穿透进口底可导致口底血管损伤出血，这一并发症少见。如果是静脉出血，可采用血管结扎或者压迫止血的方法。如果是动脉出血，必须找到明确的动脉出血点并进行结扎。如果找不到血管出血点并且用压迫的方法也不能止血，可以考虑用介入栓塞的方法止血。口底的血肿常常较小，一般不需要进行特别处理。对需要处理的，简单的抽吸通常就可以了。如果口底血肿迅速增大，必须通过气管插管保证气道通畅，因为大量血肿常常会导致舌上抬及上呼吸道阻塞。在保证了气道通畅后，必须探查出血点，并连续监测血红蛋白及红细胞压积[1,2,8]。

足、患者对手术效果不满意[1,2]。这些潜在的并发症无论多么罕见，手术前都必须充分告知患者，并取得患者的同意。本章将讨论截骨颏成形术和假体颏成形术相关并发症的细节。

19.2　血肿

　　在颏成形术并发症中，血肿虽然比较罕

19.3　感染

　　感染是另一类不常见的并发症，可发生于截骨颏成形术和假体植入颏成形术。假体植入颏成形术的感染发生率约为 5%~7%，与假体类型无关[1]。截骨颏成形术感染主要由骨碎片残留在伤口内引起。

　　感染通常由革兰阳性菌引起，比如葡萄球菌及链球菌。如果考虑感染，外科医生需为患者做彻底的体格检查，做全血细胞分析、CT 平扫或超声等检查排除颏下区或假体深面脓肿形成[3,10]。如果脓肿还没有形成，可选用覆盖皮肤和口腔细菌的第一代头孢菌素和克林霉素，两者对革兰阳性菌都有效，同时克林霉素抗菌谱也包含厌氧菌。如果脓肿已经形成了，需对脓肿进行切开引流，并应用广谱抗生素，一般静脉给药。在药敏结果出来之前，可选用第三代或第四代头孢菌素联合甲硝唑、哌拉西林 / 他唑巴坦或克林霉素和万古霉素。如果出现脓肿，往往需要取出假体并对脓腔进行冲洗[3,10,11]。需对脓液进行细菌培养并进行药敏试验，并据此选择抗生素。感染控制后下一步需要考虑是否再次行假体植入颏成形术或者截骨颏成形术。在进行脓肿切开引流的过程中，外科医生还需要评估脓肿下方的骨组织有无受累，是否存在骨髓炎（极为罕见）[3,8,10,11]。脓肿切开引流术后患者需要住院观察，监测感染或水肿恶化的征象，因为口底上抬可引起上呼吸道受累，需要行气管切开（图19.2）。

19.4 感觉神经受损

下牙槽神经在下颌骨内走行，从颏孔穿出后支配颏部的皮肤、下唇黏膜和下颌牙龈，颏神经是下牙槽神经的终末支[12]。颏孔一般位于第二前磨牙的根尖处或第一、二前磨牙之间的根尖处，但位置也可有较大的变化，为从尖牙至第一磨牙之间。下牙槽神经除了发出颏神经外，在下颌骨内延续段称为下颌切牙神经，支配下颌尖牙和门牙[12-15]。下牙槽神经一般走行于颏孔下方 4~5mm 处，平均为 4.5mm，最远距离为 8.4mm，向前方走行 3~5mm 后转换为向后方走行离开颏孔（前环）。进行截骨颏成形术时需显露下颌联合的位置，手术切口从尖牙到对侧尖牙，位于牙龈黏膜下方 5~7mm 处，要留一段完整的黏膜用于关闭切口。有的外科医生将初始切口定于前庭前方 1.5cm[12-16]。按手术切口斜行切开颏肌直至骨膜，沿着骨膜下进行剥离，显露下颌骨前部，然后向后方剥离显露出双侧颏孔及颏神经。由于下牙

图 19.2　假体植入后瘘管形成

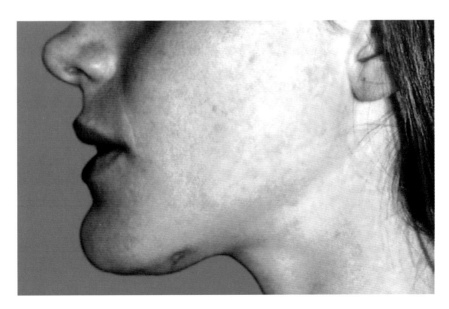

槽神经走行于颏孔下方 4~6mm 处，截骨线应位于尖牙根尖下方 5~8mm 处，避免损伤颏神经[12-14]。

由于水肿、组织牵拉及极少数情况下神经离断，截骨颏成形术后下唇感觉神经异常很常见。其发生率为 40%~70%，不过一般都是暂时性的，12 个月内症状可缓解。Guyuron 和 Raszewski 报道的暂时性感觉神经障碍的发生率为 56%，术后 12 个月内可缓解[15-17]。报道显示，永久感觉障碍的发生率为 0~12%，超过 12 个月的感觉障碍平均发生率为 3.5%。由于截骨平面的位置，手术可能会切断下颌切牙神经，引起前切牙感觉缺失，手术前必须同患者充分沟通[15–17]。不做截骨，植入假体也可出现感觉异常，原因是牵拉或假体固定位置紧邻颏神经。神经牵拉或者受压导致的感觉异常可以自行缓解，但是如果症状超过 3 周仍未缓解，外科医生需要考虑检查假体位置，可能需要去除或调整假体[12-16]。

19.5 颏下垂

颏肌纤维起于下颌骨的切牙窝，垂直向下走行，终止于颏部软组织。颏肌由第 Ⅶ 对脑神经的下颌缘支支配，主要功能是使

下唇上抬、下唇外翻及噘下唇[7,18,19]。截骨颏成形术和假体植入颏成形术在剥离过程中都要切开并掀起颏肌，以暴露下颌骨前方[7,18-20]。在关闭伤口时，对颏肌进行复位是非常有意义的，可以避免颏肌缩短导致的颏下垂、唇下垂、流涎及皮肤凹陷[9,21,22]。这种并发症会导致外观非常难看，并且难以矫正。以往文献报道了几种修复颏下垂的方法，比如健侧注射肉毒毒素、颏垫提升手术、动员唇部并以螺钉固定，以及应用颏下软组织，但这些方法都有相应的问题（图 19.3 和 19.4）[1,2,8]。

19.6 骨并发症

骨并发症可发生于截骨和假体植入颏成形术后，主要有骨折、复发及骨吸收。颏成形术中引起的近端或远端骨折比较少见，往往是术后早期活动受伤导致的继发损伤[1,2]。骨折的发生原因有内固定失败、截骨线的设计及肌肉的牵拉（图 19.5）。下颌骨骨折的标准修复方法包括应用牙弓夹板进行闭合复位和应用钢板螺钉的切开复位内固定[1,2]。骨吸收在假体植入颏成形术中更常见，可能原因有假体植入导致下方骨组织受压、骨膜剥离后骨组织失去血供或者植入假

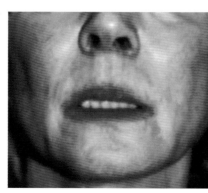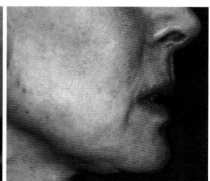

图 19.3 患者女，55 岁，行截骨颏成形术，术后数月出现面部痉挛。注射肉毒毒素后痉挛缓解。患者正位（a）和侧位（b）照片

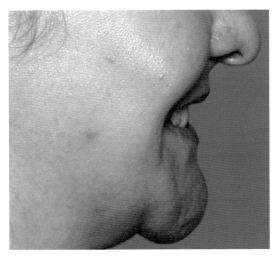

图 19.4 取出大的假体，未能将颏肌复位，患者颏部下垂，皮肤凹陷、起褶

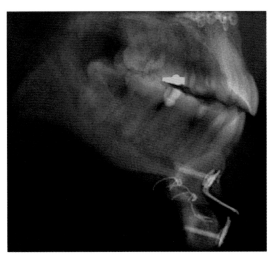

图 19.5 滑行颏成形术后内固定失败

体的微动。Robinson 和 Shuken 的一项研究显示，假体植入颏成形术后，骨吸收的速度约为每个月 0.1mm。其他研究显示，超过一半的患者存在骨吸收，但软组织改变并不影响外观。Moenning 和 Wolford 做了一项聚四氟乙烯假体和多孔羟基磷灰石假体（PBHA）的比较研究，发现术后 19 个月聚四氟乙烯假体的骨吸收为 0~3.3mm，而多孔羟基磷灰石假体基本没有骨吸收[4,5,23,24]。从理论上讲，多孔羟基磷灰石假体的多孔性可以使组织长入，假体周围不会形成纤维组织包膜，减轻晃动，从而减少骨吸收。还有一些并发症虽然少见，但偶尔会发生，比如截骨或者内固定导致的牙齿损伤、假体移位及隆颏过度或不足。这些并发症多由于技术问题导致[4,5,23,24]。

结语

总之，颏成形术是一项安全有效的手术，通过改变面部的下 1/3 轮廓达到面部的协调。颏成形术并发症少见，包括血肿、感染、感觉神经异常、颏下垂、复发、下颌前牙损伤、骨吸收、隆颏过度或不足、患者对手术效果不满意等。我们可以通过合理的手术计划、优化手术技术、进行患者选择及患者期望值管理来避免并发症。

（陈 波 译，黄久佐 审校）

参考文献

1. Richard O, Ferrara JJ, Cheynet F, Guyot L, Thiery G, Blanc JL. Complications of genioplasty. Rev Stomatol Chir Maxillofac. 2001;102(1):34–9.
2. White JB, Dufresne CR. Management and avoidance of complications in chin augmentation. Aesthet Surg J. 2011;31(6):634–42.
3. Guyuron B, Raszewski RL. A critical comparison of osteoplastic and alloplastic augmentation genioplasty. Aesth Plast Surg. 1990;14:199.
4. Robinson M, Shuken R. Bone resorption under plastic chin implants. J Oral Surg. 1969;27:116–9.
5. Yaremchuk MJ. Facial skeletal reconstruction using porous polyethylene implants. Plast Reconstr Surg. 2003;111:181.
6. Friedland JA, Coccaro PJ, Converse JM. Retrospective cephalometric analysis of mandibular bone adsorption under silicone rubber chin implants. Plast Reconstr Surg. 1976;57:144.

7. Hohl TH, Epker BN. Macrogenia: a study of treatment results with surgical recommendations. Oral Surg Oral Med Oral Pathol. 1976;41:545–67.

8. Guyuron B, Kadi JS. Problems following genioplasty. Diagnosis and treatment. Clin Plast Surg. 1997;24:507–14.

9. Strauss RA, Abubaker AO. Genioplasty: a case for advancement osteotomy. J Oral Maxillofacial Surg. 2000;58:783–7.

10. Moenning JE, Wolford LM. Chin augmentation with various alloplastic materials: a comparative study. Int J Adult Orthodon Orthognath Surg. 1989;4:175–87.

11. Gui L, Huang L, Zhang Z. Geniolpasty and chin augmentation with Medpor implants: a report of 650 cases. Aesthet Plast Surg. 2008;32:220–6.

12. Gianni AB, D'Orto O, Biglioli F, et al. Neurosensory alteration of the inferior alveolar and mental nerve after genioplasty alone or associated with sagittal osteotomy of the mandibular ramus. J Craniomaxillofac Surg. 2002;30:295–303.

13. Hwang K, Lee WJ, Song YB, et al. Vulnerability of the inferior alveolar nerve and mental nerve during genioplasty: an anatomic study. J Craniofac Surg. 2005;16:10–4.

14. Kuzmanovic DV, Payne AG, Kieser JA, et al. Anterior loop of the mental nerve: a morphological and radiographic study. Clin Oral Implants Res. 2003;14:464–71.

15. Outsterhout DK. Sliding genioplasty, avoiding mental nerve injuries. J Craniofac Surg. 1996;7:297–8.

16. Westermark A. Inferior alveolar nerve function after mandibular osteotomies. Br J Oral Maxillofac Surg. 1998;36:425–8.

17. Ritter EF. The course of the inferior alveolar neurovascular canal in relation to sliding genioplasty. J Craniofac Surg. 2005;16(1):10–4.

18. Chaushu G, Blinder D, Taicher S, et al. The effect of precise reattachment of the mentalis muscle of the soft tissue response to genioplasty. J Oral Maxillofac Surg. 2001;59:510–6.

19. Papel ID, Capone RB. Botulism toxin A for mentalis muscle dysfunction. Arch Facial Plast Surg. 2001;3:268–9.

20. Zide BM, McCarthy J. The mentalis muscle: an essential component of chin and lower lip position. Plast Reconstr Surg. 1989;83:413–20.

21. Santos Junior JF, Abrahao M, Gregorio LC, Zonato. AI, Gumieiro EH. Genioplasty for genioglossus muscle advancement in patients with obstructive sleep apnea-hypopnea syndrome and mandibular retrognathia. Braz J Otorhinolarygngol. 2007;73:480–6.

22. Trauner R, Obwegeser H. Surgical correction of mandibular prognathism and retrognathism with consideration of genioplasty. Oral Surg. 1957;10:677.

23. Pearson DC, Sherris DA. Resorption beneath silastic mandibular implants: effects of placement and pres-sure. Arch Facial Plast Surg. 1999;1:261–4.

24. Talebzadeh N, Pogrel MA. Long-term hard and soft tissue relapse rate after genioplasty. Oral Surg Oral Med Oral Pathol Oral Radiol Endod. 2001;91:153–6.

20 面部假体植入并发症

Elie M. Ferneini, LisaMarie Di Pasquale, Maurice Mommaerts

摘要

　　面部假体适用于有先天性和发育性不对称、正颌手术后的医源性缺陷、长面高角正颌畸形及追求面部特定区域美化的人。临床医生针对每个人的美学需求，使用多孔聚乙烯或羟基磷灰石颗粒假体进行艺术塑形。本章介绍了三维设计软件和钛三维打印技术在面部假体植入中的应用，使假体精准地符合解剖学和美学要求，并强调避免并发症。伤口裂开和患者对体积不满意是主要并发症。

20.1　引言

　　面部假体广泛用于美容、创伤和先天性不对称的手术治疗。治疗的主要目标是获得患者接受的美学效果。面部假体植入的常见部位包括鼻背、下颏和颧突。虽然自体组织更理想，但其使用存在风险，包括供区损伤、吸收、塑形能力受限等。因此，面部填充的常见方法是植入异质性材料。

　　异质性材料必须拥有生物相容性和化学惰性，不会引起明显的异物反应，并且足够稳定，能承受面部表情肌张力和咀嚼的生理负荷。此外，异质性材料应当易于塑形，以获得理想轮廓[1]。影响结果的主要手术因素为外科医生的恰当操作和含健康组织的良好受区，任何一点存在缺陷都可能导致并发症。

20.2　并发症

　　与假体相关的术后并发症一般是轻微和暂时的。对任何外科手术而言，预防是最好的治疗。手术过程的每一步都至关重要，包括对患者的选择、制订治疗计划和手术方案。

　　早期并发症通常可用抗炎药（减轻肿胀）和止痛药（控制疼痛）来控制。一些患者可能出现麻木症状，一般在术后第一周消退。医生可在术后1~2周复诊时对患者进行观察并评估早期术后并发症。

20.3 慢性疼痛

假体植入的并发症包括慢性疼痛。患者可能会出现术后疼痛，但是在2~3天后疼痛应该开始消退。慢性疼痛是指术后疼痛持续数周甚至更久，这可能是取出假体的指征。病情检查应包括临床检查和影像学检查（影像学检查可能显示出非诊断性结果）。临床检查可发现的病因包括假体松动和固定不当导致的软组织卡压，但少见。慢性疼痛的预防包括在假体植入的过程中适当拧紧螺钉并拉开软组织。螺钉骨整合不成功可导致持续钝痛。假体压力比例失调也可诱发慢性疼痛。分析假体的固定和功能状况至关重要[2-4]。

20.4 感觉改变和神经损伤

对于下颌假体，置入假体的过程中对感觉神经的压迫或创伤可能导致局部感觉改变或感觉完全丧失。假体植入后出现麻木表明假体可能位于神经上。术中原因包括牵拉产生的神经创伤或使用器械过程中的热损伤、注射局麻药物、假体卡压神经、假体大小选择不当、假体移位及直接横断神经[5,6]。

神经感觉改变的范围很广，可以从轻微的感觉减退到完全麻木。通常，最困扰患者的感觉障碍是感觉迟钝或感觉过敏、触觉改变和温度觉改变。进行术后护理时，对存在感觉改变的患者要立即进行临床检查和影像学检查。如果在影像学检查中发现假体明显接触神经，则应调整或重置假体。标记感觉改变的部位以便与将来的检查结果进行比较。一般来说，在假体植入的过程中，大部分神经损伤是暂时的，并且患者通常恢复良好。

但如果在随后的检查中患者的症状并没有改善，或者如果在术后任何时间患者无法耐受症状，则应将患者转诊至专科治疗[7]。

运动神经卡压是可能出现的并发症，特别是颧骨假体。颧骨假体可能引起神经麻痹，其中运动神经损伤的比例略高于感觉神经损伤。在面部神经分支周围使用器械可能导致受面神经额颞支控制的面部表情肌（包括颧肌、眼轮匝肌和额肌）无力。颧骨假体植入不当或尺寸不合适会影响面部表情肌，改变唇部运动。另外，植入下颌假体时可能会损伤面神经下颌缘支。采用骨膜下切开假体植入是避免运动障碍的最佳方法[8]。

预防神经卡压最好的方法是采取术前CT扫描和3D影像来评估神经和血管的位置和走行。在手术过程中注意钻头长度和螺钉置入可以有效减少常见的导致术后神经功能改变的病因。

20.5 持续性水肿

水肿是假体植入术后预期的后遗症，然而，持续性水肿或明显水肿可导致术后并发症。水肿一般在术后48小时后减轻，7~10天后几乎完全恢复。然而，有时水肿可持续6个月，甚至长达1年[9]。水肿持续过久会导致伤口裂开、假体外露。在极端的情况下，可能需要更换或复位假体。大多数水肿可能与假体固定不当有关，导致其持续过度移动，造成软组织炎症和轮廓不佳。

持续性水肿也可能与人体对假体材料的异物反应、黏合剂的使用或感染有关。可通过精细的手术操作、彻底冲洗和无创技术来预防炎症性水肿改变。

20.6 血肿和血清肿

尽管假体手术一般出血很少，但仍应讨论血肿或大出血的风险。在手术过程中，合并深层血管损伤的骨皮质穿孔或对肌肉和软组织的损伤可导致明显出血。另外，血清肿（即异常积液）的原因有止血不充分、分离不当或假体周围无效腔大。血清肿可使手术部位产生过度纤维化或压力，从而导致软组织缺损或坏死[8]。

小的血肿可以观察，并且一般将在1~2周内自行消退。如果肿胀大且邻近颏下间隙或下颌下间隙中的气道，则可能发生危险。如果出血源是肉眼可见的，建议采取加压和局部措施直接止血。确保气道安全是首要任务，然后引流或抽出积血，并密切监控。在一些情况下，可能需要对责任血管进行动脉结扎或进行血管造影和栓塞。

出血并发症的预防包括CT扫描（具有用于识别局部解剖结构的3D重建功能），以及在手术过程中小心使用手术钻。术中血压控制有助于减少出血。保持骨膜下分离平面、尽可能减小假体周围无效腔，以及放置引流管，有助于缓解术后血肿或血清肿的形成。

20.7 感染和炎症

假体周围炎症（也称假体周围炎）指软组织和骨骼炎症。尽管在牙科假体中更常见，假体周围感染和炎症也可发生在面部假体中。异质性材料的感染可能归因于合成材料能够在血供不足的假体床促进和维持生物膜生长。虽然多孔假体材料看上去比光滑假体感染率高，但几乎没有客观证据来证明这一理论。小于1μm的孔径太小，细菌无法

渗入；但是，对于巨噬细胞而言，需要超过50μm的孔径来浸润该材料并且递送免疫介质以预防和解决感染。此外，超过100μm的孔径可以使软组织向内生长并且发生纤维化[8]。

多种假体材料的固有风险已经得到充分研究。材料的生物相容性是其适宜植入的基础。如果假体材料不被患者接受，那么可能会发生异物反应。虽然轻微的异物反应通常产生纤维包裹，有助于假体的固定，但是完全愈合取决于假体材料、表面特征、承受机械力的能力和生物稳定性[8]。

一般而言，多孔假体（像聚四氟乙烯或高分子量聚乙烯）和网片允许纤维组织长入，有助于假体固定于手术部位。光滑假体（像硅胶和聚甲基丙烯酸甲酯）无孔，会被纤维结缔组织囊包裹[8]。

硅胶假体的感染率约为3.9%[10]。如果假体腔太大，假体在无效腔内移动可导致血清肿或假体周围炎，这两种情况都会导致假体位置改变甚至可能使假体外露[11]。

理论上，因为颗粒更大，多孔聚乙烯材料（MedPor）的感染率也更高。MedPor的感染率为0.9%~12.5%[12]。如上文所讨论的，由于孔径大，存在大块软组织长入的可能，从而会在假体上形成结实的纤维囊。这种厚囊可能限制血液流向假体，从而降低了局部组织抵抗感染的能力。

GoreTex是具有中等孔径的聚四氟乙烯材料，其感染率约为2.2%[10]。目前已证实GoreTex的生物相容性低于其他假体材料，从而可能导致感染风险增加[13]。交织的聚酯纤维材料（例如Mersilene网片）具有大孔径，能允许软组织充分长入。这些材料通常具有良好的效果[11]。

关于在面部假体放置过程中使用抗生素用于预防感染，目前还没有正规的对照研究试验。关于抗生素使用还没有共识，无法制订循证指南[14]。虽然在头颈部外科手术中常规给予抗生素，但是最好还是通过术中严格的无菌操作和假体灭菌程序来预防感染。除了用抗生素溶液冲洗假体腔隙以外，在放置前也可将假体浸泡在抗生素溶液中[15]。一些外科医生主张在面部假体手术后短期（5~7天）预防性应用抗生素。还有人提出术中和术后短期静脉注射和口服皮质类固醇，以将假体引起的炎症反应降到最小。尽管口内入路使假体受唾液污染，但是口内和口外入路植入假体并没有对感染率产生显著影响。尽管如此，还是要用防水封垫将伤口妥善闭合[14]。

即使存在感染，如果外科医生仍希望挽救假体，则应将假体取出并且进行灭菌以减少细菌负荷。另外，在更换假体之前，应对手术部位进行清创和冲洗，并且建议术后使用抗生素。如果在经验性使用抗生素之后仍然存在化脓性感染，则必须引流脓液，取出假体[8]。

20.8 错位和外形不美观

异质性假体的整体错位率约为2.3%。假体的形状和固定对防止移位至关重要。移位通常是由过度分离、假体大小选择不当或者固定不充分造成的。如果患者能够触及假体，可能是由假体尺寸或轮廓不合适、定位不当、固定不充分或者假体周围软组织挛缩所致[10]。术前或术中假体塑形有助于预防并发症，如移位或患者可触及等。假体塑形技术包括切割凹槽并使假体边缘逐渐过渡，以帮助增强固定和引导正确的定位[8,14]。

多种原因可造成不对称，这是患者不满意的主要原因，通常是由于手术错位或分离过大的手术腔隙导致。因为与对侧对比差异明显，所以在颧骨假体的使用中更容易出现不对称[16]。

预防美容失败始于制订恰当的治疗计划。对每一名患者而言，术前检查以确定软组织和硬组织的理想位置以及预期的手术结果都至关重要。术前治疗计划应当明确手术是否涉及软组织复位和假体填充。

医生在治疗之前向患者指出预先存在的不对称非常重要。应充分告知患者实际的手术效果，有助于降低术后患者对假体大小、形状、轮廓不合适或者不对称的不满。另外，医生必须对患者的咬合和面部比例进行彻底评估。对外科医生和患者双方而言，一定要认识到，在治疗下颌骨缺陷时，面部比例的偏差仅能用面部假体进行掩饰而不是全面矫正[14]。手术入路可在假体定位中发挥作用，因为目前已证实，与在骨膜上植入假体相比，在骨膜下植入假体移位更少[17]。由于水肿消退和假体周围组织松弛和软化，轻微不对称可在术后6个月内自行纠正[8]。

选择合适的假体也十分重要，如果手术腔隙较小，选择太大的假体会在伤口上施加过度的张力，其结果是组织灌注减少，有伤口裂开和假体挤压外露的风险。既往手术史和放疗史等因素会使局部血供减少，导致组织纤维化。最好通过无张力关闭伤口、在骨膜下植入假体和在假体上覆盖足够的软组织来预防这些并发症[8]。外科医生应对组织质量做出恰当的评估，着重于灌注和软组织覆盖，以便在假体周围能进行适当的固定和促进愈合[17]。

20.9 骨吸收

异质性假体可导致假体周围骨质丢失。早期的解释包括假体和骨之间局部的异物巨细胞反应，或者过大的假体对下层骨骼的局部压力增加。颧骨假体和颏部假体造成部分骨吸收是预期之中的手术后遗症。骨吸收的发生率接近 60% 并且可在 2 个月内通过影像学检查被发现。应注意的是，这是预料之中的结果，因而很少有临床意义[8,18]。

20.10 患者评估

假体植入不当是最常见的并发症，其次是患者选择不当。在用面部假体进行重建之前，选择适当的患者是术前检查和评估的重要的部分。外科医生必须识别并选择使用异质性假体的理想候选者。内科合并症（如糖尿病、免疫抑制、放疗史或骨坏死）将大大增加患者出现术后并发症的风险[14]。其他因素也应充分考虑，如心理问题、药物滥用或吸烟等。为了产生对植入假体的正确应答，宿主必须健康、营养充足并且免疫系统功能正常。因此，慢性疾病、营养不良、使用类固醇或组织灌注不良都可导致术后并发症[8]。

20.11 部位特异性并发症

20.11.1 颧骨

颧骨或下颌骨假体非常适用于改善面中部萎缩或有衰老外观的患者。然而，由于面颊位于脸的两侧，因此难以进行完全协调的矫正，而矫正不足或矫正过度造成的最常见问题是轻微不对称。除了先前提到的错位、假体移位、感染、假体外露和神经麻痹等一般并发症之外，颧骨假体植入手术还有引发面神经损伤的风险[8,15]。对于颧骨假体，平均感染率为 2.4%，错位率为 2.3%[10]。颧骨和颧下假体可通过口内入路、睫毛下入路、经结膜入路置入或者通过除皱术切口与面部除皱同时进行。

口内入路在置入过程中使假体暴露于口内污染物，但是有避免口外瘢痕的美容效果。采用口内切口时，切开过的肌肉局部薄弱，这将使得假体易错位，除非使用特定的固定方法[19]。虽然经口外入路进入可避免唾液污染，但该入路手术有外部瘢痕形成、面神经损伤和眶下神经损伤等的并发症[8]。

20.11.2 鼻

鼻假体手术是填充低鼻和畸形鼻的主要手段，也可与再次鼻成形术联合应用。要保证鼻假体手术长期成功，决定因素是其表面皮肤的厚度、血运和量[8]。这在鼻子的下半部分犹其重要，因为这个部位软组织覆盖非常薄并且易受假体压力过大的影响[20]。

这些并发症可归因于假体的大小或者置入的位置错误。假体植入失败后取出的最常见原因是错位或太显眼[21]。错位常见于硅胶假体植入（可能是由于包膜挛缩引起），但也与手术操作有关，如假体植入软组织中，还是在骨膜下或软骨膜下平面[8]。异质性鼻假体的其他并发症包括假体外露，以及由于面部其他部位的凸度增加而导致的连续鼻创伤的风险增加[14]。联合再次鼻成形术时，鼻假体的并发症发生率为 4.6%，而初次鼻成形术的并发症发生率相对较低，仅为 1.9%[22]。

20.11.3 下颌

颏部假体用于治疗导致下面部高度不足的隐性和缺损的软硬组织，包括隐性颏部、下唇凸度不足和凸出的前颌沟[8]。下颌假体并发症与面中部假体的并发症非常相似，包括矫正不足、矫正过度、不对称、错位、感染和伤口裂开。其他潜在的并发症有软组织下垂和上覆软组织变形（如果软组织没有充分重新对位）[8,14]。颏肌覆盖在颏部假体的表面，它会向假体施加持续的压力，因而理论上，相比于其他植入部位，颏部骨吸收更严重。然而，尽管这有可能发生，但其吸收量无临床意义[14]。在置入颏部假体时，神经麻痹也是一个考量因素。事实上，最常见的并发症是感觉改变，发生率高达20%，因操作损伤颏神经导致。感觉神经障碍比运动神经障碍更常见[11]。可通过口内或口外入路置入颏部假体。口内入路的应用与面中部假体类似。

虽然避免了面部瘢痕，但不幸的是，口内入路使假体暴露于口内污染物。另外，在口内置入颏部假体过程中，需要将颏肌从骨面剥离[8]。如果不能成功地将颏肌重新正确悬吊，可能导致颏部下垂，也被称为"女巫样颏畸形"[8,23]。必须注意，口内入路操作时，不要为了置入假体而剥离太大的腔隙，因为这可能会增加错位的概率。颏部假体还有一个独特之处，其并发症在术后会发生得非常晚，可以在假体置入近50年后才出现[10]。

20.11.4 技术

下颌角假体，尤其是定制的钛假体，用于有以下特征人群的下颌角塑形：先天性和发育性不对称、正颌手术后的医源性缺

陷、长面高角正颌畸形以及追求面部特别区域美化者。通过特殊的扫描方案获取CT和锥形束CT数据，其分辨率和层厚优于其他诊断方案。将医学数字成像和通信（digital imaging and communications in medicine, DICOM）格式化数据集导入特定软件，该软件可以将数据集分割成骨、软组织和空气组分（例如，比利时鲁文Materialise公司的Proplan®软件）。分割可半自动化或手动执行。分割质量对于骨–假体交界面的质量至关重要。将设计软件（如Geomagic Freeform Plus 3D Systems，Rock Hill，USA；或者3-matic®，Materialise）与镜像技术一起使用，仅需重建一侧，就能描绘对侧假体的形状。当双侧下颌边界需要矫正时，手工艺术设计（有时在构建指南的帮助下）可能极具挑战性[24]。医生可使用图片编辑软件与患者讨论预期的手术效果[25]。输出的是表面镶嵌语言（surface tessellation language，STL）文件。如果在骨–假体界面处需要孔隙度，则产生支架STL以与固体STL重叠（图20.1）。如果假体的一部分需要通过计算机数字控制系统工具以小于50μm的精度进行精加工，则需要在全局空间坐标和轴标记中导出组件。可以将假体打印成一个或多个节段，以缩短切口、缩小分离范围，减轻对易感神经的牵拉（图20.1）。

我们不仅专门使用了三维（3D）打印制造的钛合金23级ELI（超低间隙），还使用氧化铝590μm微喷丸对所有假体进行生物功能化处理。对于最近的6位患者，还使用了酸蚀刻和等离子体活化技术。

假体的设计理念是嵌入式契合，但在植入过程中可能出现并发症。难以获得合适的形态，口内螺钉置入不成功，以及难以缝合

图 20.1 在假体接触骨表面的地方形成晶格结构（支架）表面。骨诱导环境促进假体的整合和固定。假体被分段以方便植入，而不损伤颏神经

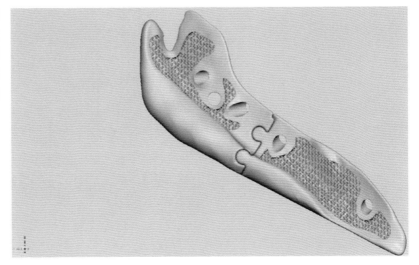

图 20.2 对该患者来说，与最后一颗臼齿的远端对齐的凸缘可用于确定假体的位置

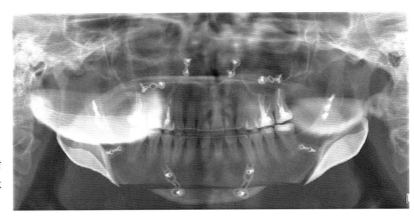

黏膜切口线等可能导致术后并发症，例如形态异常、伤口裂开和伤口感染。

有一些方法可以减少术中并发症。参照臼齿的边缘有助于将假体引导到适当位置。这可以通过在远端段的边缘上使用凸缘（凸片）来实现（图 20.2）。为假体提供至少两个螺孔有助于在插入和连接第二段时控制术中旋转（图 20.3）。提供 1~2 个额外的、方向适合经皮固定的孔也是非常有用的（图 20.4）。通过在口腔前庭的颊侧选择相对较高位置的切口和在牙槽水平处的矫正不足（仅覆盖基部骨骼，在牙齿脱落后也会保留下来）可以避免术后伤口裂开（图 20.4）。

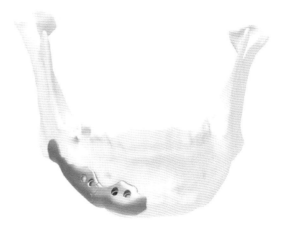

图 20.3 每段两个螺孔，确保植入期间和植入后的位置均一稳定

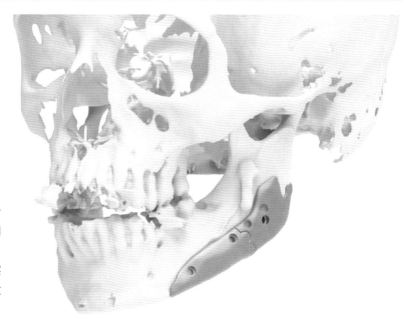

图 20.4 远端节段包含一个用于经颊固定的额外孔，如果不能正确进行经口固定，则使用该孔。在基底骨上实现侧方增强，因为年龄较大的牙槽骨可能出现吸收

这样可以减少缝合线的张力。此外，必须进行双层缝合：先进行水平褥式缝合，再进行连续缝合。对于患有一侧颜面萎缩的患者，当用假体同时修复骨骼和软组织缺损时，应明智地设计 2~3 个部分（图 20.5）。一部分将用于重建下颌骨基底部的骨缺损，一部分用于矫正软组织缺损，最后一部分用于矫正更高水平的骨缺损。因此，外科医生可以根据纤维化区域中伤口闭合的难度，决定插入一个、两个或三个部分。

潜在的术后并发症与其他面部植入物相似，包括脱位、伤口裂开、伤口感染、对所达到的体积不满意、下缘的过渡不规则和面神经麻痹。迄今为止，在我们进行的 24 次植入中，有一名患者植入物的一个节段出现脱位，两名患者出现伤口裂开（一名患者是由于早期伤口感染，另一名患者是由于晚期伤口感染），两名患者坚持使用比原设计更大的假体，一名一侧颜面萎缩的患者出现了预料中的暂时性面神经麻痹。

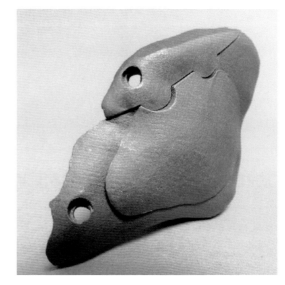

图 20.5 用于一侧颜面萎缩的下颌角假体包含三个部分。在手术过程中，我们决定不插入颅段。然而术后发生了伤口裂开，并且在初次手术后 5 个月需要移除假体。7 个月后，在颊黏膜较高的位置做切口，重新置入假体

为了预防将来可能出现的并发症，我们为每个并发症都制订了相应的指南。用三联假体进行局部填充的患者出现脱位可能因为部分节段未与 3D 设计相连，也可能因为小的前部节段仅用一个螺钉固定（图 20.6a）。此外，可能触及后部节段间明显的过渡带。术后 2 天出现前段旋转，通过局部麻醉小手术即可矫正。一名曾经进行过双侧

矢状劈开截骨术、术后又进行了两次翻修手术的患者，此次接受了 2 片羟基磷灰石假体填充下颌角，并选择了夸张的 3D 打印假体，术后出现了伤口裂开[26]。假体很大（图20.7a），而且其上缘接近带有瘢痕的前庭。术后发生伤口裂开和慢性感染。随后去除假体，用较小的假体进行替换（图 20.7b），将切口选在比原始切口高 1.5cm 的颊面上。此

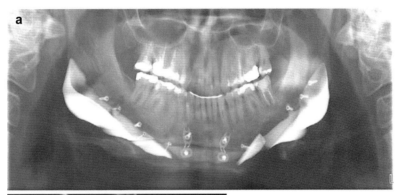

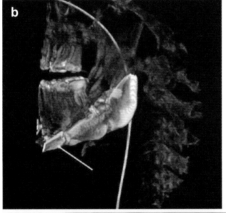

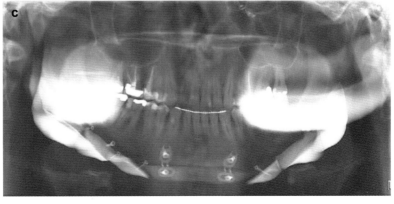

图 20.6 （a）在 OPG 上可见仅用一个螺钉固定的小段的旋转；（b）术中锥形束 CT 显示其他部位定位良好（黄色箭头），需要注意的是，假体之间的连接不是 3D 拼图设计，因此连接相对不精确；（c）局部麻醉翻修后的 OPG

次手术后患者平安无事。一名一侧颜面萎缩的患者（图 20.8）接受了向后延伸 2cm 的假体植入（图 20.9），术后出现面神经麻痹。术中使用纱布球进行分离。由于一侧颜面萎缩患者面神经的走行难以预测，因此术中需要避免锐性分离。术后 3 个月内神经功能完全恢复正常。

目前，对于如何选择个体化下颌角重建的材料仍处于讨论之中。一些外科医生更喜欢 CNC 铣削的聚醚醚酮（polyether ether ketone，PEEK），因为它可以很容易地取出。实际上，用这种材料制成的假体是封装好的，而不是整合到骨头中。然而，对于其他的封装假体，光滑表面可能增加血清肿和晚期感染并发症的可能性。喷砂钛可以产生优质的骨膜附着、骨膜再生和肌肉再附着。多孔骨接触界面具有骨诱导性。然而对于这些材料，后期去除可能存在一定的困难，而

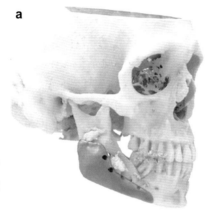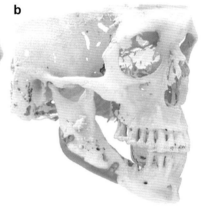

图 20.7 （a）初始过渡设计的示意；（b）替换假体的设计示意

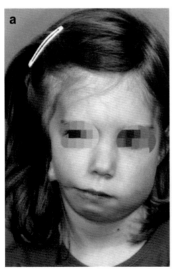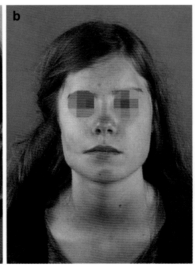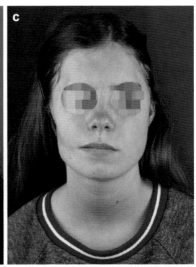

图 20.8 一侧颜面萎缩患者的最后一次重建。（a）在 4 岁时进行为期 3 年的斜头矫正，在 5 岁时进行全颞下颌关节重建，在 15 岁时通过正颌手术进行面部旋转；（b）下颌角假体向后延伸 2cm，钝性分离牵拉面部神经，导致麻痹；（c）术后 3 个月面神经功能接近完全恢复

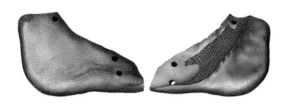

图 20.9　用于图 20.8 患者的假体（侧视图和内侧视图）

由于局部感染导致的早期移除没有问题。目前还没有观察到灰色钛的光芒。哪种材料可以产生最佳效果还需要时间验证。为了确定最佳材料，可能需要做相应的登记表，如为颞下颌关节假体创建的登记表（表 20.1 和 20.2）。

结语

面部假体已经变得越来越流行并且广泛用于面部重建。多种因素决定了面部假体手

表 20.1　不同重建部位的并发症

部位	最常见的并发症
面中部	矫正不足或矫正过度
	错位
	移位
	感染
	假体外露
	感觉过敏和感觉减退
	面神经损伤
眶部	复视
	眼球内陷
	感染
	假体外露
	移位
	泪道阻塞
	血肿形成
	侵蚀上颌窦
	下睑畸形
鼻部	外形不美观
	移位
	感染
	假体外露
下颌/颏部	矫正不足或矫正过度
	不对称
	错位
	骨吸收
	感染
	假体外露
	感觉过敏和感觉减退

表 20.2　使用不同假体材料的并发症

材料	常见并发症
硅胶	迟发感染
	假体外露
	移位
	血清肿形成
	慢性假体周围炎
MedPor	早发感染
	假体外露
	瘘管形成
	感觉减退
	假体可触及或可见
	移除困难
GoreTex	感染
	假体外露
	与血液接触时边缘硬化
	假体可触及或可见
	填充过度
	血清肿
Mersilene 网片	手术时间延长（需要在手术室制作植入物）
	坚固性下降
	填充不足
	移位
	移除困难

术能否成功，包括患者的健康状况、植入材料的特性以及外科医生的经验。这些材料具有许多优点：易于获得、不会出现供区损伤、手术时间缩短。最常见的并发症包括感染、假体外露、假体移位、错位、神经紊乱、假体可触及、积液和骨吸收。关于光滑或多孔假体哪种感染风险更高，仍存在争议。使用无菌技术、应用抗生素、用抗生素溶液浸泡或冲洗假体、仔细选择患者和适当的术中技术有助于减少并发症。外科医生应利用临床经验和系统的术前面部分析来评估并帮助患者实现期待目标。

（王文倩 译，丁文蕴 审校）

参考文献

1. Scales J, Winter G. Clinical considerations in the choice of materials for orthopedic internal devices. J Biomed Mater Res. 1975;9:167–76.
2. Muller E, del Pilar Rios Calvo M. Pain and dental implantology; sensory quantification and affective aspects, part Ⅰ: at the private dental office. Implant Dent. 2001;10:14–22.
3. Balshi TJ. Preventing and resolving complications with implants. Dent Clin N Am. 1989;33:821–68.
4. Adell R, Lekholm H, Rockler B, Branemark P-I. A 15-year study of osseointegrated dental implants in the treatment of edentulous jaw. Int J Oral Surg. 1981;10:387–416.
5. Ellies LG, Hawker PB. The prevalence of altered sensation associated with implant surgery. Int J Oral Maxillofac Implants. 1993;8:674–9.
6. Worthington P. Medicolegal aspects of oral implant surgery. Austral Prosthodont J. 1995;9:13–7.
7. Garg AK. Implant dentistry: a practical approach. Maryland Heights, MO: Mosby/Elsevier; 2010.
8. Cuzalina LA, Hlavacek MR. Complications of facial implants. Oral Maxillofac Surg Clin North Am. 2009;21(1):91–104.
9. Terino EO. Chin and malar augmentation (Chapter 6). In: Complications and problems in aesthetic plastic surgery. New York;1992.
10. Rubin JP, Yaremchuk MJ. Complications and toxicities of implantable biomaterials used in facial reconstruction and aesthetic surgery: a comprehensive review of the literature. Plast Reconstr Surg. 1997;100(5):1336–53.
11. Morera Serna E, Scola Pliego E, Mir Ulldemolins N, Martínez MA. Treatment of chin deformities [in Spanish]. Acta Otorrinolaringol Esp. 2008;59(7):349–58.
12. Ridwan-Pramana A, Wolff J, Raziei A, Ashton-James CE, Forouzanfar T. Porous polyethylene implants in facial reconstruction: outcome and complications. J Craniomaxillofac Surg. 2015;43(8):1330–4.
13. Berghaus A, Stelter K. Alloplastic materials in rhinoplasty. Curr Opin Otolaryngol Head Neck Surg. 2006;14(4):270–7.
14. Patel K, Brandstette K. Solid implants in facial plastic surgery: potential complications and how to prevent them. Facial Plast Surg. 2016;32(05):520–31.
15. Brandt MG, Moore CC. Implants in the facial skeletal augmentation. Curr Opin Otolaryngol Head Neck Surg. 2013;21(4):396–9.
16. Yaremchuck MJ. Facial skeletal reconstruction using porous polyethylene implants. Plast Reconstr Surg. 2003;111(6):1818–27.
17. Zim S. Skeletal volume enhancement: implants and osteotomies. Curr Opin Otolaryngol Head Neck Surg. 2004;12(4):349–56.
18. Matarasso A, Elias AC, Elias R. Labial incompetence: a marker for progressive bone resorption in silastic chin augmentation. Plast Reconstr Surg. 1996;98(6):1007–14.
19. Terino EO. Alloplastic contouring in the malar-midface-middle third facial aesthetic unit. In: Terino EO, Flowers RR, editors. The art of alloplastic facial contouring. St. Louis, MO: Mosby; 2000. p. 79–96.
20. Gubisch W, Kotzur A. Our experience with silicone in rhinomentoplasty. Aesthet Plast Surg. 1998;22(4):237–44.
21. Deva AK, Merton S, Chang L. Silicone in nasal augmentation rhinoplasty: a decade of clinical experience. Plast Reconstr Surg. 1998;102(4):1230–7.
22. Jin HR, Lee JY, Yeon JY, Rhee CS. A multicenter evaluation of the safety of Gore-tex as an implant in Asian rhinoplasty. Am J Rhinol. 2006;20(6):615–9.
23. Scaccia FJ, Allphin A, Stepnick DW. Complications of augmentation mentoplasty: a review of 11,095 cases. Int J Aesth Rest Surg. 1983;1(1):3–8.
24. Mommaerts MY. The ideal male jaw angle—an internet survey. J Craniomaxillofac Surg. 2016;44:381–91.
25. Büttner M, Mommaerts MY. Photoshopping the face: simulated outcomes of orthofacial surgery. PMFA. 2014;2(2):6–10.
26. Büttner M, Mommaerts MY. Contemporary aesthetic management strategies for deficient jaw angles. PMFA News. 2015;2(4):6–9.